Kohlhammer

Der Herausgeber

Prof. Dr. med. Dr. rer. med. Andreas Hermann ist Facharzt für Neurologie und wurde auf die Professur der Hermann und Lilly Schilling-Stiftung berufen. Er ist Sektionsleiter der Sektion für Translationale Neurodegeneration »Albrecht Kossel« an der Klinik und Poliklinik für Neurologie der Universitätsmedizin Rostock. Seine Ausbildung erfuhr er u. a. in Ulm, Dresden und Boston. Er beschäftigt sich seit über 15 Jahren mit Motoneuronerkrankungen. Seine Forschungsschwerpunkte beinhalten einerseits grundlagenwissenschaftliche Arbeiten zur Pathophysiologie der Erkrankung, andererseits klinische Forschung mit dem Schwerpunkt neuartiger Versorgungskonzepte und -methoden inkl. der Versorgung von Locked-in-Patientinnen und Patienten.

Andreas Hermann (Hrsg.)

Amyotrophe Lateralsklerose und andere Motoneuronerkrankungen

Pathophysiologie, Diagnostik und Therapie

Verlag W. Kohlhammer

Dieses Werk einschließlich aller seiner Teile ist urheberrechtlich geschützt. Jede Verwendung außerhalb der engen Grenzen des Urheberrechts ist ohne Zustimmung des Verlags unzulässig und strafbar. Das gilt insbesondere für Vervielfältigungen, Übersetzungen, Mikroverfilmungen und für die Einspeicherung und Verarbeitung in elektronischen Systemen.

Pharmakologische Daten, d. h. u. a. Angaben von Medikamenten, ihren Dosierungen und Applikationen, verändern sich fortlaufend durch klinische Erfahrung, pharmakologische Forschung und Änderung von Produktionsverfahren. Verlag und Autoren haben große Sorgfalt darauf gelegt, dass alle in diesem Buch gemachten Angaben dem derzeitigen Wissensstand entsprechen. Da jedoch die Medizin als Wissenschaft ständig im Fluss ist, da menschliche Irrtümer und Druckfehler nie völlig auszuschließen sind, können Verlag und Autoren hierfür jedoch keine Gewähr und Haftung übernehmen. Jeder Benutzer ist daher dringend angehalten, die gemachten Angaben, insbesondere in Hinsicht auf Arzneimittelnamen, enthaltene Wirkstoffe, spezifische Anwendungsbereiche und Dosierungen anhand des Medikamentenbeipackzettels und der entsprechenden Fachinformationen zu überprüfen und in eigener Verantwortung im Bereich der Patientenversorgung zu handeln. Aufgrund der Auswahl häufig angewendeter Arzneimittel besteht kein Anspruch auf Vollständigkeit.

Die Wiedergabe von Warenbezeichnungen, Handelsnamen und sonstigen Kennzeichen in diesem Buch berechtigt nicht zu der Annahme, dass diese von jedermann frei benutzt werden dürfen. Vielmehr kann es sich auch dann um eingetragene Warenzeichen oder sonstige geschützte Kennzeichen handeln, wenn sie nicht eigens als solche gekennzeichnet sind.

Es konnten nicht alle Rechtsinhaber von Abbildungen ermittelt werden. Sollte dem Verlag gegenüber der Nachweis der Rechtsinhaberschaft geführt werden, wird das branchenübliche Honorar nachträglich gezahlt.

Dieses Werk enthält Hinweise/Links zu externen Websites Dritter, auf deren Inhalt der Verlag keinen Einfluss hat und die der Haftung der jeweiligen Seitenanbieter oder -betreiber unterliegen. Zum Zeitpunkt der Verlinkung wurden die externen Websites auf mögliche Rechtsverstöße überprüft und dabei keine Rechtsverletzung festgestellt. Ohne konkrete Hinweise auf eine solche Rechtsverletzung ist eine permanente inhaltliche Kontrolle der verlinkten Seiten nicht zumutbar. Sollten jedoch Rechtsverletzungen bekannt werden, werden die betroffenen externen Links soweit möglich unverzüglich entfernt.

1. Auflage 2022

Alle Rechte vorbehalten
© W. Kohlhammer GmbH, Stuttgart
Gesamtherstellung: W. Kohlhammer GmbH, Stuttgart

Print:
ISBN 978-3-17-039166-6

E-Book-Formate:
pdf: ISBN 978-3-17-039167-3
epub: ISBN 978-3-17-039168-0

Inhalt

Verzeichnis der Autorinnen und Autoren 8

1 **Vorwort** 11
  Andreas Hermann

I Patho(physio)logie der Erkrankung

2 **Genetik** 15
  David Brenner und Jochen H. Weishaupt

   2.1 Einleitung 15
   2.2 Gesicherte ALS-Gene 16
   2.3 ALS-Gene mit nicht vollständig gesicherter Relevanz 18
   2.4 Genetische Risikofaktoren und Modifier 19
   Literatur 22

3 **Pathologie** 24
  Andreas Hermann

   3.1 Einleitung 24
   3.2 Makroskopie 24
   3.3 Mikroskopie 25
   3.4 Molekulare Pathologie 25
   3.5 Molekulare Pathologie der fALS 27
   3.6 Krankheitsausbreitung 27
   Literatur 27

4 **Pathophysiologie** 29
  Andreas Hermann

   4.1 Einleitung 29
   4.2 Aktuelle Konzepte der Pathophysiologie 29
   Literatur 33

II Syndromatologie

5 Motorische Einteilung und Differenzialdiagnosen 37
Susanne Petri

    5.1   Motorische Einteilung 37
    5.2   Diagnosekriterien 37
    5.3   Phänotypen der ALS 39
    5.4   Differenzialdiagnosen 42
    Literatur 49

6 Kognition, Verhalten 52
Johannes Prudlo und Elisabeth Kasper

    6.1   Einleitung 52
    6.2   Phänomenologie 52
    6.3   Diagnostik 56
    6.4   Motor Cognition 57
    6.5   Non-motor Progression 58
    6.6   Prognose 58
    Literatur 58

7 Syndromatologie und Therapie der Spinalen Muskelatrophie (SMA) 62
Christoph Kamm

    7.1   Einführung 62
    7.2   Syndromatologie, Klinik und Genetik der spinalen Muskelatrophie (SMA) 62
    7.3   Therapie der spinalen Muskelatrophie (SMA) 64
    Literatur 69

8 Diagnostik und Verlauf der ALS 72
Julian Großkreutz und Andreas Hermann

    8.1   Einleitung 72
    8.2   Klinische Diagnose 72
    8.3   Zusatzdiagnostik 73
    8.4   Verlauf 79
    Literatur 88

III Therapie

9 Therapie der ALS 93
René Günther und Jan Christoph Koch

    9.1   Einleitung 93
    9.2   Symptomatische Therapien 93
    9.3   Krankheitsmodifizierende Therapien 98
    Literatur 103

10	Diagnostik und Therapie von Atmungsstörungen	106
	Matthias Boentert	
	10.1 Einleitung	106
	10.2 Pathophysiologie von Atemmuskelschwäche und ventilatorischer Insuffizienz	106
	10.3 Symptome der Atemmuskelschwäche	107
	10.4 Klinische Bedeutung der respiratorischen Insuffizienz	108
	10.5 Diagnostik	109
	10.6 Therapie	112
	10.7 Heimbeatmung und Palliativmedizin	114
	Literatur	114

IV Versorgung

11	Versorgungskonzepte und Hilfsmittelversorgung	121
	Thomas Meyer	
	11.1 Domänen motorischer Funktionsdefizite bei der ALS	121
	11.2 Ziele der Versorgung mit Hilfsmitteln und Assistenztechnologie	121
	11.3 Wichtige Hilfsmittel mit geringerer Komplexität	123
	11.4 Neue Entwicklungen und Perspektiven in der Hilfsmittelversorgung	125
	11.5 Versorgungsnetzwerke und Plattformen	131
	11.6 Zusammenfassung	132
	Literatur	133

12	Psychologische Aspekte der ALS	134
	Elisa Aust und Katharina Linse	
	12.1 Lebensqualität und psychisches Befinden von Patienten und Angehörigen	134
	12.2 Schlüsselfaktor Kommunikation	137
	Literatur	140

13	Palliativmedizin	142
	Torsten Grehl	
	13.1 Einleitung	142
	13.2 Aufklärung – Early Integration	142
	13.3 Patientenverfügung	143
	13.4 Spezifische palliativmedizinische Themen	148
	Literatur	152

Stichwortverzeichnis ... 155

Verzeichnis der Autorinnen und Autoren

Elisa Aust, M.Sc. Psych.
Technische Universität Dresden, Klinik und
Poliklinik für Neurologie
Fetscherstraße 74
01307 Dresden
Elisa.Aust@uniklinikum-dresden.de

PD Dr. Matthias Boentert
Klinik für Neurologie mit Institut für
Translationale Neurologie
Universitätsklinikum Münster
Albert-Schweitzer-Campus 1
48149 Münster
Klinik für Innere Medizin,
Bereich Neurologie
UKM-Marienhospital Steinfurt
Mauritiusstr. 5
48565 Steinfurt
matthias.boentert@ukmuenster.de

Dr. David Brenner
Neurologische Klinik
Universitäts- und Rehabilitationskliniken
Ulm (RKU)
Oberer Eselsberg 45
89081 Ulm
david.brenner@uni-ulm.de

Dr. Torsten Grehl
Neurologische Klinik
Ambulanz für ALS und andere Motoneuronerkrankungen
Alfried Krupp Krankenhaus Essen Rütten-
scheid
Alfried-Krupp-Str. 21
45131 Essen
torsten.grehl@krupp-krankenhaus.de

PD Dr. Julian Großkreutz
Präzisionsneurologie der Universität zu
Lübeck
Neuromuskuläres Zentrum Schleswig-
Holstein
Universitätsklinikum Schleswig-Holstein
Campus Lübeck
Ratzeburger Allee 160, Haus D1
23538 Lübeck
julian.grosskreutz@neuro.uni-luebeck.de

Dr. René Günther
Spezialambulanz für Motoneuron-
erkrankungen
Klinik und Poliklinik für Neurologie,
Universitätsklinikum Carl Gustav Carus an
der Technischen Universität Dresden und
Deutsches Zentrum für neurodegenerative
Erkrankungen (DZNE) Dresden
Fetscherstraße 74
01307 Dresden
Rene.Guenther@uniklinikum-dresden.de

Prof. Dr. Dr. Andreas Hermann
Sektion für Translationale Neurodegenerati-
on »Albrecht Kossel«,
Klinik und Poliklinik für Neurologie,
Universitätsmedizin Rostock, und
Deutsches Zentrum für Neurodegenerative
Erkrankungen (DZNE e.V.) in der Helm-
holtz-Gemeinschaft
Gehlsheimer Straße 20
18147 Rostock
Andreas.Hermann@med.uni-rostock.de

PD Dr. Christoph Kamm
Klinik und Poliklinik für Neurologie
Universitätsmedizin Rostock
Gehlsheimer Str. 20
18147 Rostock
christoph.kamm@med.uni-rostock.de

Dr. Elisabeth Kasper
Klinik und Poliklinik für Neurologie
Universitätsmedizin Rostock
Deutsches Zentrum für Neurodegenerative Erkrankungen (DZNE e. V.) in der Helmholtz-Gemeinschaft
Gehlsheimer Straße 20
18147 Rostock
elisabeth.kasper2@med.uni-rostock.de

PD Dr. Jan Christoph Koch
Klinik für Neurologie, Universitätsmedizin Göttingen
Spezialambulanz für Motoneuronerkrankungen
Robert-Koch-Str. 40
37075 Göttingen
jkoch@med.uni-goettingen.de

Dr. rer. medic. Katharina Linse
Klinik und Poliklinik für Neurologie, Universitätsklinikum Carl Gustav Carus an der Technischen Universität Dresden und Deutsches Zentrum für neurodegenerative Erkrankungen (DZNE) Dresden
Fetscherstraße 74
01307 Dresden
Katharina.Linse@uniklinikum-dresden.de

Prof. Dr. Thomas Meyer
Charité – Universitätsmedizin Berlin
Ambulanz für ALS und andere Motoneuronerkrankungen
Augustenburger Platz 1
13353 Berlin
thomas.meyer@charite.de

Prof. Dr. Susanne Petri
Klinik für Neurologie
Medizinische Hochschule Hannover
Carl-Neuberg-Str. 1
30625 Hannover
petri.susanne@mh-hannover.de

Prof. Dr. Johannes Prudlo
Klinik und Poliklinik für Neurologie
Universitätsmedizin Rostock und
Deutsches Zentrum für Neurodegenerative Erkrankungen (DZNE e. V.) in der Helmholtz-Gemeinschaft
Gehlsheimer Straße 20
18147 Rostock
johannes.prudlo@med.uni-rostock.de

Prof. Dr. Jochen H. Weishaupt
Neurologische Klinik
Universitätsmedizin Mannheim
Medizinische Fakultät Mannheim
Universität Heidelberg
Theodor-Kutzer-Ufer 1–3
68167 Mannheim
jochen.weishaupt@medma.uni-heidelberg.de

1 Vorwort

Andreas Hermann

In einer älter werdenden Gesellschaft sind immer mehr Menschen von Amyotropher Lateralsklerose (ALS) und anderen Motoneuronerkrankungen betroffen. Durch den zügigen Verlauf der Krankheit und die sich schnell entwickelnde Immobilität der Patientinnen und Patienten ist es herausfordernd, diese bestmöglich zu betreuen.

In den letzten Jahren hat sich das Verständnis der ALS grundlegend revolutioniert. So handelt es sich um eine neuromuskuläre Multisystemerkrankung auf neurodegenerativer Grundlage, die ein Krankheitsspektrum mit den frontotemporalen Lobärdegenerationen bildet. Kognitive/Verhaltensauffälligkeiten sind heutzutage fester Bestandteil der Diagnosekriterien, erste diagnostische Biomarker etabliert. Dies hat nicht nur erhebliche Konsequenzen für die Diagnostik, Behandlung und Versorgung der Patienten, sondern auch für das pathophysiologische Verständnis bishin zu möglichen individualisierten Therapiestrategien. Rasant zunehmende technische Entwicklungen schaffen neuartige Möglichkeiten aber auch ungeahnte Grenzentscheidungen für Behandler, Patienten und deren Familien, die Entscheidungen für und gegen lebensverlängernde Maßnahmen zunehmend beeinflussen.

Diese Monografie möchte diesen neuen Entwicklungen Rechnung tragen und neuartige Konzepte von der Grundlagenwissenschaft, über Klassifikation und Diagnostik der Erkrankung, Möglichkeiten und Grenzen aktueller und zukünftiger Therapieoptionen und Versorgungskonzepten mit der Leserin und dem Leser entwickeln. Wir haben uns bemüht, verständlich genug für Neulinge sowie tiefgründig genug für Fortgeschrittene zu schreiben. Mein Ziel war es dabei, das gesamte Spektrum der Erkrankung abzubilden. Ansprechen möchte ich hiermit nicht nur Neurologen und Psychiater, sondern vielmehr auch Palliativmediziner, Psychologen, Neuropathologen, Neurobiologen, Grundlagenwissenschaftler und diejenigen, die sich für die Erkrankung interessieren.

Zugunsten einer lesefreundlichen Darstellung wird in diesem Buch bei personenbezogenen Bezeichnungen in der Regel die männliche Form verwendet. Diese schließt, wo nicht anders angegeben, alle Geschlechtsformen ein (weiblich, männlich, divers).

Ich möchte jede Leserin und jeden Leser unseres Buches ermuntern, mir Anregungen, Korrekturen und kritische Kommentare zukommen zu lassen. Dies würde mir sehr helfen, potenzielle Schwächen und Fehler für spätere Auflagen zu verbessern.

Bedanken möchte ich mich bei allen Mitwirkenden, den Autoren der einzelnen Kapitel, den Lektoren und dem Kohlhammer Verlag für die Verwirklichung unseres Projektes.

Ihnen, liebe Leserinnen und Leser, wünsche ich nun eine gute Lektüre.

Rostock im Frühjahr 2022

Ihr Andreas Hermann

I Patho(physio)logie der Erkrankung

2 Genetik

David Brenner und Jochen H. Weishaupt

2.1 Einleitung

Bis zu 10 % aller ALS-Fälle sind monogen verursacht. Mutationen in einiger der ALS-Gene können zusätzlich oder ausschließlich eine frontotemporale Demenz (FTD) verursachen. ALS wird autosomal-dominant, selten autosomal-rezessiv, und nur im Fall eines Gens (*UBQLN2*) X-chromosomal rezessiv vererbt. Nicht bei allen genetisch verursachten ALS-Fällen liegt dabei eine positive Familienanamnese mit Erkrankung weiterer Familienangehöriger (familiäre ALS, FALS) vor – sei es, weil es sich um eine *de novo* Mutation handelt oder aufgrund unvollständiger Penetranz des Gendefekts mit Überspringen einer oder mehrerer Generation(en). So können bei einigen Prozent der als sporadisch geltenden Fälle, also ALS-Erkrankten ohne weitere betroffene Familienmitglieder, kausale Genveränderungen nachgewiesen werden. Die genetische Aufklärungsrate familiärer ALS-Fälle mittels Gesamt-Exom-Sequenzierung liegt in Deutschland bei 50–60 % (Müller et al. 2018). Durch den technologischen Fortschritt in der humangenetischen Diagnostik (»*Next generation sequencing*«, NGS) wurden Mutationen in mehr als 30 verschiedenen Genen mit ALS assoziiert. Dabei ist zwischen Genen, die eine ALS monogen verursachen können, Genen, die im Sinne von Risikofaktoren das Risiko an ALS zu erkranken erhöhen, und Genen, die den Verlauf einer ALS modifizieren können (Modifier), zu unterscheiden. Abhängig vom Mutationstyp und der Penetranz der Genveränderung sind diese Grenzen bei einigen ALS-Genen jedoch fließend (z. B. *NEK1* oder *TBK1*). Oft bleibt auch die Pathogenität von seltenen Varianten in sicher mit der ALS assoziierten Genen unklar (Varianten unklarer Signifikanz, VUS). Dies ist insbesondere dann der Fall, wenn keine Familienanamnese erhältlich ist und eine Ko-segregation mit der ALS-Erkrankung nicht zu sichern ist, die Variante noch nicht bei anderen Patienten beschrieben wurde und eine funktionelle Analyse der genetischen Variante nicht möglich ist (etwa wenn der genaue Pathomechanismus des Gendefekts nicht hinreichend gesichert ist – was immer noch die Regel ist). Eine unklare Anzahl an sporadischen Patienten weist genetische Veränderungen in mehreren ALS-Genen zugleich auf (Van Blitterswijk et al. 2012). Hier wird von einer oligogenen Verursachung gesprochen; da die einzelnen Genvarianten meist jeweils eine niedrige Effektstärke haben, ist das Vererbungsmuster komplex. Für ALS-Mutationen konnten loss-of-function (LoF)- sowie gain-of-(toxic)-function (GoF)-Mechanismen gezeigt werden. In vielen Fällen liegt wahrscheinlich auch eine Kombination von LoF- und GoF-Mechanismen vor.

Konzeptionell hat die Entdeckung von genetischen Ursachen der ALS entscheidend zum Verständnis der Erkrankung auf molekularer Ebene beigetragen. Man geht aktuell davon aus, dass die Vielzahl an verschiedenen ALS-Genen funktionell in wenige zellbiologischen Vorgängen konvergiert (insbesondere Proteinhomöostase, RNA-Prozessierung und axonaler Transport) (Weishaupt et al. 2016).

2.2 Gesicherte ALS-Gene

Es wird angenommen, dass die meisten ALS-Genmutationen die Krankheit monogen verursachen. Dies bedeutet, dass die meisten ALS-Mutationen in der allgemeinen Population eine geringe Häufigkeit, aber zugleich hohe Effektstärke haben, welche zu einer meist autosomal-dominanten Vererbung führt.

Nach strengen Kriterien gibt es zwei Bedingungen, welche die Pathogenität von Genveränderungen beweisen können: 1.) Der Nachweis einer Ko-Segregation von Genmutation und Erkrankung in der Stammbaum-Analyse (Linkage analysis mit Berechnung eines statistisch signifikanten LOD-Scores) und/oder 2.) eine genom-weit statistisch signifikante Anreicherung von verschiedenen Mutationen in einem Gen in ALS-Patienten verglichen mit gesunden Kontrollgruppen. Tabelle 2.1 listet diejenigen Gene auf, welche gemäß diesen Kriterien als gesicherte ALS-Gene gelten, geordnet nach ihrer Häufigkeit bei familiären ALS-Patienten in Deutschland (▶ Abb. 2.1). Mutationen in einem beträchtlichen Anteil dieser Gene können auch eine frontotemporale Demenz (FTD) sowie weitere Phänotypen bedingen (▶ Tab. 2.1). Dabei kann ein und dieselbe Mutation innerhalb einer Familie bei verschiedenen Familienmitgliedern unterschiedliche Phänotypen (z. B. ALS und FTD) auslösen.

Im Folgenden beschreiben wir die Charakteristika der in Deutschland am häufigsten mutierten, sicher pathogenen, vermutlich monogen wirkenden ALS-Gene. Die proportionalen Häufigkeiten der einzelnen ALS-Gene beziehen sich auf deutsche FALS-Patienten (Müller et al. 2018).

C9ORF72

Eine Hexanukleotid-Expansion im Gen C9ORF72-Gen ist mit ca. 25% die häufigste Ursache familiärer ALS in Europa. Der Erbgang

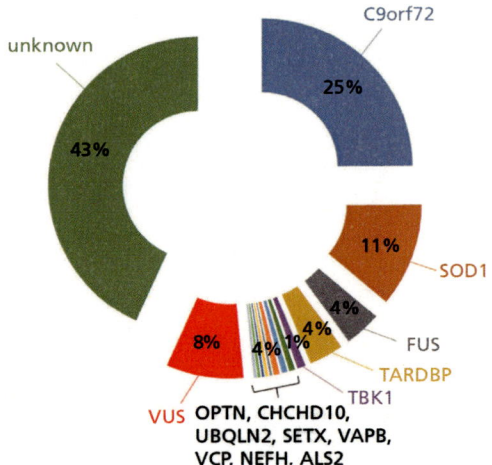

Abb. 2.1: Häufigkeit der Mutation einzelner ALS-Gene in deutschen FALS-Patienten nach *whole-exome*-Sequenzierung. 43 % der FALS-Fälle bleiben kryptogen (Müller et al. 2018, © 2018, mit freundlicher Genehmigung von BMJ Publishing Group Ltd.).

ist autosomal-dominant. Das *C9ORF72*-Protein wird in verschiedenen Geweben exprimiert. Es gibt Hinweise darauf, dass es an der Regulation von Autophagie, nukleozytoplasmatischem Transport und Immunprozessen beteiligt ist. Pathophysiologisch führt die Repeat-Expansion wahrscheinlich zu einem *Gain-of-function* (durch die toxischen aberrant translatierten RNA- und Peptidprodukte) als auch zu einem *Loss-of-function*. Die *C9ORF72*-Mutation kann sich in verschiedenen Familienangehörigen mit unterschiedlichen Phänotypen manifestieren. Dabei geht die Bandbreite der klinischen Syndrome über das ALS-FTD-Spektrum hinaus und beinhaltet auch hypo- oder hyperkinetische Bewegungsstörungen (Cooper-Knock et al. 2015). ALS-Patienten mit *C9ORF72*-Mutation zeigen im Vergleich zur Kohorte der Patienten ohne bekannte genetische Ursache ein ähnliches Erkrankungsalter, jedoch im Mittel eine kürzere Überlebensdauer (Umoh et al. 2016). Hinsichtlich der Repeat-Expansion scheint eine Antizipation keine relevante Rolle zu spielen. Neuropathologisch imponieren intranukleäre RNA foci welche aus der Transkription der Hexanukleotid-Expansion hervorgehen. Gleichzeitig finden sich intrazelluläre Ablagerungen, welche Ubiquitin, p62 und hyperphosphoryliertes TDP-43 bzw. Dipeptid Repeat Proteine enthalten. Letztere entstehen durch unkonventionelle Translation der (eigentlich intronischen) Hexanukleotid-Repeats und sind in Neuronen, Gliazellen, aber auch im Liquor zu finden (Cooper-nock et al. 2015). Derzeit befinden sich genspezifische Antisense-Oligonukleotid (ASO)-Therapien, welche sich gegen die *C9ORF72*-Mutation richten, in der klinischen Testung (NCT03626012 und NCT04931862).

SOD1

SOD1 wurde 1993 als erstes ALS-Gen entdeckt und ist das am zweithäufigsten mutierte ALS-Gen bei familiärer ALS (11 % aller FALS-Fälle in D). SOD1 ist ein ubiquitär exprimiertes antioxidatives Enzym, das reaktive Sauerstoffspezies (ROS) in weniger toxische Moleküle umwandelt. Pathomechanistisch wird von einem überwiegenden *Gain-of-toxic-function* durch das mutierte Protein ausgegangen. Dabei spielt die durch die Mutation bedingte Fehlfaltung des Proteins wahrscheinlich eine entscheidende Rolle. Der Krankheitsbeginn und -verlauf hängen von der spezifischen Mutation ab, wobei diesbezüglich auch innerhalb einer Familie eine erhebliche interindividuelle Variabilität bestehen kann. Neuropathologisch stellen sich intraneurale zytoplasmatische Aggregate des mutierten Proteins dar. Der Erbgang ist meist autosomal-dominant. Eine Ausnahme stellt die D90A-Mutation in *SOD1* dar, welche sowohl autosomal-dominant als auch autosomal-rezessiv vererbte ALS auslösen kann. Eine erste genspezifische auf Antisense-Oligonukleotiden (ASO) basierende Therapie, die auf eine Herunterregulation der *SOD1*-mRNA- und damit der SOD1-Proteinmenge abzielt, befindet sich aktuell in der fortgeschrittenen klinischen Testung, der Wirksamkeitsnachweis war zunächst negativ, einige sekundäre read-outs aber vielversprechend (NCT02623699).

FUS

Das Gen *FUS* kodiert ein RNA-bindendes Protein. Der Anteil von *FUS*-Mutationen beträgt bei der FALS ca. 4 %. Bestimmte *FUS*-Mutationen sind mit einem außergewöhnlich schnellen Verlauf der Erkrankung und einem Beginn der Symptome in einem frühen Lebensalter verbunden (Naumann et al. 2019). Deswegen ist *FUS* das am häufigsten mutierte ALS-Gen bei sehr früh beginnender ALS, bei denen in knapp der Hälfte der Fälle *de novo*-Mutationen in *FUS* auftreten (Hübers et al. 2015; Naumann et al. 2019). Der Erbgang von *FUS*-Mutationen ist autosomal-dominant. FUS ist ein ubiquitär exprimiertes, vorwiegend im Nukleus lokalisiertes DNA-/RNA-bindendes Protein, das an der Spleißregulation, der Bildung von stress granules und der DNA-Reparatur beteiligt ist. Pathomechanistisch geht man in erster Linie von einem GoF-Mechanismus des mutanten Proteins aus. Gleichzeitig wird aber auch ein nukleärer *loss-of-function*-Mechanismus diskutiert, da die ALS-Mutationen meist die Kernlokalisationssequenz des Proteins betreffen, mit dadurch verursachter nukleozytoplasmatischer Translokation sowie erhöhter Aggregationsneigung des Proteins im Zytoplasma. *FUS*-Mutationen sind neuropathologisch durch FUS-positive Aggregate in ZNS-Gewebe von ALS-Patienten gekennzeichnet. *FUS*-Mutationen manifestieren sich nur äußerst selten als FTD. Allerdings finden sich neuropathologisch im post-mortem-Gewebe von FTD-Patienten nicht selten FUS-positive Ablagerungen (ohne *FUS*-Mutation), welche dann aber auch weitere RNA-bindende Proteine enthalten (z. B. TIA1,

HNRNPA1 etc.). Ein die *FUS*-Expression herunterregulierendes ASO befindet sich aktuell in der fortgeschrittenen klinischen Testung (NCT04768972).

TARDBP

Das Proteinprodukt des ALS-Krankheitsgens *TARDBP*, TDP-43, ist ein ubiquitär exprimiertes RNA-bindendes Protein, welches unter anderem das alternative Splicing multipler prä-mRNAs reguliert. Mutationen in diesem Gen stellen die vierthäufigste genetische Ursache familiärer ALS in Deutschland dar (4 % aller FALS-Fälle). TDP-43-Mutationen akkumulieren in der C-terminalen low complexity domain, welche zu einer Aggregationsneigung und möglichem Prion-ähnlichem Verhalten des Proteins führt. ALS/FTD-Mutationen führen zu einer weiter erhöhten Autoaggregationsneigung, und möglicherweise dadurch bedingt zu einer nukleo-zytoplasmatischen Umverteilung des Proteins. Pathomechanistisch ist noch nicht völlig geklärt, ob die Mutationen in *TARDBP* (durch die Umverteilung vom Kern in das Zytoplasma der Zellen) zu einem Verlust von TDP-43-Funktion im Kern führt, oder möglicherweise zusätzlich auch ein toxischer Effekt des zytoplasmatischen, zur Aggregation neigenden mutierten TDP-43-Proteins eine Rolle spielt. Krankheitsbeginn und -verlauf hängen von der Aggressivität der Mutation ab. Manche Patienten entwickeln zusätzlich ein Parkinson-Syndrom. Darüber hinaus können sich *TARDBP*-Mutationen auch als FTD manifestieren. Neuropathologisch imponieren neurale und gliale zytoplasmatische hyperphosphorylierte TDP-43-Inklusionen. Allerdings sind TDP-43-Aggregate nicht spezifisch für Patienten mit *TARDBP*-Mutation, sondern finden sich typischerweise bei mehr als 95 % aller ALS-Patienten.

TBK1

Heterozygote Mutationen im Gen *TBK1* können eine familiäre ALS und/oder FTD verursachen. Die meisten ALS/FTD-assoziierten *TBK1*-Mutationen sind LoF-Mutationen, die sich annähernd gleichmäßig über das ganze Gen verteilen. Ca. 1–2 % der familiären ALS-Fälle sind durch Mutationen in *TBK1* erklärt. Bei familiärer FTD sind pathogene *TBK1*-Varianten die dritthäufigste genetische Ursache (Le Ber et al. 2015) und können sich zudem auch als atypische Parkinson-Syndrome oder zerebelläre Syndrome manifestieren (Wilke et al. 2018).

2.3 ALS-Gene mit nicht vollständig gesicherter Relevanz

Im Zuge der Verfügbarkeit von Hochdurchsatzsequenzierungsmethoden und der ansteigenden Menge an Sequenzdaten von Kontrollpopulationen sowie angesichts des Fehlens von unabhängiger Validierung muss die Kausalität einiger ALS-Gene infrage gestellt werden. Für manche Gene wurde weder eine statistisch signifikante Ko-Segregation von Mutationen im jeweiligen Gen und dem Phänotyp ALS noch eine genomweit signifikante Anreicherung von Mutationen bei ALS in Assoziationsstudien gezeigt. Die Autoren werten daher Mutationen in folgenden Genen als zumindest noch nicht völlig ausreichend gesichert hinsichtlich ihrer Kausalität für familiäre ALS: *FIG4*, *SQSTM1/p62*, *SIGMAR1*, *CHMP2B*, *ERBB4*, *DAO*, *DCTN1*, *NEFH*, *PRPH*, *TAF15*, *SPAST*, *ELP3*, und *LMNB1*.

2.4 Genetische Risikofaktoren und Modifier

Genetische Risikofaktoren sind Genvarianten mit niedriger Effektstärke, welche oft relativ häufig sind und die Wahrscheinlichkeit an einer ALS zu erkranken signifikant erhöhen, aber allein keinen mendelischen Erbgang bewirken. In den letzten Jahren wurden Varianten in mehreren Gen-Loci mit einem höheren Risiko für ALS und zum Teil mit einem rascheren Krankheitsverlauf (im Sinne eines Modifiers) assoziiert. Zu den entsprechenden Genen zählen *TNIP1*, *KIF5A*, *C21ORF2*, *MOBP*, *SCFD1* und *UNC7A*. Zudem sind mittellange Polyglutamin- bzw. Polyalanin-Expansionen in den Genen *ATXN2*, *ATXN1* und *NIPA1* mit einer erhöhten Suszeptibilität für ALS assoziiert (Elden et al. 2010; Tazelaar et al. 2020). Dabei scheint eine grenzwertige Polyglutamin-Expansion in *ATXN2* oder *ATXN1* zu einer verstärkten pTDP-43-Pathologie zu führen. Tierexperimentell hat sich die Reduktion der Expression von *ATXN2* mittels Antisense-Oligonukleotiden (ASO) als therapeutisch wirksam erwiesen (Becker et al. 2017), weshalb diese Therapie nun bei sporadischen ALS-Patienten getestet wird (NCT04494256).

Tab. 2.1: Charakteristika der gesicherten ALS-Gene geordnet nach ihrer Häufigkeit in deutschen FALS-Patienten gemäß Müller et al. 2018.
ad = autosomal-dominant; ar = autosomal-rezessiv; xr = X-chromosomal-rezessiv.

Gen	Protein	Vererbung	Häufigkeit % familiärer ALS	Weitere mögliche Phänotypen	Mutmaßlicher Mechanismus	Neuropathologische Ablagerungen	Referenz
C9ORF72	Chromosome 9 open reading frame 72	ad	25 %	FTD Parkinson-Syndrom Choreatisches Syndrom Neuropsychiatrische Symptome	Störung der Autophagie und des nukleozytoplasmatischen Transports. cGAS-STING Signalweg	TDP-43 DPR (Dipeptide repeats)	(DeJesus-Hernandez et al. 2011)
SOD1	Superoxiddismutase 1	ad, ar	11 %	Juvenile Motoneuronerkrankung	Bislang nicht ganz geklärter toxic-gain-of function-Mechanismus, toxische Proteinaggregation	SOD1	(Rosen et al. 1993)
FUS	Fused in Sarcoma	ad	4 %	ALS mit frühem Beginn, teilweise juvenil FTLD-*FUS* ohne *FUS* Mutationen	RNA-Dyshomöostase, Beeinträchtigung der DNA-Reparaturmechanismen	FUS	(Kwiatkowski et al. 2009)

Tab. 2.1: Charakteristika der gesicherten ALS-Gene geordnet nach ihrer Häufigkeit in deutschen FALS-Patienten gemäß Müller et al. 2018. – Fortsetzung

Gen	Protein	Vererbung	Häufigkeit % familiärer ALS	Weitere mögliche Phänotypen	Mutmaßlicher Mechanismus	Neuropathologische Ablagerungen	Referenz
TARDBP	Transactive response DNA binding protein 43 kDa (TDP-43)	ad	4 %	FTD Selten Parkinson-Syndrom	RNA-Dyshomöostase	TDP-43	(Neumann et al. 2006)
TBK1	TANK-binding kinase 1	ad	ca. 2 %	FTD Parkinson-Syndrom Cerebelläres Syndrom	Störung der Autophagie	TDP-43	(Freischmidt et al. 2015)
OPTN	Optineurin	ad, ar	< 1 %	FTD	Störung der Autophagie	TDP-43 (plus Tau und α-Synuclein)	(Maruyama et al. 2010)
KIF5A	Kinesin family member 5A	ad	< 1 %	FTD	Störung des axonalen Transport	Nach bisherigen Ergebnissen TDP-43	(Brenner et al. 2018)
CHCHD10	Coiled-coil-helix-coiled-coil-helix domain-containing protein 10	ad	< 1 %	FTD Myopathie	Mitochondriale Dysfunktion	CHCHD10 (1 Fall)	(Bannwarth et al. 2014)
UBQLN2	Ubiquilin-2	xr	< 1 %	FTD	Protein-Dyshomöostase	TDP-43	(Deng et al. 2011)
VAPB	Vesicle-associated membrane protein-associated protein B/C	ad	< 1 %	SMA Myopathie	Störung der Vesikeldynamik		(Nishimura et al. 2004)
VCP	Valosin-containing protein	ad	< 1 %	FTD Einschlusskörpermyopathie, Paget-Krankheit (IBMPFD)	Protein-Dyshomöostase	TDP-43	(Johnson et al. 2010)

Tab. 2.1: Charakteristika der gesicherten ALS-Gene geordnet nach ihrer Häufigkeit in deutschen FALS-Patienten gemäß Müller et al. 2018. – Fortsetzung

Gen	Protein	Vererbung	Häufigkeit % familiärer ALS	Weitere mögliche Phänotypen	Mutmaßlicher Mechanismus	Neuropathologische Ablagerungen	Referenz
NEK1	NIMA (never in mitosis gene a)-related kinase 1	ad	< 1 %		Beeinträchtigung der DNA-Reparaturmechanismen		(Kenna et al. 2016)
PFN1	Profilin-1	ad	< 1 %		Zytoskelettale Dysfunktion	TDP-43	(Wu et al. 2012)
HNRNPA1	Heterogeneous nuclear ribonucleoprotein A1	ad	< 1 %		RNA-Dyshomöostase	TDP-43 (1 Fall)	(Kim et al. 2013)
HNRNPA2B1	Heterogeneous nuclear ribonucleoproteins A2/B1	ad	< 1 %		RNA-Dyshomöostase		(Kim et al. 2013)
ANG	Angiogenin	ad	< 1 %		Störung der Angiogenese, RNA-Dyshomöostase	TDP-43	(Greenway et al. 2006)
CCNF	G2/mitotic-specific cyclin-F	ad	< 1 %		Protein-Dyshomöostase		(Williams et al. 2016)
MATR3	Matrin-3	ad	< 1 %	Myopathie	RNA-Dyshomöostase		(Johnson et al. 2014)
TUBA4A	Tubulin alpha-4A chain	ad	< 1 %		Zytoskelettale Dysfunktion		(Smith et al. 2014)
GLT8D1	Glycosyltransferase 8 Domain Containing 1	ad	< 1 %		Störung des Gangliosid-signaling		(Cooper-Knock et al. 2019)
ANXA11	Annexin A11	ad	< 1 %		Störung der Vesikeldynamik		(Smith et al. 2017)

Tab. 2.1: Charakteristika der gesicherten ALS-Gene geordnet nach ihrer Häufigkeit in deutschen FALS-Patienten gemäß Müller et al. 2018. – Fortsetzung

Gen	Protein	Vererbung	Häufigkeit % familiärer ALS	Weitere mögliche Phänotypen	Mutmaßlicher Mechanismus	Neuropathologische Ablagerungen	Referenz
Juvenile ALS							
GLE1	Nucleoporin GLE1	ar	< 1 %	Fetale Motoneuronerkrankung	RNA-Dyshomöostase		(Nousiainen et al. 2008)
ALS2	Alsin	ar	< 1 %	Juvenile ALS	Störung der Vesikeldynamik		(Hadano et al. 2001)
SPG11	Spatacsin	ar	< 1 %	Juvenile ALS	Lysosomale Dysfunktion		(Orlacchio et al. 2010)
SETX	Senataxin	ad	< 1 %	Juvenile ALS	RNA-Dyshomöostase	TDP-43 (wenige Fälle)	(Chen et al. 2004)

Literatur

Bannwarth S, Ait-El-Mkadem S, Chaussenot A, et al. (2014) A mitochondrial origin for frontotemporal dementia and amyotrophic lateral sclerosis through CHCHD10 involvement. Brain 137: 2329–2345.

Becker LA, Huang B, Bieri G, et al. (2017) Therapeutic reduction of ataxin-2 extends lifespan and reduces pathology in TDP-43 mice. Nature 544: 367–371.

Brenner D, Yilmaz R, Müller K et al. (2018) Hotspot KIF5A mutations cause familial ALS. Brain 141: 688–697.

Chen YZ, Bennett CL, Huynh HM et al. (2004) DNA/RNA helicase gene mutations in a form of juvenile amyotrophic lateral sclerosis (ALS4). American Journal of Human Genetics 74: 1128–1135.

Cooper-Knock J, Kirby J, Highley R, et al. (2015) The Spectrum of C9orf72-mediated Neurodegeneration and Amyotrophic Lateral Sclerosis. Neurotherapeutics 12: 326–339.

Cooper-Knock J, Moll T, Ramesh T, et al. (2019) Mutations in the Glycosyltransferase Domain of GLT8D1 Are Associated with Familial Amyotrophic Lateral Sclerosis. Cell Reports 26: 2298–2306.e2295.

DeJesus-Hernandez M, Mackenzie IR, Boeve BF et al. (2011) Expanded GGGGCC Hexanucleotide Repeat in Noncoding Region of C9ORF72 Causes Chromosome 9p-Linked FTD and ALS. Neuron 72: 245–256.

Deng HX, Chen W, Hong ST et al. (2011) Mutations in UBQLN2 cause dominant X-linked juvenile and adult-onset ALS and ALS/dementia. Nature 477: 211–215.

Elden AC, Kim HJ, Hart MP, et al. (2010) Ataxin-2 intermediate-length polyglutamine expansions are associated with increased risk for ALS. Nature 466: 1069–1075.

Freischmidt A, Wieland T, Richter B et al. (2015) Haploinsufficiency of TBK1 causes familial ALS and fronto-temporal dementia. Nature Neuroscience 18: 631–636.

Greenway MJ, Andersen PM, Russ G et al. (2006) ANG mutations segregate with familial and ›sporadic‹ amyotrophic lateral sclerosis. Nature Genetics 38: 411–413.

Hadano S, Hand CK, Osuga H, et al. (2001) A gene encoding a putative GTPase regulator is mutated in familial amyotrophic lateral sclerosis 2. Nature Genetics 29: 166–173.

Hübers A, Just W, Rosenbohm A et al. (2015) De novo FUS mutations are the most frequent genetic cause in early-onset German ALS patients. Neurobiology of Aging 36: 3117.e3111–3117.e3116.

Johnson JO, Mandrioli J, Benatar M et al. (2010) Exome sequencing reveals VCP mutations as a cause of familial ALS. Neuron 68: 857–864.

Johnson JO, Pioro EP, Boehringer A et al. (2014) Mutations in the Matrin 3 gene cause familial amyotrophic lateral sclerosis. Nature Neuroscience 17: 664–666.

Kenna KP, van Doormaal PTC, Dekker AM et al. (2016) NEK1 variants confer susceptibility to amyotrophic lateral sclerosis. Nature Genetics 48: 1037–1042.

Kim HJ, Kim NC, Wang YD et al. (2013) Mutations in prion-like domains in hnRNPA2B1 and hnRNPA1 cause multisystem proteinopathy and ALS. Nature 495: 467–473.

Kwiatkowski TJ, Bosco DA, LeClerc AL et al. (2009) Mutations in the FUS/TLS gene on chromosome 16 cause familial amyotrophic lateral sclerosis. Science 323: 1205–1208.

Le Ber I, De Septenville A, Millecamps S, et al. (2015) TBK1 mutation frequencies in French frontotemporal dementia and amyotrophic lateral sclerosis cohorts. Neurobiology of Aging 36(11): 3116.e5–3116.e8.

Maruyama H, Morino H, Ito H et al. (2010) Mutations of optineurin in amyotrophic lateral sclerosis. Nature 465: 223–226.

Müller K, Brenner D, Weydt P et al. (2018) Comprehensive analysis of the mutation spectrum in 301 German ALS families. Journal of Neurology, Neurosurgery & Psychiatry 89(8): 817–827.

Naumann M, Peikert K, Günther R et al. (2019) Phenotypes and malignancy risk of different *FUS* mutations in genetic amyotrophic lateral sclerosis. Annals of Clinical and Translational Neurology 6: 2384–2394.

Neumann M, Sampathu DM, Kwong LK et al. (2006) Ubiquitinated TDP-43 in frontotemporal lobar degeneration and amyotrophic lateral sclerosis. Science 314: 130–133.

Nishimura AL, Mitne-Neto M, Silva HCA et al. (2004) A mutation in the vesicle-trafficking protein VAPB causes late-onset spinal muscular atrophy and amyotrophic lateral sclerosis. American Journal of Human Genetics 75: 822–831.

Nousiainen HO, Kestilä M, Pakkasjärvi N et al. (2008) Mutations in mRNA export mediator GLE1 result in a fetal motoneuron disease. Nature Genetics 40: 155–157.

Orlacchio A, Babalini C, Borreca A et al. (2010) SPATACSIN mutations cause autosomal recessive juvenile amyotrophic lateral sclerosis. Brain 133: 591–598.

Rosen DR, Siddique T, Patterson D et al. (1993) Mutations in Cu/Zn superoxide dismutase gene are associated with familial amyotrophic lateral sclerosis. Nature 362: 59–62.

Smith BN, Ticozzi N, Fallini C et al. (2014) Exome-wide rare variant analysis identifies TUBA4A mutations associated with familial ALS. Neuron 84: 324–331.

Smith BN, Topp SD, Fallini C et al. (2017) Mutations in the vesicular trafficking protein annexin A11 are associated with amyotrophic lateral sclerosis. Science Translational Medicine 9: eaad9157.

Tazelaar GHP, Boeynaems S, De Decker M, et al. (2020) ATXN1 repeat expansions confer risk for amyotrophic lateral sclerosis and contribute to TDP-43 mislocalization. Brain Communications 2: 14.

Umoh ME, Fournier C, Li Y et al. (2016) Comparative analysis of C9orf72 and sporadic disease in an ALS clinic population. Neurology 87: 1024–1030.

Van Blitterswijk M, Van Es MA, Hennekam EAM et al. (2012) Evidence for an oligogenic basis of amyotrophic lateral sclerosis. Human Molecular Genetics 21: 3776–3784.

Weishaupt JH, Hyman T, und Dikic I (2016) Common Molecular Pathways in Amyotrophic Lateral Sclerosis and Frontotemporal Dementia. Trends in Molecular Medicine 22: 769–783.

Wilke C, Baets J, De Bleecker JL et al. (2018) Beyond ALS and FTD: the phenotypic spectrum of TBK1 mutations includes PSP-like and cerebellar phenotypes. Neurobiology of Aging 62: 244.e249–244.e213.

Williams KL, Topp S, Yang S et al. (2016) CCNF mutations in amyotrophic lateral sclerosis and frontotemporal dementia. Nature Communications 7.

Wu CH, Fallini C, Ticozzi N et al. (2012) Mutations in the profilin 1 gene cause familial amyotrophic lateral sclerosis. Nature 488: 499–503.

3 Pathologie

Andreas Hermann

3.1 Einleitung

Das Verständnis der Pathologie der ALS hat sich in den letzten Jahren revolutioniert. Der erste Fallbericht einer ALS stammt aus dem Jahr 1824 von Charles Bell (Rowland 2001; Tyler und Shefner 1991). Nach einigen weiteren Berichten war es Jean-Martin Charcot, der erstmals die bis heute wesentlichen Befunde der Neuropathologie beschrieb: Verlust der Vorderhornzellen und Sklerose des Tractus corticospinalis lateralis und die Erkrankung entsprechend benannte (Charcot 1874). Wesentliche weitere Meilensteine in der Beschreibung der Neuropathologie waren der Verlust der Betz'schen Riesenzellen von Brodmann (Brodmann 1909), der Nachweis eosinophiler Einschlusskörperchen – sog. Bunina Körperchen (Bunina 1962), und die Entdeckung zytoplasmatische polyubiquitinylierter Einschlüsse (Leigh et al. 1988; Lowe et al. 1988). Molekularpathologische Untersuchungen konnten 2006 darlegen, dass TDP-43 in fast allen sALS aber auch vielen fALS der wesentliche Bestandteil dieser Ubiquitin positiven zytoplasmatischen Einschlüsse ist (Neumann et al. 2006). Durch den Nachweis, dass TDP-43 auch in den meisten Fällen der FTLD-U (Frontotemporalen Lobärdegeneration-Ubiquitin; alle Tau negativen FTLDs zusammengefasst) in zytoplasmatischen Aggregaten vorkommt, wurde die klinische Beobachtung, dass zwischen ALS und FTD ein Zusammenhang bzw. eine Überlappung besteht, molekularpathologisch bewiesen.

3.2 Makroskopie

ALS-Patienten zeigen einen diffusen Muskelschwund bzw. -atrophie und eine merkliche Reduktion des subkutanen Fettes. Das Rückenmark zeigt häufig eine graue Verfärbung und Atrophie der Vorderwurzeln insbesondere im zervikalen und lumbalen Bereich. Der Großteil der Gehirne von ALS-Patienten zeigt keine makroskopischen Veränderungen. Nur im Falle des Vorliegens von relevanter kognitiver/behavioraler klinischer Auffälligkeiten (▶ Kap. 6) kann eine frontotemporale Atrophie vorkommen, die am ausgeprägtesten auftritt im Falle einer ALS-FTD. Neben diesen Veränderungen der grauen Substanz können auch Reduktion der weißen Substanz (insbesondere im kortikospinalen Trakt) sichtbar sein.

3.3 Mikroskopie

Histologisch stechen insbesondere der Verlust von Motoneuronen (MN) und deren Axonen ins Auge. So zeigt sich ein Verlust der myelinisierten Axone des Vorder- und Seitenstranges sowie eine Größenreduktion des Vorderhorns des Rückenmarkes. Zentral ist der Verlust der Vorderhornzellen (α-Motoneurone/unteres Motoneuron/LMN) im Rückenmark und den bulbären Hirnstammkernen sowie der Betz'schen Riesenzellen in der Schicht 5 des motorischen Kortex (oberes Motoneuron/UMN). Zudem ist eine Vakuolisierung/Spongiose erkennbar.

Die ca. 3–6 µm großen eosinophilen intrazellulären Einschlüsse der MN werden Buninakörperchen genannt (▶ Abb. 3.1). Sie treten im Wesentlichen zytoplasmatisch auf in den spinalen MN, nur selten in den Betz'schen Zellen, okulomotorischen MN oder in den MN des Nukleus Onuf. Immunhistochemisch positiv sind sie für Cystatin C und Transferrin, manchmal auch Peripherin, aber negativ für p62. Ihre Funktion ist unklar.

Reaktive Astrozyten, charakterisiert durch eine starke Expression des »glial fibrillary acidic proteins« (GFAP), sind insbesondere im Rückenmark und dort im Vorderhorn zu finden, jedoch auch im Motorkortex und der anliegenden weißen Substanz. Mikroglia (CD68+) akkumulieren insbesondere in Bereichen des größten Myleinverlusts sowohl im Rückenmark als auch der weißen Substanz, was eine Rolle in der Myelinphagozytose nahelegt. Auffällig ist deren Vorkommen insbesondere bei den Patienten mit klinisch raschem Verlauf. Diese sog. Neuroinflammation ist ein zweischneidiges Schwert, einerseits schützt sie gegen Neurodegeneration, andererseits kann sie diese vorantreiben.

Weitere Auffälligkeiten beinhalten insbesondere eine Fragmentierung des Golgiapparates.

3.4 Molekulare Pathologie

Die diagnostisch wegweisende molekulare Pathologie ist charakterisiert durch das Vorhandensein einer Vielfalt an p62 positiven, Ubituitin positiven neuronalen (NCI) bzw. glialen (GCI) zytoplasmatische Einschlüssen. Diese sind in den meisten sALS und fALS Fällen TDP-43 positiv. Lediglich im Falle von SOD1-ALS und FUS-ALS lässt sich TDP-43 nicht in diesen Ablagerungen nachweisen, sondern vielmehr SOD1 bzw. FUS. Myelinisierende Oligodendrozyten zeigen ausgeprägte TPD43 positive Ablagerungen in Bereichen, in denen die Neurone stark betroffen sind (Brettschneider et al. 2013). Die zytoplasmatischen Einschlüsse erscheinen häufig strangförmig (»skein-like«), es kommen aber auch zahlreiche andere Formen vor. Interessanterweise lassen sich diese Ablagerungen nur schlecht in Routinefärbungen wie z. B. H&E Färbungen darstellen, was den Stellenwert der Molekularpathologie unterstreicht.

Die TDP-43 Pathologie ist charakterisiert durch Verlust des nukleären TDP-43 sowie dem Auftreten von zytoplasmatischen Aggregaten (▶ Abb. 3.1). Die Ablagerungen unterscheiden sich morphologisch zwischen oberen und unterem Motoneuron mit deutlich ausgeprägteren Ablagerungen in den spinalen MN (Braak et al. 2017). Das Verteilungsmuster von TDP-43 ist unterschiedlich. Das Verteilungsmuster von TDP-43 Einschlüssen im Gehirn wurde in FTLD-U beschrieben und in vier Muster eingeteilt (Typ A–D), wobei ALS im Wesentlichen Typ B zuzuordnen ist (Mackenzie et al. 2011). Viel entscheidender ist jedoch die Entdeckung, dass auch bei ALSni Patienten die TDP-43 Pathologie über das motorische System hinausgeht (Neumann et al. 2006; Nishihira et al. 2008; Prudlo et al. 2016).

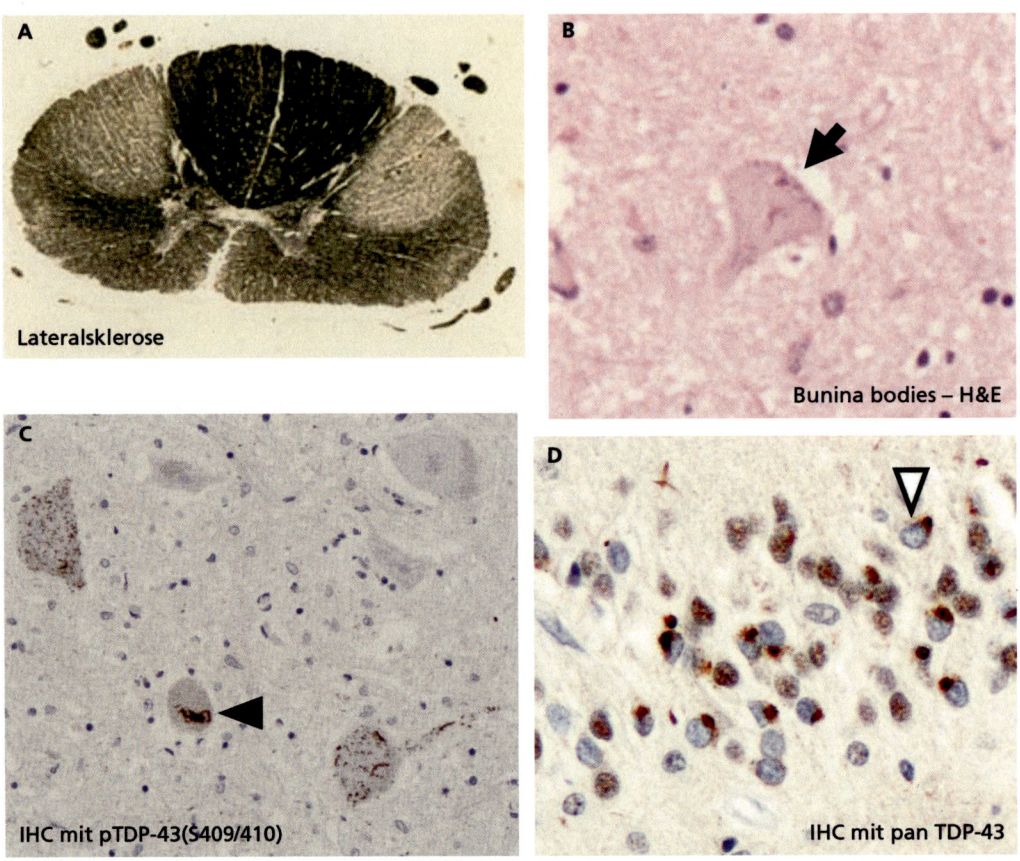

Abb. 3.1: Typische mikroskopische Veränderungen von sALS-Patienten. (A) Sklerosierung der Tractus corticospinales laterales. (B) Bunina Körperchen (Pfeil). (C) Typische Ablagerungen von phopshoryliertem TDP-43 in spinalen Motoneuronen. Dreieck markiert »skein-line« Läsionen. (D) Gyrus dentatus, pan TDP-43 ICH zeigt nukleären Verlust und paralleles Auftreten von zytoplasmatischen TDP-43 Ablagerungen (Dreieck). Bildmaterial zur Verfügung gestellt von (A) Prof. J. Prudlo, Rostock, und (B–D) Prof. M. Neumann, Tübingen.

TDP-43 ist nicht zwangsläufig pathognomonisch für ALS; eine TDP-43 Proteinopathie zeigt sich auch in anderen Erkrankungen (z. B. Alzheimer und Lewykörperchenerkrankung). Es wurden die Begriffe einer primären und gemischten(sekundären) TDP-43 Proteinopathie eingeführt, wobei nur die ALS und FTLD-U primäre TDP-43 Proteinopathien darstellen neben dem extrem seltenen Perry Syndrom (Parkinsonism with alveolar hypoventilation and mental depression) (Josephs et al. 2019).

3.5 Molekulare Pathologie der fALS

Bezüglich der molekularen Pathologie der einzelnen genetischen ALS Formen sei auf Tabelle 2.1 verwiesen. Zwei Besonderheiten seien jedoch kurz erwähnt. Bei der FUS-ALS kommt es zu einem nukleären Verlust von FUS und zytoplasmatischen FUS Ablagerungen, die TDP-43 negativ sind. Während FUS-ALS-Patienten ausschließlich Mutationen im *FUS* Gen aufweisen, tritt FTLD-FUS sporadisch auf. Pathologisch unterscheiden sich die Aggregate: FTLD-FUS lagern zusätzlich EWS und TAF15 und Transportin1 mit ab, in FUS-ALS nicht (Dormann und Haass 2013).

Eine Sonderform stellt jedoch C9ORF72 dar. C9ORF72-ALS-Patienten haben in der Regel auch im Gehirn eine deutliche TDP-43 Pathologie (Typ B), das Auftreten dieser korreliert mit Zeichen der Neurodegeneration. Zusätzlich haben diese Patienten p62 pos./TDP-43 neg. Ablagerungen. Diese beinhalten die durch AUG-unabhängige Translation entstandenen sogenannten Dipeptid repeats (DPRs) (Mori et al. 2013). Interessanterweise korreliert das Verteilungsmuster dieser nicht mit denen von TDP-43 und v. a. auch nicht mit der Neurodegeneration, sondern diese sind insbesondere im Kleinhirn gehäuft zu finden. Die klinische Rolle dieser Ablagerung bzw. deren klinisches Korrelat ist bis heute nicht geklärt.

3.6 Krankheitsausbreitung

Zwei unterschiedliche Ausbreitungsmuster der Erkrankung haben sich mehr oder weniger etabliert. Brettschneider und Braak erarbeiteten ein Staging Konzept der ALS aufbauend auf einer axonalen, kortikofugalen Ausbreitung (»prionenartigen«) der TDP-43 Pathologie, ausgehend vom Motorkortex und den motorischen Kernen im Hirnstamm über zunehmend nicht motorische Hirnregionen bis hin zum Hippokampus in Stadium 4 (Brettschneider et al. 2013). Allerdings scheint zumindest das Stadium 4 nach Brettschneider und Braak kein Kontinuum zu sein, sondern vielmehr handelt es sich hier exklusiv um ALS-FTD Patienten (Nishihira et al. 2008; Prudlo et al. 2016). Andererseits hat die Beobachtung, dass zunächst Auffälligkeiten der neuromuskulären Synapse auftreten bevor im Verlauf eine axonale Degeneration gefolgt von motoneuronalem Zelltod auftritt, den Begriff des Rückwärtssterben (»Dying back«) geprägt.

Literatur

Braak H, Ludolph AC, Neumann M et al. (2017) Pathological TDP-43 changes in Betz cells differ from those in bulbar and spinal alpha-motoneurons in sporadic amyotrophic lateral sclerosis. Acta Neuropathol 133: 79–90.

Brettschneider J, Del Tredici K, Toledo JB et al. (2013) Stages of pTDP-43 pathology in amyotrophic lateral sclerosis. Ann Neurol 74: 20–38.

Brodmann K (1909) Vergleichende Lokalisationslehre der Grosshirnrinde in ihren Prinzipien dargestellt auf Grund des Zellenbaues. Leipzig: Barth.

Bunina TL (1962) On intracellular inclusions in familial amyotrophic lateral sclerosis. Zh Nevropatol Psikhiatr Im S S Korsakova 62: 1293–1299.

Charcot J-M (1874) De la sclérose latérale amyotrophique. Prog Med 2: 341–453.

Dormann D, Haass C (2013) Fused in sarcoma (FUS): an oncogene goes awry in neurodegeneration. Mol Cell Neurosci 56: 475–486.

Josephs KA, Mackenzie I, Frosch MP et al. (2019) LATE to the PART-y. Brain 142: e47.

Leigh PN, Anderton BH, Dodson A et al. (1988) Ubiquitin deposits in anterior horn cells in motor neurone disease. Neurosci Lett 93: 197–203.

Lowe J, Lennox G, Jefferson D et al. (1988) A filamentous inclusion body within anterior horn neurones in motor neurone disease defined by immunocytochemical localisation of ubiquitin. Neurosci Lett 94: 203–210.

Mackenzie IR, Neumann M, Baborie A et al. (2011) A harmonized classification system for FTLD-TDP pathology. Acta Neuropathol 122: 111–113.

Mori K, Weng SM, Arzberger T et al. (2013) The C9orf72 GGGGCC repeat is translated into aggregating dipeptide-repeat proteins in FTLD/ALS. Science 339: 1335–1338.

Neumann M, Sampathu DM, Kwong LK et al. (2006) Ubiquitinated TDP-43 in frontotemporal lobar degeneration and amyotrophic lateral sclerosis. Science 314: 130–133.

Nishihira Y, Tan CF, Onodera O et al. (2008) Sporadic amyotrophic lateral sclerosis: two pathological patterns shown by analysis of distribution of TDP-43-immunoreactive neuronal and glial cytoplasmic inclusions. Acta Neuropathol 116: 169–182.

Prudlo J, Konig J, Schuster C et al. (2016) TDP-43 pathology and cognition in ALS: A prospective clinicopathologic correlation study. Neurology 87: 1019–1023.

Rowland LP (2001) How amyotrophic lateral sclerosis got its name: the clinical-pathologic genius of Jean-Martin Charcot. Arch Neurol 58: 512–515.

Tyler HR, Shefner J (1991) Amyotrophic Lateral Sclerosis. In: Vinken PJ, Klawans HL (Hrsg.) Handbook of clinical neurology, B.G. Amsterdam: Elsevier. S. 169–215.

4 Pathophysiologie

Andreas Hermann

4.1 Einleitung

Lange ging man davon aus, dass es sich bei der ALS um eine »selektive« Erkrankung des oberen und unteren Motoneurons handelt. Sowohl genetische, neuropathologische als auch klinische/bildgebende Befunde zeigen zunehmend einen Multisystemcharakter. Dies beinhaltet sowohl das ZNS (Braak et al. 2013) (klinisch manifest u. a. durch kognitive/ Verhaltensauffälligkeiten (Strong et al. 2017)) wie auch andere Organsysteme (klinisch manifest in sog. nicht motorischen Symptomen (Gunther et al. 2016)), wobei man bei letzteren immer beachten muss, ob diese »nicht motorischen« Symptome nicht indirekt Ausdruck motorsicher Einbußen sind(Gunther et al. 2018). Dennoch erscheint das motorische Nervensystem besonders betroffen zu sein. Deswegen basieren die meisten Daten zur Pathophysiologie auf der Vorstellung einer relativ selektiven Betroffenheit des motorischen Systems.

Die (molekulare) Pathophysiologie der ALS ist nicht abschließend geklärt, seit Jahren werden ganz unterschiedliche Pathways diskutiert, die zum Untergang der Motoneurone führen (für Details siehe Rothstein 2009):

- Oxidativer Stress
- Mitochondriale Dysfunktion
- Caspase-vermittelter Zelltod (Apoptose)
- Defekte des axonalen Transports
- Abnormale Wachstumsfaktorexpression
- Nicht neuronale Pathologie (u. a. Gliale Pathologie)
- Glutamat Exzitotoxizität
- Aggregation abnormal konfigurierter Proteine

4.2 Aktuelle Konzepte der Pathophysiologie

Die Weiterentwicklung der Molekulargenetik und -pathologie half in den letzten Jahren zunehmend Gene bzw. Proteine zu identifizieren, die Auslöser familiärer Motoneuronerkrankungen sind. Aktuell sind Mutationen in mehr als 30 Genen nachgewiesen, die im Wesentlichen autosomal dominant vererbt werden (▸ Kap. 2. und ▸ Tab. 2.1). Weitere werden folgen.

Die zellulären Funktionen dieser Gene sind sehr unterschiedlich und reflektieren möglicherweise die facettenreiche Ursache der ALS-Pathphysiologie. Allerdings können die Funktionen bzw. Eigenschaften dieser ALS-Gene in verschiedenen Gruppen zusammengefasst werden, was das Verständnis der Pathophysiologie wesentlich beeinflusst hat (Für Details siehe Weishaupt et al. 2016):

1. Axon: Struktur und Funktion
2. Proteinmetabolismus: Autophagie und Proteinqualitätskontrolle
3. RNA Metabolismus: Regulation Transkription, Splicing, RNA Transport, RNA-Granula-Dynamik
4. zytoplasmatische Proteinmislokalisation und Phasentransition
5. DNA-Schaden Antwort

> **Hypothesen der selektiven Vulnerabilität von Motoneuronen (MN)**
>
> - Zellgröße und Axonlänge
> - Hoher metabolischer Bedarf
> - Spezielle Eigenschaften der Mitochondrien der MN
> - Zytoskelett, Neurofilamentmenge und Abhängigkeit vom effizienten intrazellulären Transport
> - Charakteristisches Profil von Zelloberflächen – Glutamat-Rezeptoren (hoher Anteil Calcium permeabel)
> - AMPA Rezeptoren, denen die GluR2 Untereinheit fehlt
> - Hohe Expression von Glutamattransportern in der näheren Umgebung von vulnerablen MN
> - Geringe Expression von speziellen Kalziumbindenden Proteinen
> - Hohe Expression von *SOD1*
> - Hoher Treshold zu Aktivierung einer Hitzeschockantwort/Hochregulation der Chaperone

4.2.1 Axon: Struktur und Funktion (Zytoskelett – Axonlänge – Transport)

Eine ganz offensichtliche Besonderheit motorischer Nervenzellen ist die Länge ihrer Axone, was offensichtlich große Herausforderungen an die Zelle stellt. Axone von MN können eine Länge von 1 m erreichen, was bedeutet, dass das Axon > 20.000 größer ist als sein Zellkörper. Darüber hinaus innervieren MN motorische Endplatten, welche zu den größten Synapsen schlechthin gehören und die Nummer der innervierten Endplatten pro MN geht in die tausende (McPhedran et al. 1965). Nicht umsonst sind diese Nervenzellen besonders empfindlich gegenüber unterschiedlichsten Toxinen, was sich klinisch z. B. im Rahmen von erworbenen Polyneuropathien zeigt. Bei den ebenfalls langen Ausläufern der sensiblen peripheren Neuronen handelt es sich allerdings formal gesehen um deren Dendrit (pseudounipolare Zellen). Die Identifizierung von krankheitsverursachenden Mutationen in Strukturproteinen des Axons unterstreicht deren Bedeutung in der Pathophysiologie zusätzlich (z. B. Profilin, *TUBA4A*). Zahlreiche Studien in unterschiedlichen Modelsystemen (u. a. Zebrafisch) zeigen verkürzte motorische Axone als wesentlicher Phänotyp von Mutationen in ALS Genen (z. B. *TDP-43* Mutation (Schmid et al. 2013)). Störung der Regulation von axonalen Strukturproteinen sind bei vielen monogenetischen Formen beschrieben, z. B. bei der SMA, C9ORF72 (Review (Jablonka et al. 2014)).

Neben struktureller Integrität spielt das axonale Transportsystem eine entscheidende Rolle in der Funktion von MN. Dabei handelt es sich um den Transport von z. B. Proteinen, mRNA, Lipiden, membrangebundenen Vesikeln und Organellen, die größtenteils im Zellkörper gebildet werden. Die axonale Transportmaschinerie ist für deren zeitlich und örtlich korrekte Verteilung entscheidend, z. B. auch für die spezialisierten Orte wie Ranvier'scher Schnürring oder synaptische Endigung. Darüber hinaus findet darüber die Kommunikation zwischen Zellkörper und Synapsen statt. Störungen des axonalen Transports sind in zahlreichen neurodegenerativen Erkrankungen beschrieben, jedoch besonders häufig bei Motoneuronerkrankungen (ausführlich beschrieben in Griffin und Watson 1988; Sleigh et al. 2019).

4.2.2 Neuromuskuläre Einheit

Die neuromuskuläre Einheit spielt sowohl klinisch als auch pathophysiologisch eine zentrale Rolle bei Motoneuronerkrankungen. Frühzeitig im Krankheitsprozess kommt es zu Veränderungen dieser Strukturen, lange bevor Funktionsausfälle klinisch apparent werden. Diese beinhalten Denervierung einzelner neuromuskulärer Endplatten (NMEs), ein Auswachsen von Axonkollateralen zu der nicht mehr innervierten NME (= chron. neurogener Umbau) und Veränderungen des Muskels selbst (eine schöne Übersichtsarbeit ist Nijssen et al. 2017). Diese resultieren in der elektrophysiologischen Beschreibung von chronischer neurogener Schädigung nebst akuter Denervierung. Erst wenn diese Kollateralisierung und Umbau motorischer Einheiten nicht mehr ausreicht, kommt es zu der klinisch manifesten Parese. In präklinischen Modellen lassen sich eine Abnahme der NME Dichte/Innervation meist schon vor axonalem Schaden, aber lange vor dem Zelltod in den Vorderhornzellen nachweisen, was als »Dying back« bezeichnet wird (Dadon-Nachum et al. 2011).

Andererseits scheinen verschiedene NME unterschiedlich vulnerabel für eine Motoneuronerkrankung zu sein (z. B. bleiben okulomotorische MN und Ncl. Onuf MN lange ausgespart). Spinale (vulnerable) MN haben vergleichsweise (zu okulomotorischen MN) größere Somata, einen größeren Dendritenbaum, größere motorische Einheiten, ein niedrigeres Ruhemembranpotenzial (~70 mV vs. ~61 mV), niedriger Entladungsfrequenz (ca 100 Hz vs. 100–600 Hz) (Nijssen et al. 2017; Ragagnin et al. 2019). Grundlagenwissenschaftliche Daten haben erste Gene identifiziert, die diese Resilienz gegen ALS begründen könnten. Synaptotagmin 13 (SYT13) ist höher exprimiert in resistenten MN und eine Überexpression in vitro oder Gentherapie im ALS- und insbesondere im SMA Mausmodel in vivo konnte das Überleben der MN und Tiere verlängern(Nizzardo et al. 2020).

4.2.3 RNA Transport/Metabolismus

Eine der offensichtlichen gemeinsamen Aspekte, insbesondere der kürzlich entdeckten ALS-Gene wie z. B. *TDP-43*, *FUS*, *HNRNPA1* oder *MATRIN3*, ist deren Rolle im RNA Metabolismus wie z. B. deren Beteiligung an Genexpression und Fähigkeit als RNA-bindendes Protein zu fungieren. RNA-bindende Proteine sind Schlüsselregulatoren der Transkription, RNA-Prozessierung und RNA-Transport. Seit einiger Zeit ist bekannt, dass auch im Axon adulter Nervenzellen eine lokale Proteinsynthese stattfindet, was wiederum die Notwendigkeit für den Transport von mRNA unterstreicht (Spaulding und Burgess 2017). Entsprechend wurden zahlreiche Genexpressionsveränderungen nach Mutation in solchen ALS Genen nachgewiesen. Interessanterweise haben zahlreiche dieser RNA-transportierenden Proteine auch sogenannte »low complexity domains« oder Prionendomänen, welche diesen eine erhöhte Neigung zur Aggregation verleihen (Weishaupt et al. 2016).

4.2.4 Mitochondriale Defekte

Spätestens seit der Entdeckung des ersten monogenetischen ALS Gens (*SOD1* – superoxid dismutase 1, einem zytoplasmatisch liegenden Protein zur Verstoffwechselung von Superoxidionen (Rosen et al. 1993)) spielen mitochondriale Auffälligkeiten in dem Konzept der ALS Pathophysiologie eine Rolle. Initial beruhten die Arbeiten hauptsächlich auf der Theorie der Erhöhung des oxidativen Stress/Bildung reaktiver Sauerstoffspezies (ROS). Jedoch zeigte sich im Verlauf zunehmend, dass Mitochondrien viel zentraler in die Pathophysiologie der ALS involviert sind. Dies beinhaltet sowohl Störungen der mitochondrialen Struktur, Dynamik (Fission/Fusion; axonaler Transport), Bioenergetik (insb.

oxidative Phophoryllierung), Kalziumpufferung und Apoptosesignalwege (ausführlicher Review: Smith et al. 2019). Interessanterweise blieben bisherige klinische Studien gegen einzelne Aspekte der mitochondrialen Pathologien ohne Wirkung (z. B. Coenzyme Q10, Creatinin, Dexpramipexol, Olexisome) (Wobst et al. 2020).

4.2.5 Nukleus-zytoplasmatisches Shuttling

Zytoplasmatische Mislokalisation von Proteinen spielt insbesondere bei einigen der kürzlich entdeckten ALS Gene eine entscheidende Rolle (*FUS, TDP-43, HNRNPA1*) (Dormann und Haass 2013). Dies beeinflusst nicht nur die nukleäre Funktion der jeweiligen Proteine (nuclear loss-of-function), sondern führt zu erhöhten zytoplasmatischen Proteinkonzentrationen, welche wiederum die Aggregationswahrscheinlichkeit erhöht. Pathologische Phasentransition von flüssigem zu festem Zustand wird dabei durch ALS assoziierte Mutationen beschleunigt (Patel et al. 2015). Bei TDP-43- und FUS-ALS sind einige bzw. die meisten Mutationen in NLS Domänen, die eben diesen Transport stören. Pathologische Hexanukleotidexpansion in *C9ORF72* haben entscheidenden Einfluss auf das physiologische nukleo-zytoplasmatische Shuttling von RNAs und Proteinen. Dies betrifft sowohl den Export von nukleären RNAs sowie den Import von nukleären Proteinen (Freibaum et al. 2015).

4.2.6 Proteinaggregation

Das Vorhandensein von Proteinaggregaten legt aber auch eine Imbalance der Proteinhomöostase bzw. Proteindegradations-Signalwege nahe. Dazu passend sind einige ALS-Proteinen (VCP, Optineurin, TBK1, Ubiquilin, SQSTM1 [P62]) integraler Bestandteil des Autophagiesignalwegs. Dies bedeutet, es besteht ein Autophagie-regulierendes Netzwerk von mindestens vier ALS-Genen (*TBK1, OPT, SQSTM1, C9ORF72*), die direkt funktionell miteinander verbunden sind in einem Signalweg. Darüber hinaus sind *VCP* und CHMP2B beim Trafficking von Vesikeln und Autophagie involviert (Details siehe Weishaupt et al. 2016). Hitzeschockproteine sind Chaperone, die eine große Rolle spielen für die korrekte Faltung und Reifung von Proteinen sowie die Beseitigung von Proteinaggregaten. Da die Funktion dieser Proteindegradation mit dem Lebensalter abnimmt, könnte dies auch eine Erklärung für das Auftreten der ALS im höheren Alter sein (Pandya und Patani 2020). Klinische Studien mit Substanzen, die Autophagie induzieren (wie z. B. Lithium), waren bislang allerdings erfolglos (Wobst et al. 2020).

C9ORF72 stellt eine Sonderform der Mutationen dar, da es sich um eine intronische Hexanukleotid-Expansionserkrankung handelt, mit ungewöhnlichem Ausmaß der Expansion (bis zu > 1.000 repeats). Happloinsuffizienz sowie toxische RNA bzw. Proteinanhäufung werden als Pathomechanismus diskutiert. Hierfür sprechen das Vorhandensein von GGGGCC-Expansionen beinhaltende nukleären RNA-Foci sowie der Nachweis von durch AUG-unabhängige Translation entstandenen Expression von Dipeptid repeats (DPRs) (Mori et al. 2013). Antisense-Oligonukleotide konnten in vitro und in vivo die Entstehung solcher RNA foci erfolgreich unterdrücken (Jiang et al. 2016).

4.2.7 Zell-zu-Zell Transmission

Neue experimentelle Evidenz zeigt eine Zell-zu-Zell Transmission von DPRs (Zhou et al. 2017), welche durch Antikörperbehandlung unterdrückt werden konnte (Zhou et al. 2017). Dies könnte eine interessante neuartige Therapieoption der *C9ORF72* Mutationsträger sein, dies muss jedoch zunächst noch bestätigt und auch in vivo gezeigt werden.

4.2.8 DNA Schaden Reparatur

Ein zunehmend diskutierter Mechanismus der Neurodegeneration bei ALS ist eine Dysfunktion der DNA Schaden Reparatur. Mehrere fALS Gene spielen in der DNA Schaden Signalkaskade eine Rolle (u. a. *FUS, NEK1*).

Zudem zeigte sich in postmortem Analysen von *FUS*-ALS-Patienten vermehrter DNA Schaden in Motoneuronen (Naumann et al. 2018). Ganz neue Daten legen dies für *C9ORF72* nahe (Lopez-Gonzales 2016). Die genaue Rolle des DNA Schadens und dessen Reparaturmechanismen bei der ALS ist allerdings unklar.

Literatur

Braak H, Brettschneider J, Ludolph AC et al. (2013) Amyotrophic lateral sclerosis – a model of corticofugal axonal spread. Nat Rev Neurol 9: 708–714.

Dadon-Nachum M, Melamed E, Offen D (2011) The »dying-back« phenomenon of motor neurons in ALS. J Mol Neurosci 43: 470–477.

Dormann D, Haass C (2013) Fused in sarcoma (FUS): an oncogene goes awry in neurodegeneration. Mol Cell Neurosci 56: 475–486.

Freibaum BD, Lu Y, Lopez-Gonzalez R et al. (2015) GGGGCC repeat expansion in C9orf72 compromises nucleocytoplasmic transport. Nature 525: 129–133.

Griffin JW, Watson DF (1988) Axonal transport in neurological disease. Ann Neurol 23: 3–13.

Gunther R, Richter N, Sauerbier A et al. (2016) Non-Motor Symptoms in Patients Suffering from Motor Neuron Diseases. Front Neurol 7: 117.

Gunther R, Schrempf W, Hahner A et al. (2018) Impairment in Respiratory Function Contributes to Olfactory Impairment in Amyotrophic Lateral Sclerosis. Front Neurol 9: 79.

Jablonka S, Dombert B, Asan E et al. (2014) Mechanisms for axon maintenance and plasticity in motoneurons: alterations in motoneuron disease. J Anat 224: 3–14.

Jiang J, Zhu Q, Gendron TF et al. (2016) Gain of Toxicity from ALS/FTD-Linked Repeat Expansions in C9ORF72 Is Alleviated by Antisense Oligonucleotides Targeting GGGGCC-Containing RNAs. Neuron 90: 535–550.

Lopez-Gonzalez R, Lu Y, Gendron TF et al. (2016) Poly(GR) in C9ORF72-Related ALS/FTD Compromises Mitochondrial Function and Increases Oxidative Stress and DNA Damage in iPSC-Derived Motor Neurons. Neuron 92: 383–391.

McPhedran AM, Wuerker RB, und Henneman E (1965) Properties of Motor Units in a Heterogeneous Pale Muscle (M. Gastrocnemius) of the Cat. J Neurophysiol 28: 85–99.

Mori K, Weng SM, Arzberger T et al. (2013) The C9orf72 GGGGCC repeat is translated into aggregating dipeptide-repeat proteins in FTLD/ALS. Science 339: 1335–1338.

Naumann M, Pal A, Goswami A et al. (2018) Impaired DNA damage response signaling by FUS-NLS mutations leads to neurodegeneration and FUS aggregate formation. Nat Commun 9: 335.

Nijssen J, Comley LH, und Hedlund E (2017) Motor neuron vulnerability and resistance in amyotrophic lateral sclerosis. Acta Neuropathol 133: 863–885.

Nizzardo M, Taiana M, Rizzo F et al. (2020) Synaptotagmin 13 is neuroprotective across motor neuron diseases. Acta Neuropathol 139: 837–853.

Pandya VA, Patani R (2020) Decoding the relationship between ageing and amyotrophic lateral sclerosis: a cellular perspective. Brain 143: 1057–1072.

Patel A, Lee HO, Jawerth L et al. (2015) A Liquid-to-Solid Phase Transition of the ALS Protein FUS Accelerated by Disease Mutation. Cell 162: 1066–1077.

Ragagnin AMG, Shadfar S, Vidal M et al. (2019) Motor Neuron Susceptibility in ALS/FTD. Front Neurosci 13: 532.

Rosen DR, Siddique T, Patterson D et al. (1993) Mutations in Cu/Zn superoxide dismutase gene are associated with familial amyotrophic lateral sclerosis. Nature 362: 59–62.

Rothstein JD (2009) Current hypotheses for the underlying biology of amyotrophic lateral sclerosis. Ann Neurol 65 Suppl 1: S3–9.

Schmid B, Hruscha A, Hogl S et al. (2013) Loss of ALS-associated TDP-43 in zebrafish causes muscle degeneration, vascular dysfunction, and reduced motor neuron axon outgrowth. Proc Natl Acad Sci U S A 110: 4986–4991.

Sleigh JN, Rossor AM, Fellows AD et al. (2019) Axonal transport and neurological disease. Nat Rev Neurol 15: 691–703.

Smith EF, Shaw PJ, De Vos KJ (2019) The role of mitochondria in amyotrophic lateral sclerosis. Neurosci Lett 710: 132933.

Spaulding EL, Burgess RW (2017) Accumulating Evidence for Axonal Translation in Neuronal Homeostasis. Front Neurosci 11: 312.

Strong MJ, Abrahams S, Goldstein LH et al. (2017) Amyotrophic lateral sclerosis - frontotemporal spectrum disorder (ALS-FTSD): Revised diagnostic criteria. Amyotroph Lateral Scler Frontotemporal Degener 18: 153–174.

Weishaupt JH, Hyman T, und Dikic I (2016) Common Molecular Pathways in Amyotrophic Lateral Sclerosis and Frontotemporal Dementia. Trends Mol Med 22: 769–783.

Wobst HJ, Mack KL, Brown DG et al. (2020) The clinical trial landscape in amyotrophic lateral sclerosis-Past, present, and future. Med Res Rev.

Zhou Q, Lehmer C, Michaelsen M et al. (2017) Antibodies inhibit transmission and aggregation of C9orf72 poly-GA dipeptide repeat proteins. EMBO Mol Med 9: 687–702.

II Syndromatologie

5 Motorische Einteilung und Differenzialdiagnosen

Susanne Petri

5.1 Motorische Einteilung

Bei der ALS handelt es sich um eine rasch progrediente neurodegenerative Erkrankung, die als Multisystemdegeneration mit hauptsächlich motorischen Symptomen eingestuft wird. Die Affektion auch extramotorischer Hirnregionen ist mittlerweile durch neuropsychologische (Goldstein und Abrahams 2013; Abrahams et al. 2000), elektrophysiologische (Lange et al. 2016; Seer et al. 2015) und neuropathologische (Braak et al. 2013; Brettschneider et al. 2013) Untersuchungen sowie Bildgebungsstudien (Abrahams et al. 1996; Abrahams et al. 2005; Kassubek et al. 2014; Finegan et al. 2020) gut belegt (Körner et al. 2011). Die klassische (Charcot-type) ALS zeichnet sich durch eine fortschreitende Degeneration motorischer Neurone im primär motorischen Kortex (erstes/oberes Motoneuron/Upper Motor Neuron (UMN)), Hirnstamm und Rückenmark (zweites/unteres Motoneuron/Lower Motor Neuron (LMN)) aus. Zeichen eines Befalls der UMN sind trotz atropher Paresen erhaltene oder gesteigerte Muskeleigenreflexe, pathologische Reflexe (positives Babinski-Zeichen) und eine spastische Tonuserhöhung der Muskulatur. Bei einer Mitbeteiligung der kortikobulbären Bahnen zeigen sich ein gesteigerter Masseterreflex, eine Sprechstörung mit gepresster Sprache sowie pseudobulbäre Affektstörungen in Form von pathologischem Lachen, Weinen oder Gähnen. Diese sind allerdings gemäß neuesten Erkenntnissen v. a. auf eine Schädigung präfrontaler Kortexareale sowie cortico-ponto-zerebellärer Netzwerke zurückzuführen (Finegan et al. 2020) (▶ Kap. 6.2.2). Die Schädigung der LMN zeigt sich in atrophen Paresen, ein häufiges Frühzeichen sind Muskelfaszikulationen. Sie sind in der Regel bei der klinischen Untersuchung sichtbar, in tieferen Muskelschichten jedoch nur elektromyografisch oder sonografisch nachweisbar (Körner et al. 2011; Misawa et al. 2011).

Die unterschiedlichen klinischen Phänotypen der ALS sind durch die bei Beginn der Erkrankung/ im Verlauf betroffenen Körperregionen (bulbär/ zervikal/ thorakal/ lumbal) sowie das Ausmaß der Affektion des oberen und unteren Motoneurons und ggf. extramotorischer Hirnareale definiert.

5.2 Diagnosekriterien

Die im Folgenden beschriebenen Diagnosekriterien wurden mit dem Ziel der Reduktion der Variabilität von Patientenkohorten in klinischen Studien entwickelt und sind *nicht* zur klinischen Diagnosefindung gedacht, ihre Verwendung im klinischen Alltag und in der

Patientenaufklärung wird daher *nicht* empfohlen.

El Escorial-Kriterien

Entsprechend den 2000 zuletzt revidierten El Escorial-Diagnosekriterien der ALS (Brooks et al. 2000) erfordert die Diagnose den Nachweis von Zeichen des LMN (ggfs. auch EMG-Veränderungen in klinisch unauffälligen Muskeln) und des UMN und die kontinuierliche Progredienz. Weiterhin zu fordern ist das Fehlen von relevanten Sensibilitätsstörungen, Sphinkter-Lähmungen, Visusstörungen, autonomen Defiziten, Basalganglienzeichen oder einer Demenz vom Alzheimer-Typ. Die Diagnose einer ALS wird unterstützt durch den Nachweis von Faszikulationen, von neurogenen EMG-Veränderungen, durch normale motorische und sensible Nervenleitgeschwindigkeiten und das Fehlen von Leitungsblöcken in der elektroneurografischen Untersuchung (Brooks et al. 2000). Der Grad der diagnostischen Sicherheit (möglich, laborgestützt-wahrscheinlich, wahrscheinlich, definitiv) richtet sich dabei nach dem Ausmaß der beteiligten Körperregionen (bulbär, zervikal, thorakal, lumbal).

> **Revidierte EL Escorial-Kriterien**
>
> **Klinisch definitive ALS:** klinische Zeichen der Degeneration des LMN und UMN in drei Körperregionen (bulbär, zervikal, thorakal, lumbal).
> **Klinisch wahrscheinliche ALS:** klinische Zeichen der Degeneration des LMN und UMN in mindestens zwei Körperregionen, wobei Zeichen des oberen Motoneurons rostral der Zeichen des unteren Motoneurons vorliegen müssen.
> **Klinisch wahrscheinliche laborgestützte ALS:** klinische Zeichen des LMN und UMN nur in einer Region, zusätzlich elektromyografisch nachweisbare Zeichen des LMN (akute und chronische Denervierung) in mindestens zwei Extremitäten.
> **Klinisch mögliche ALS:** klinische Zeichen des LMN und UMN lediglich in einer Körperregion ohne zusätzliche Unterstützung durch Laborbefunde.

Awaji-Kriterien

In den 2008 publizierten, während eines Konsensus-Meetings auf der Insel Awaji-Shima entwickelten Kriterien (de Carvalho et al. 2008) wird dem EMG ein größerer Stellenwert zugeordnet, wobei die generellen Aussagen der El Escorial-Kriterien übernommen werden.

Denervierungszeichen im EMG werden gleichwertig zu klinischen Zeichen des LMN angesehen, die in den El Escorial-Kriterien geforderten Auffälligkeiten können klinisch wie auch elektromyografisch bestätigt werden. Die Kategorie »Klinisch wahrscheinliche laborgestützte ALS« entfällt somit und wird zur »wahrscheinlichen ALS«. In Muskeln mit neurogenen EMG-Veränderungen werden Faszikulationspotenziale im ALS-Kontext als Zeichen »aktiver Denervierung« gewertet wie Fibrillationen, dabei wird die Bedeutung instabiler MUAPs betont.

2015 wurde durch die World Federation of Neurology eine Revision der El Escorial-Kriterien angeregt, die neuere Erkenntnisse und v. a. spezifische Phänotypen, insbesondere bei klinisch überwiegender Affektion des untere Motoneurons, besser integrieren soll (Ludolph et al. 2015). Das Konsensus-Statement einer internationalen Expertengruppe (Shefner et al. 2020) knüpft in den sogenannten »Gold-Coast-Kriterien der ALS« im Wesentlichen an diese Empfehlungen an, gefordert werden:

1. Fortschreitende motorische Einschränkungen dokumentiert durch Anamnese oder wiederholte klinische Untersuchungen, bei vorausgegangener normaler motorischer Funktion, und
2. Vorliegen einer Dysfunktion des UMN und LMN in mindestens einer Körperregion (beides in derselben Region, wenn nur eine Region betroffen ist) oder Zeichen der Dysfunktion des LMN (klinisch oder elektromyografisch) in mindestens zwei Körperregionen (in den Extremitäten mit Beteiligung von zwei durch unterschiedliche Nervenwurzeln oder periphere Nerven innervierten Muskeln), und
3. Zusatzdiagnostik zum Ausschluss anderer Erkrankungen (Shefner et al. 2020).

5.3 Phänotypen der ALS

5.3.1 Klassische (Charcot-)ALS

Fast immer zeigt sich bei der klassischen ALS ein fokaler Beginn, entweder mit bulbären Symptomen bei einem Drittel der Fälle oder einem Beginn der Symptome in den Extremitäten (spinaler Beginn, zwei Drittel aller Patienten). Bei 40–50 % beginnt die Erkrankung an den oberen Extremitäten, initial häufig mit Muskelatrophien am Daumenballen und im Spatium interosseum. Die Erkrankung beginnt meist im höheren Lebensalter mit einem Gipfel in der 7. Dekade (Rosenbohm et al. 2017). Dabei finden sich ein Nebeneinander von peripheren und zentral motorischen Ausfällen, ein fokaler, asymmetrischer, meist distaler Beginn und die Aussparung der Augenmuskeln und der Sphinkteren. Die bulbär beginnende Verlaufsform hat eine schlechtere Überlebensprognose. In den meisten Fällen dominieren zunächst die Zeichen des LMNs. Sehr selten (etwa 3 %) ist ein primär respiratorischer Beginn (Körner et al. 2011; Grad et al. 2017; Kandler et al. 2021).

5.3.2 Flail Arm/Flail Leg-Syndrom

Eine Variante der ALS, die deutlich häufiger bei Männern als bei Frauen auftritt (je nach Studie im Verhältnis von bis zu 10 : 1) ist das »Flail-Arm-Syndrom«, auch als Vulpian-Bernhardt-Syndrom bekannt. Hier kommt es zu proximal betonten atrophischen Paresen mit zumindest im Verlauf symmetrischer Ausprägung an beiden Armen bei lange Zeit erhaltener Muskelkraft in den unteren Extremitäten und nur geringen Hinweisen auf eine Mitbeteiligung des UMN. Eine bulbäre Beteiligung entwickelt sich im Verlauf bei bis zu 77 % der Fälle. Diese Verlaufsform beginnt früher als die klassische ALS, mit insgesamt günstigerer Prognose bezüglich des Überlebens als die klassische ALS, es sind aber auch »maligne« rasch progrediente Fälle beschrieben (Wijesekera et al. 2009; Hübers et al. 2016). Aufgrund der Abweichungen vom typischen Phänotyp kommt es hier zunächst gehäuft zu Fehldiagnosen. Beim selteneren Flail-Leg-Syndrom, das ebenfalls eine etwas langsamere Progredienz als die klassische ALS zeigt, beginnt die Erkrankung an den Beinen und die oberen Extremitäten bleiben zunächst funktionsfähig (Garg et al. 2017).

5.3.3 ALS mit überwiegender Affektion des oberen Motoneurons (»UMN-dominant ALS«)

Die ALS mit überwiegender Beteiligung des oberen Motoneurons ist definiert durch im klinischen Befund vorherrschende Zeichen des UMN bei geringer Beteiligung des LMN und wenig Veränderungen im EMG. Im Vergleich zur PLS sind fokale Paresen und bulbäre Symptome häufiger. Diese Patienten haben im Mittel eine längere Überlebensdauer als Patienten mit einer »klassischen ALS«, nach einem durchschnittlichen Zeitraum von ca. sieben Jahren wird der Übergang in einen generalisierten Befall beobachtet (Gordon et al. 2006; Soraru et al. 2010).

5.3.4 Progressive Bulbärparalyse (PBP)

Symptome der progressiven Bulbärparalyse sind Dysarthrie und Dysphagie. Zeichen der Affektion des UMN mit gesteigertem Masseterreflex und spastischer Tonuserhöhung der Zungenmuskulatur, häufig mit gleichzeitigem Vorliegen einer pseudobulbären Affektstörung mit pathologischem Lachen, Weinen oder Gähnen können im Vordergrund stehen, aber auch Zeichen der Affektion des LMN mit Atrophien von Zunge, Kehlkopf und Schlundmuskulatur.

Eine isolierte progressive Bulbärparalyse (von manchen Autoren auch als isolierte bulbäre ALS (IBALS) bezeichnet) ohne Ausbreitung auf andere Körperregion über einen Zeitraum von länger als sechs Monaten ist sehr selten (1–4 %), betrifft vermehrt Frauen und hat (im Gegensatz zur ALS mit bulbärem Beginn) eine etwas günstigere Prognose, meist mündet sie jedoch früher oder später in das klassische Bild der generalisierten ALS (Burrell et al. 2011; Jawdat et al. 2015; Pinto et al. 2019).

5.3.5 Progressive Muskelatrophie (PMA)

Bei der PMA besteht bei Erkrankungsbeginn eine zumindest klinisch ausschließliche Affektion des LMN mit schlaffen Paresen und Muskelatrophien ohne klinische Zeichen einer Mitbeteiligung des kortikospinalen Systems. Etwa 30 % der Patienten entwickeln im Verlauf aber auch klinische Zeichen einer Schädigung des UMN. Eine subklinische Affektion lässt sich mithilfe klinisch neurophysiologischer Untersuchungen, insbesondere mit der transkraniellen Magnetstimulation, bei der PMA in mehr als der Hälfte der Fälle detektieren, auch mittels neuropathologischer Untersuchungen von post mortem Rückenmark lässt sich die Pyramidenbahnbeteiligung belegen (Ince et al. 2003; Menon et al. 2015). Die PMA macht 5–8 % der ALS-Fälle aus, kann in jeder Körperregion beginnen, zeigt eine männliche Prädominanz und beginnt eher später als die klassische ALS (Visser et al. 2008).

5.3.6 Primäre Lateralsklerose (PLS)

Die PLS, die 2–5 % aller Patienten mit Motoneuronerkrankungen ausmacht, ist – wie die PMA – eine Motoneuronerkrankung am äußeren Rand des Spektrums mit klinisch isolierter Schädigung des UMN. Sie wird mittlerweile als vergleichsweise benigne ALS-Variante angesehen (Ludolph et al. 2015; Wais et al. 2017; Turner und Talbot 2020). Das Durchschnittsalter bei Krankheitsbeginn liegt mit 50 Jahren deutlich niedriger als bei der klassischen ALS. Am häufigsten beginnt die Erkrankung mit einer unilateralen oder symmetrischen spastischen Paraparese, in der Regel beinbetont, mit Gleichgewichtsstörungen und Stürzen als Erstsymptom. Seltener ist ein Krankheitsbeginn mit einer spastischen Dysarthrie (Turner und Talbot 2020). Häufig kommt es auch zu Zeichen der pseudobulbären Affektlabilität (Zwangslachen/-weinen/-gähnen), kognitive und Verhaltensauffälligkeiten können ebenfalls auftreten, allerdings seltener und weniger schwerwiegend als bei der klassischen ALS.

Leichtgradige elektromyografische Zeichen des chronischen neurogenen Umbaus sprechen nicht gegen die Diagnose, generalisierte positive Wellen oder Fibrillationen gehen über das Bild der PLS hinaus, wobei manche Studien im Verlauf auch Auftreten von akuten Denervierungszeichen im EMG beschreiben (Wais et al. 2017).

Während bei Beginn der Symptomatik die Differenzierung zwischen einer PLS und einer ALS mit überwiegender Affektion des UMN (▶ Kap. 5.3.3) oft nicht eindeutig möglich ist, zeigt sich dies im Verlauf der Erkrankung durch Hinzukommen oder Ausbleiben von Zeichen der Schädigung des LMN (Gordon et al. 2006; Wais et al. 2017). Die kürzlich revidierten PLS-Diagnosekriterien fordern die Erfüllung der folgenden Punkte: Alter bei Beginn > 25 Jahre; Zeichen der fortschreitenden Dysfunktion des oberen Motoneurons über mindestens zwei Jahre, Vorkommen von Zeichen der Dysfunktion in mindestens zwei von drei Regionen (bulbär, obere/untere Extremitäten) bei Fehlen von sensiblen Ausfällen (wenn nicht durch eine Komorbidität erklärt), Fehlen von Zeichen der aktiven Degeneration des LMN, Fehlen einer bildmorphologischen/laborchemischen alternativen Erklärung für die klinische Symptomatik. Eine wahrscheinliche PLS liegt gemäß diesen Kriterien nach 2–4 Jahren ohne Nachweis der aktiven Degeneration des LMN vor, eine sichere PLS nach > 4 Jahren (Turner und Talbot 2020).

Der typische Verlauf ist sehr langsam progredient (im Durchschnitt 15 Jahre nach Diagnosestellung), eine normale Lebenserwartung möglich (Gordon et al. 2006; Turner und Talbot 2020).

5.3.7 Seltene Varianten

Mills-Variante (hemiplegische ALS)

Die seltene langsam progrediente hemiplegische ALS wurde erstmals 1900 von Charles Karsner Mills als »aufsteigende progressive Hemiplegie« mit spastischer Tonuserhöhung und ubiquitärer Reflexsteigerung beschrieben und muss als Variante der PLS eingeordnet werden (Turner et al. 2020), in einer PET-Studie wurde eine Mikrogliaktivierung in der kontralateralen Hemisphäre beschrieben (Turner et al. 2005; Turner und Talbot 2013).

FEWDON-Syndrom (finger extension weakness and downbeat nystagmus; FEWDON-MND)

Eine weitere Rarität (nur wenige Fälle beschrieben) stellt das *FEWDON-Syndrom* dar mit früherem Beginn (16.–40. Lebensjahr), meist in den distalen Extensoren der oberen Extremitäten und erst spätem Befall auch der Beinmuskulatur sowie Auftreten eines Downbeat-Nystagmus und deutlich langsamerer Progredienz (Delva et al. 2017).

Brait-Fahn-Schwartz Syndrom oder ALS-Parkinsonkomplex

Das parallele Auftreten eines klassischen (Levodopa responsiven) Parkinson-Syndroms und einer ALS mit sowohl α-Synuklein als auch TDP-43-Pathologie wird Brait-Fahn-Schwartz Syndrom genannt. Die Progression ist ähnlich einer klassischen ALS, das Auftreten sporadisch und in der Regel ohne Demenz. Endemisch trat ein ALS-Parkinson-Demenz-Komplex auf den Guam und Kii-Inseln auf, dessen Ursache bis heute ungeklärt ist (Steele und McGeer 2008). Einzelfälle einer Parkinsondemenz-ALS-Komplexerkrankung mit Nachweis von DJ-1 (PARK7) Mutationen sind beschrieben (Annesi et al. 2005).

ALS mit zerebellärer Ataxie

Eine Ataxie tritt in der Regel bei ALS nicht auf, hingegen kann sich bei manchen spinozerebellären Ataxien (heute: autosomal dominante zerebelläre Ataxie/ADCA) insbesondere im Spätstadium eine rasch progrediente Motoneuronerkrankung entwickeln. Die SCA 2, eine Erkrankung mit CAG-Repeat-Expansion im Gen ATXN2, hat eine genetische und phänotypische Überlappung mit der ALS, intermediäre Repeat-Verlängerungen sind einer der stärksten Risikofaktoren an einer ALS zu erkranken (van Damme et al. 2011) (▶ Kap. 2.4).

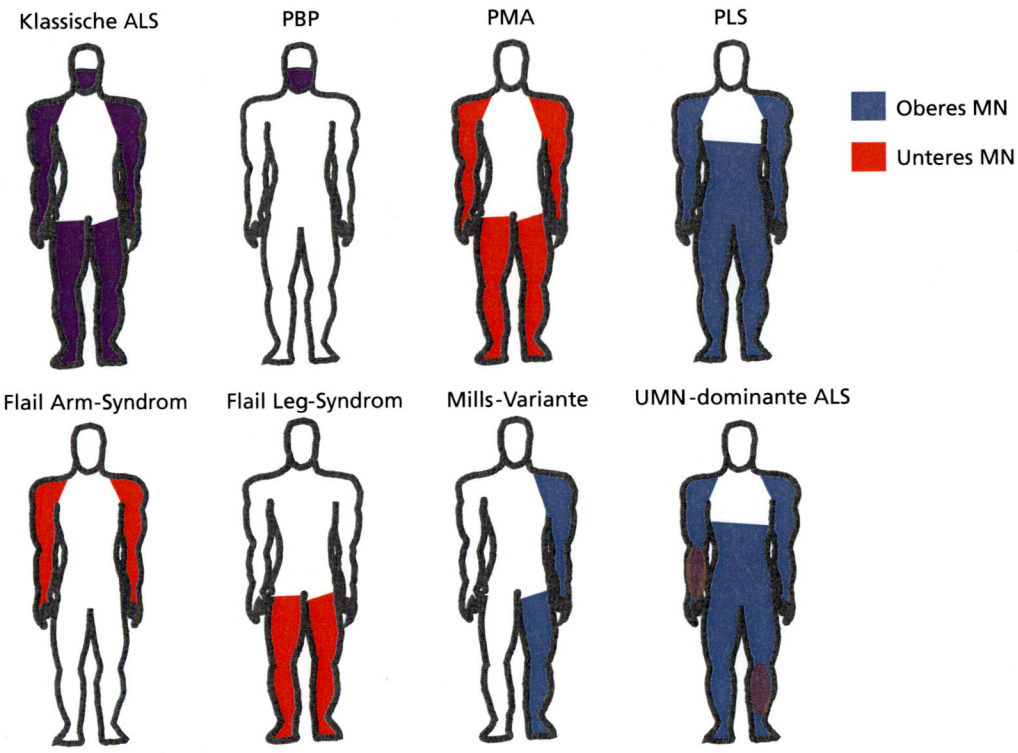

Abb. 5.1: Phänotypen der ALS

5.4 Differenzialdiagnosen

Die Diagnosestellung einer ALS fällt in der Regel nicht schwer, wenn die Erkrankung bereits länger besteht und disseminierte Symptome in mehreren Körperregionen einschließlich der Bulbärregion vorliegen. Die Frühdiagnose kann jedoch eine Herausforderung darstellen, so lange sich nur fokale Symptome finden und wenn Zeichen des oberen Motoneurons fehlen (Andersen et al. 2012; Davenport et al. 1996; Rocha et al. 2005; Turner et al. 2013).

5.4.1 Relevante/häufige Differenzialdiagnosen

Bei klinischen Zeichen des oberen und unteren Motoneurons

Bei einem generalisierten Befall des UMN und LMN ohne sensible Ausfälle und mit kognitiven Auffälligkeiten gibt es de facto zumindest in Mitteleuropa keine infrage kommende Differenzialdiagnose.

Strukturelle Läsionen bzw. Kompressionssyndrome von zervikalem/zervikothorakalem Rückenmark und Nervenwurzeln (▶ Tab. 5.1) (z. B. durch knöcherne Stenosen, Bandscheibenvorfälle, Raumforderungen (spinale Zysten, Meningeome, arteriovenöse Malformationen) oder Missbildungen wie Arnold-Chiari-1 und/oder Syringomyelie) können zu einer Kombination aus nukleärer bzw. radikulärer Schädigung an der oberen Extremität und Pyramidenbahnzeichen an der unteren Extremität führen (Rocha et al. 2005; Körner et al. 2011; Turner und Talbot 2013), wenngleich dabei häufig Schmerzen und auch sensible Ausfälle/abgeschwächte MER vorliegen. Eine zervikale Myelopathie mit gleichzeitigen radikulären und Pyramidenbahnzeichen kann in seltenen Fällen auch chronisch-vaskulär oder durch Bestrahlung bedingt sein (Andersen et al. 2005; Andersen et al. 2012; Turner und Talbot 2013).

Bei Zeichen nur des unteren Motoneurons

Erkrankungen, die eine periphere rein motorische Symptomatik hervorrufen, stellen als Differenzialdiagnosen der ALS in der Verlaufsform der PMA oft die größte diagnostische Herausforderung dar, die Abgrenzung gelingt mitunter nur aus dem Krankheitsverlauf. Am relevantesten sind die entzündlichen/immunologischen Neuropathien, wie die seltene axonale Variante des Guillain-Barré-Syndroms (acute axonal motor neuropathy; AMAN) mit elektrophysiologischen Nachweis axonaler Schädigung motorischer Nerven und Assoziation mit IgG Antikörpern gegen GM1 oder GD1a, die chronisch inflammatorische demyelinisierende Polyneuropathie (CIDP, meist jedoch mit sensiblen Störungen assoziiert), aber v. a. die multifokal motorische Neuropathie (MMN) (Yuki und Hartung 2012; Garg et al. 2017; Traynor et al. 2000). Die CIDP geht typischerweise mit dem elektroneurografischen/sonografischen/ggf. bioptischen Nachweis demyelinisierender Veränderungen sowie dem Vorliegen kombinierter motorischer und sensibler Ausfälle einher, wobei auch axonale Varianten existieren, liquordiagnostisch ist häufig eine Eiweißerhöhung nachweisbar. Im Gegensatz dazu liegt bei der multifokal-motorischen Neuropathie (MMN) ein rein motorisches Ausfallsmuster mit distalem asymmetrischem Beginn vor, sodass sie v. a. zu Beginn oft klinisch schwer von der ALS abzugrenzen ist. Wegweisend ist meist die neurografische und auch sonografische Untersuchung mit Nachweis umschriebener Leitungsblöcke oder zumindest Leitungsstörungen (Katz et al. 1997), was bei sehr proximaler Lokalisation schwierig sein kann. Im Liquor ist häufig eine Eiweißerhöhung nachweisbar, im Serum beschreiben Studien im Mittel in 50 % der Fälle Antikörper gegen GM1, teilweise aber auch sehr viel niedrigere oder höhere Prozentsätze (Vlam et al. 2011). Diese sind allerdings nicht spezifisch für die MMN, auch bei ALS-Patienten (unabhängig vom klinischen Phänotyp) waren in verschiedenen Studien in unterschiedlicher Häufigkeit (0–78 %) GM1-Antikörper nachweisbar (Kollewe et al. 2015).

Ein Zusammenhang zwischen malignen Erkrankungen und Motoneuronerkrankungen wird seit Jahren kontrovers diskutiert. Neuere epidemiologische Studien beschreiben die MND-M (motor neuron disease with malignancy) jedoch lediglich als Krankheitsentität innerhalb des Spektrums der ALS mit meist vorherrschendem Befall des LMN (Fois et al. 2010; Freedman et al. 2014; Higashihara et al. 2019).

Mit einem MGUS (monoklonale Gammopathie unklarer Signifikanz) assoziierte oder paraneoplastische Neuropathien hingegen sind sensomotorische meist demyelinisierende Neuropathien, bei denen der klinische und elektrophysiologische Befund die Abgrenzung zur ALS in aller Regel zweifelsfrei ermöglicht.

Die neuralgische Schulteramyotrophie oder Armplexusneuritis (Parsonage-Turner-Syndrom) beginnt typischerweise mit schweren Schulter-/Nacken- oder Armschmerzen, gefolgt von progredienten atrophen Paresen, meist uni-, selten bilateral, wobei bis zu 5 % der Fälle schmerzlos ablaufen. Im Gegensatz zur ALS kommt es hier jedoch im Verlauf zu einem Sistieren oder sogar zur Rückbildung der Paresen (Turner und Talbot 2013).

Auch eine spinale Muskelatrophie mit Beginn im Erwachsenenalter (SMA Typ IV) kann eine ALS in der Verlaufsform der PMA vortäuschen (▶ Kap. 5.3.5; ▶ Kap. 7). Die SMA Typ IV beginnt in der Regel in der 3.–4. Lebensdekade mit proximal betonten langsam progredienten atrophen Paresen, die selten zu respiratorischer Insuffizienz führen und die Lebenserwartung meist nicht einschränken. Die häufigste Ursache der SMA sind autosomal-rezessive erbliche Mutation im Survival-of-Motorneuron (SMN1)-Gen auf Chromosom 5q13 (Wirth 2000), gerade bei adultem Beginn können auch andere genetische Ursachen vorliegen (Peeters et al. 2014).

Eine kombinierte Degeneration bulbärer und spinaler Motoneurone tritt bei der spinobulbären Muskelatrophie (SBMA, Kennedy-Syndrom), einer x-chromosomal rezessiv erblichen Polyglutamin-Erkrankung auf. Erstsymptome sind meist proximal betonte Paresen und Muskelatrophien sowie abgeschwächte oder erloschene Muskeleigenreflexe. Häufig besteht ein dem essenziellen Tremor vergleichbarer Haltetremor, fast immer sind Faszikulationen zu beobachten, oft auch in der mimischen Muskulatur mit Auslösung durch Spitzen des Kinns (»Quivering chin«) (Sperfeld et al. 2002; Kuhlenbaumer et al. 1998). Wichtiges Kennzeichen ist eine oft ausgeprägte Zungenatrophie bei noch relativ guter Zungenfunktion. Manifeste Bulbärsymptome treten in vielen Fällen erst im Verlauf auf, die Gehfähigkeit bleibt oft bis über das 60. Lebensjahr hinaus erhalten. Die Diagnose wird molekulargenetisch gesichert durch Nachweis einer abnormen Expansion eines Tandem-CAG-Repeat-Genabschnittes im ersten Exon des Androgenrezeptor-Gens auf Chromosom Xq11–12 (La Spada et al. 1991). Der Androgenrezeptordefekt führt auch zu charakteristischen endokrinologischen Symptomen (klinisch oft wegweisende Gynäkomastie, Hodenatrophie und Oligospermie, bei 10–20 % der Patienten Diabetes mellitus (Kuhlenbaumer et al. 1998)).

Auch chronische Muskelerkrankungen können, insbesondere wenn sie mit bulbärer Beteiligung, ausgeprägten Muskelatrophien und ggf. auch einer neuropathischen Komponente einhergehen, mit einer ALS verwechselt werden, v. a. die Einschlusskörpermyositis. Letztere tritt meist in über 50-jährigen mit progredienten asymmetrischen atrophen Paresen bevorzugt der Fingerflexoren (bei ALS Fingerflexoren klinisch am wenigsten betroffen!) und des M. quadrizeps auf, ein Drittel der Fälle zeigt eine Schluckstörung (Lotz et al. 1989; Turner und Talbot 2013). Auch die immunvermittelte nekrotisierende Myopathie und andere Myositiden sowie die okulopharyngeale Muskeldystrophie (OPMD) können zu progredienter Bulbärsymptomatik führen, bei letzterer jedoch in Kombination mit einer ausgeprägten Ptosis und Augenmuskelparesen (Triplett et al. 2020). Wenn die Abgrenzung klinisch und elektrophysiologisch nicht eindeutig gelingt, ist die Durchführung einer Muskelbiopsie, bei der Differenzialdiagnose OPMD primär genetische Diagnostik indiziert.

Tageszeitliche Schwankungen und neurophysiologische nachweisbare Veränderungen der neuromuskulären Übertragung können auch bei ALS-Patienten im Frühstadium der Erkrankung auftreten, sodass die Differenzialdiagnose eines myasthenen Syndroms infrage kommen kann, wiederum ist bei letzterem im Gegensatz zur ALS die Kombination von bulbärer mit okulärer (Ptosis, Okulomotorikstörungen) Symptomatik zu erwarten (Turner und Talbot 2013).

Das benigne Faszikulations-Crampus-Syndrom (Muskelkrämpfe und Faszikulationen ohne Sensibilitätsstörungen) kann im Anfangsstadium mit einer beginnenden ALS- verwechselt werden, wobei hier die für die Diagnose ALS wegweisenden elektromyografischen Auffälligkeiten einer kombinierten akuten und chronischen Denervierung fehlen. Eine autoimmun-vermittelte Variante ist das Isaacs-Syndrom (Neuromyotonie) mit Nachweis von Antikörpern gegen spannungsabhängige Kalium-Kanäle (LGI1, CASPR2), das paraneoplastisch (v. a. bei kleinzelligen Bronchialkarzinomen, Thymomen und Lymphomen) oder auch in Assoziation mit anderen Autoimmunerkrankungen auftreten kann (Hart et al. 2002; Tan et al. 2008).

Bei Zeichen nur des oberen Motoneurons

In der Differenzialdiagnostik einer reinen/ überwiegenden zentral-motorischen Symptomatik müssen v. a. strukturelle Läsionen der Pyramidenbahn ausgeschlossen werden. Neuroimmunologisch sind die Multiple Sklerose und paraneoplastische Enzephalomyelitiden zu nennen, auch zerebrale Ischämien können eine Pseudobulbärparalyse auslösen. Diese Differenzialdiagnosen führen allerdings meist zu sensiblen Ausfällen und sind in der Regel mittels Bildgebung und Liquordiagnostik identifizierbar (Turner und Talbot 2013).

Oft schwer von der PLS zu differenzieren sind die hereditären spastischen Spinalparalysen, eine genetisch heterogene Gruppe von Erkrankungen mit langsam progredienter Paraplegie, zum Teil mit Beteiligung der Hinterstränge und Sphinkterfunktion, bei den sogenannten komplizierten/komplexen Subtypen auch der Kognition, zerebellären Funktionen, Extrapyramidalmotorik und des peripheren Nervensystems, jedoch im Gegensatz zur PLS ohne kortikobulbäre Symptomatik (de Souza et al. 2017; Turner und Talbot 2013). Auch spinozerebelläre Ataxien können mit Pyramidenbahnzeichen und bulbärer Symptomatik einhergehen (Sun et al. 2016). In seltenen Fällen kann eine Hypovitaminose B12 zu einer reinen Pyramidenbahnstörung führen, viel häufiger tritt diese aber in Verbindung mit einer Hinterstrangstörung und Neuropathie auf.

5.4.2 Seltene Differenzialdiagnosen

Metabolische/endokrinologische Störungen wie eine Thyreotoxikose, ein Hyperparathyreoidismus, ein Vitamin-B_{12}, Kupfer- oder Hexosaminidase A-/B-Mangel oder eine Adrenomyeloleukodystrophie müssen bei entsprechender Klinik durch ausführliche Labor- und bildgebende Diagnostik ausgeschlossen werden (Andersen et al. 2005; Andersen et al. 2012). Neuropathien toxischer (Blei) oder metabolischer Genese (Porphyrie) werden in der Literatur ebenfalls als Differenzialdiagnosen der ALS genannt, wobei hier typischerweise weitere Organsysteme betroffen sind und u. a. gastrointestinale, kognitive und hämatologische Auffälligkeiten auftreten (Garg et al. 2017; Turner und Talbot 2013).

Virale oder bakterielle Enzephalomyeloradikulitiden können ein ALS-ähnliches Symptombild verursachen. Vorwiegend spastische Lähmungserscheinungen werden verursacht durch Infektion mit dem HTLV-I-Virus (tropische spastische Paraparese), dass bei dieser viralen Infektion regelhafte Auftreten von Blasen- und Mastdarmstörungen spricht dann jedoch gegen die Diagnose einer ALS. Eine viral ausgelöste Vorderhornerkrankung ist die in Europa durch die Einführung der flächendeckenden Impfung nicht mehr relevante Poliomyelitis, mit dem »Post-Polio-Syndrom« als Spätfolge, bei dem es nach durchgemachter Poliomyelitis im Kindes- und Jugendalter und über lange Zeit stabiler Symptomatik erneut zu einer Progredienz von Muskelschwäche und Atrophien kommt (Howard 2005). Andere Infektionen des ZNS, die in der Literatur als ALS-Differenzialdiagnosen aufgeführt werden, sind bakteriell insbesondere die Neuroborreliose, die Lues und die Brucellose, viral der HIV-Befall und parasitär die Trichinose (Andersen et al. 2005; Andersen et al. 2012; Rocha et al. 2005), de facto ist eine Differenzierung meist bereits klinisch/anamnestisch möglich, wird dann jedoch spätestens mittels Bildgebung und v. a. liquordiagnostisch apparent.

Zu den seltenen Differenzialdiagnosen bei Bulbärparalysen gehören die ebenfalls mit Bulbärsymptomatik und Schädigung des LMN einhergehende progressive Bulbärparalyse des Kindesalters Typ Fazio-Londe (autosomal-rezessiv) und das Brown-Vialetto-van Laere-Syndrom (früh beginnende Bulbärparalyse mit distalen Paresen und Innenohrschwerhörigkeit; autosomal-rezessiv) auf (Bosch et al. 2012; Green et al. 2010).

Die monomelische Muskelatropie (MMA; Hirayama-Erkrankung) befällt v. a. Männer (im Verhältnis von 10:1 im Vergleich zu Frauen), kommt häufiger in asiatischen Ländern vor, beginnt typischerweise in der 2. oder 3. Lebensdekade und ist gekennzeichnet durch distale unilaterale oder bilateral asymmetrische Atrophien, meist eine der oberen, sehr viel seltener der unteren Extremitäten betreffend (typischerweise C7 bis Th1 versorgte Muskeln unter Aussparung der C6 innervierten Muskulatur, in der Erstbeschreibung als »oblique amyotrophy« gekennzeichnet mit schleichendem Beginn, Progression über mehrere Jahre und dann in der Regel Befundstabilisierung (Garg et al. 2017; Gourie-Devi und Nalini 2003; Turner und Talbot 2013). Typisch ist eine Zunahme der Muskelschwäche bei Kälte. MR-tomografisch wurden Atrophie und Abflachung des unteren Halsmarks mit dilatiertem posteriorem Venenplexus bei Flexion beschrieben (weshalb einige Autoren die Krankheit als Flexionsmyelopathie interpretieren und eine operative Therapie postulieren, was jedoch kontrovers diskutiert wird (Brandicourt et al. 2018; Ammendola et al. 2008)). Im Gegensatz zur der nach einigen Jahren zum Stillstand kommenden MMA gibt es auch über Jahrzehnte langsam progrediente segmentale (proximal oder distal betonte) Erkrankungen des unteren Motoneurons (segmental lower motor neuron syndromes) mit dem charakteristischen wenn auch nicht spezifischen MRT-Befund des »snake eye«-Zeichens (T2-Hyperintensitäten im Vorderhorn über multiple Segmente des Halsmarks) (Garg et al. 2017; Lebouteux et al. 2014).

Die Charcot-Marie-Tooth (CMT)-Erkrankungen (hereditäre motorisch-sensible Neuropathien) werden klinisch in axonale und demyelinisierende Formen unterteilt, betreffen im Gegensatz zur ALS aber immer auch das sensible Nervensystem. Zu Fehldiagnosen kann es v. a. in den Fällen von kombiniertem Auftreten von Pyramidenbahnzeichen zusätzlich zu peripheren motorischen Ausfällen kommen, die bei einigen CMT-auslösenden Mutationen beschrieben sind (Fusco et al. 2019; Horga et al. 2017). In diesem Kontext soll auch auf zunehmend häufiger identifizierte genetische Überlappungen zwischen der ALS und Erkrankungen sowohl des peripheren (CMT-Erkrankungen) als auch des zentralen Nervensystems (hereditäre spastische Spinalparalysen, HSP), u. a. mit der Entdeckung von ALS-auslösenden Mutationen im zuerst bei der CMT Typ 4 identifizierten FIG4-Gen, im primär sowohl mit HSP als auch der CMT assoziierten *KIF5A*-Gen oder dem ebenfalls ursprünglich als HSP-Gen bekannten SPG7 hingewiesen werden (Brenner et al. 2018; Osmanovic et al. 2017; Osmanovic et al. 2020).

Ebenfalls genetisch bedingt sind die erblichen distalen SMA-Formen (auch »distal hereditary motor neuropathies« (dHMN)). Sie gehen in der Regel mit normalen sensiblen Nervenleitgeschwindigkeiten einher und führen zu langsam progredienten atrophen Paresen, am häufigsten mit Beginn im Kindes-/Jugendalter, aber auch ein adulter Beginn ist möglich. Sie stellen eine klinische und genetisch heterogene Erkrankungsgruppe mit meist autosomal dominantem, seltener autosomal-rezessivem oder x-chromosomalen Erbgang dar. Eine ursächliche Mutation lässt sich nur bei etwa 15 % der Fälle identifizieren (Garg et al. 2017; Petri und Meyer 2011; Rossor et al. 2012). Der zunehmende Einsatz von Next-Generation-Sequencing-Verfahren auch in der Diagnostik wird künftig möglicherweise erlauben, einen größeren Prozentsatz der Patienten einer genetischen Ursache zuzuordnen, auch wenn die Einstufung der Pathogenität neuer Mutationen nicht immer eindeutig möglich ist.

Tab. 5.1: Wichtigste Differenzialdiagnosen der ALS (in Zweifelsfällen, in denen keine andere Therapieoption besteht, sollte immer schon mit der krankheitsmodifizierenden Therapie (z. Z. nur Riluzol zugelassen) begonnen werden)

	Erkrankung	Red flags, die gegen ALS sprechen	Konsequenz in Zweifelsfällen
Zeichen des oberen und unteren Motoneurons	Zervikale Myelopathie als Folge degenerativer Wirbelsäulenveränderungen Zervikale Raumforderungen Zervikale Bandscheibenvorfälle	Radikuläre/pseuroradikuläre Schmerzen Sensible/Reflex-Ausfälle in Höhe der Läsion Pyramidenbahnzeichen nur unterhalb der Läsion Blasen-/Mastdarmstörung Bildgebung	Konservative bzw. Operative Versorgung
	Syringomyelie	Typische sensible Ausfälle Bildgebung	
	Vitamin B12-/Kupfermangel	Sensible Ausfälle, Hinterstrangstörung Fehlender Progress unter Substitution	Substitution
	Enzephalomyeloradikulitiden (viral/bakteriell)	Liquorpleozytose	Erregerspezifische Behandlung
	Hexosaminidase A/B-Mangel (Tay-Sachs-Syndrom/Sandhoff-Jatzkewitz-Variante) (Auch GM2 –Gangliosidose genannt)	Hexosaminidasemangel im Blut/Fibroblasten Leukenzephalopathie/Atrophie im cMRT Alter < 40 bei Beginn Evtl. Kirschroter Makulafleck/Blindheit Verstärkte Schreckreaktion Hepatosplenogemalie/Kardiomegalie bei Sandhoff-Jatzkewitz-Variante	
Zeichen des oberen Motoneurons	Multiple Sklerose (insbesondere primär progrediente MS)	Klinisch häufig über reine Erkrankung des UMN hinausgehende Symptomatik MRT Läsionen Liquorbefunde	Immunmodulatorische Therapie

Tab. 5.1: Wichtigste Differenzialdiagnosen der ALS (in Zweifelsfällen, in denen keine andere Therapieoption besteht, sollte immer schon mit der krankheitsmodifizierenden Therapie (z. Z. nur Riluzol zugelassen) begonnen werden) – Fortsetzung

	Erkrankung	Red flags, die gegen ALS sprechen	Konsequenz in Zweifelsfällen
	Spastische Spinalparalysen	Fehlende kortikobulbäre Betroffenheit Blasen-/Mastdarmstörung	
	Spinozerebelläre Ataxien (ADCA)	Ataxie und andere nicht motorische Auffälligkeiten	Genetische Untersuchung ADCA
	Adrenomyeloleukodystrophie	Frauen (als Konduktorin häufig dennoch geringe Symptomatik) Typische MRT Befunde Langkettige Fessäuren im Blut erhöht Laborchemische Veränderungen wie bei Morbus Addison	
	Vitamin B12 Mangel (siehe oben)	Sensible Symptome	Substition von Vitamin B12
Zeichen des unteren Motoneurons	Multifokale motorische Neuropathie (MMN)	Leitungsblöcke Verdickungen in Nervensonografie	IVIG Therapieversuch über definierten Zeitraum
	Andere erworbene/hereditäre periphere Neuropathien	Häufig auch sensible Beteiligung Elektrophysiologie/Nervenultraschall	Je nach Ursache der Neuropathie ggfs. ursachenspezifische Therapie
	Polyradikulo-/Plexopathien	Häufig auch sensible Beteiligung Elektrophysiologie/Nervenultraschall	Kortison/IVIG Therapieversuch über definierten Zeitraum
	Spinale Muskelatrophien	Genetik	Bei SMN1-Mutation ursächliche Therapie möglich (▶ Kap. 7)
	Kennedy-Syndrom (SBMA)	Männliche Patienten Ausgeprägte Zungenatrophie mit dennoch guter Zungenmotorik Langsamer Progress mit normaler Lebenserwartung Gynäkomastie	
	Monomelische Atrophien	Atrophie und Abflachung des unteren Halsmarks Stabilisierung im Verlauf	
	Myasthene Syndrome	Kombination von bulbärer mit okulärer (Ptosis, Okulomotorikstörungen) Symptomatik Elektrophysiologie Antikörperdiagnostik	Therapieversuch mit Cholinesterase-Inhibitoren

Tab. 5.1: Wichtigste Differenzialdiagnosen der ALS (in Zweifelsfällen, in denen keine andere Therapieoption besteht, sollte immer schon mit der krankheitsmodifizierenden Therapie (z. Z. nur Riluzol zugelassen) begonnen werden) – Fortsetzung

Erkrankung	Red flags, die gegen ALS sprechen	Konsequenz in Zweifelsfällen
Myopathien (v. a. Einschlusskörpermyositis; OPMD)	Spezifisches Verteilungsmuster; EMG-Befund	Muskelbiopsie/genetische Testung
Faszikulations-Crampus-Syndrom	Bis auf Faszikulationen unauffälliges EMG Keine Paresen Antikörper-Diagnostik (LGI1, CASPR2)	Ggf. immunmodulatorische Therapie

Literatur

Abrahams S, Goldstein L H, Kew JJ et al. (1996) Frontal lobe dysfunction in amyotrophic lateral sclerosis. A PET study. Brain 119: 2105–2120.

Abrahams S, Goldstein L H, Suckling J et al. (2005) Frontotemporal white matter changes in amyotrophic lateral sclerosis. J Neurol 252: 321–331.

Abrahams S, Leigh PN, Harvey A et al. (2000) Verbal fluency and executive dysfunction in amyotrophic lateral sclerosis (ALS). Neuropsychologia 38: 734–747.

Ammendola A, Gallo A, Iannaccone T et al. (2008) Hirayama disease: three cases assessed by F wave, somatosensory and motor evoked potentials and magnetic resonance imaging not supporting flexion myelopathy. Neurol Sci 29: 303–311.

Andersen P M, Abrahams S, Borasio GD et al. (2012) EFNS guidelines on the clinical management of amyotrophic lateral sclerosis (MALS)-- revised report of an EFNS task force. Eur J Neurol 19: 360–375.

Andersen P M, Borasio GD, Dengler R et al. (2005) EFNS task force on management of amyotrophic lateral sclerosis: guidelines for diagnosing and clinical care of patients and relatives. Eur J Neurol 12: 921–938.

Annesi G, Savettieri G, Pugliese P et al. (2005) DJ-1 mutations and parkinsonism-dementia-amyotrophic lateral sclerosis complex. Ann Neurol 85: 803–807.

Bosch AM, Stroek K, Abeling NG et al. (2012) The Brown-Vialetto-Van Laere and Fazio Londe syndrome revisited: natural history, genetics, treatment and future perspectives. Orphanet J Rare Dis 7: 83.

Braak H, Brettschneider J, Ludolph AC et al. (2013) Amyotrophic lateral sclerosis—a model of corticofugal axonal spread. Nat Rev Neurol 9: 708–714.

Brandicourt P, Sol JC, Aldea S et al. (2018) Cervical laminectomy and micro resection of the posterior venous plexus in Hirayama disease. Neurochirurgie 64: 303–309.

Brenner D, Yilmaz R, Muller K et al. (2018) Hotspot KIF5A mutations cause familial ALS. Brain 141: 688–697.

Brettschneider J, Del Tredici K, Toledo JB et al. (2013) Stages of pTDP-43 pathology in amyotrophic lateral sclerosis. Ann Neurol 74: 20–38.

Brooks BR, Miller RG, Swash M et al. (2000) El Escorial revisited: revised criteria for the diagnosis of amyotrophic lateral sclerosis. Amyotroph Lateral Scler Other Motor Neuron Disord 1: 293–299.

Burrell JR, Vucic S and Kiernan MC (2011) Isolated bulbar phenotype of amyotrophic lateral sclerosis. Amyotroph Lateral Scler 12: 283–289.

Davenport RJ, Swingler RJ, Chancellor AM et al. (1996) Avoiding false positive diagnoses of motor neuron disease: lessons from the Scottish Motor Neuron Disease Register. J Neurol Neurosurg Psychiatry 60: 147–151.

de Carvalho CM, Dengler R, Eisen A et al. (2008) Electrodiagnostic criteria for diagnosis of ALS. Clin Neurophysiol 119: 497–503.

de Souza PVS, de Rezende Pinto WBV, de Rezende Batistella GN et al. (2017) Hereditary Spastic Paraplegia: Clinical and Genetic Hallmarks. Cerebellum 16: 525–551.

Delva A, Thakore N, Pioro EP et al. (2017) Finger extension weakness and downbeat nystagmus motor neuron disease syndrome: A novel motor neuron disorder? Muscle Nerve 56: 1164–1168.

Finegan E, Hi Shing SL, Chipika RH et al. (2020) Thalamic, hippocampal and basal ganglia pathology in primary lateral sclerosis and amyotrophic lateral sclerosis: Evidence from quantitative imaging data. Data Brief 29: 105115.

Fois AF, Wotton CJ, Yeates D et al. (2010) Cancer in patients with motor neuron disease, multiple sclerosis and Parkinson's disease: record linkage studies. J Neurol Neurosurg Psychiatry 81: 215–221.

Freedman DM, Wu J, Daugherty SE et al. (2014) The risk of amyotrophic lateral sclerosis after cancer in U.S. elderly adults: a population-based prospective study. Int J Cancer 135: 1745–1750.

Fusco C, Spagnoli C, Salerno GG et al. (2019) Charcot-Marie-Tooth disease with pyramidal features due to a new mutation of EGR2 gene. Acta Biomed. 90: 104–107.

Garg N, Park SB, Vucic S et al. (2017) Differentiating lower motor neuron syndromes. J Neurol Neurosurg Psychiatry 88: 474–483.

Goldstein LH, Abrahams S (2013) Changes in cognition and behaviour in amyotrophic lateral sclerosis: nature of impairment and implications for assessment. Lancet Neurol 12: 368–380.

Gordon PH, Cheng B, Katz IB et al (2006) The natural history of primary lateral sclerosis. Neurology 66: 647–653.

Gourie-Devi M, Nalini A (2003) Long-term follow-up of 44 patients with brachial monomelic amyotrophy. Acta Neurol Scand 107: 215–220.

Grad LI, Rouleau G A, Ravits J et al. (2017) Clinical Spectrum of Amyotrophic Lateral Sclerosis (ALS). Cold Spring Harb Perspect Med 7(8): a024117.

Green P, Wiseman M, Crow YJ et al. (2010) Brown-Vialetto-Van Laere syndrome, a ponto-bulbar palsy with deafness, is caused by mutations in c20orf54. Am J Hum Genet 86: 485–489.

Hart IK, Maddison P, Newsom-Davis J et al. (2002) Phenotypic variants of autoimmune peripheral nerve hyperexcitability. Brain 125: 1887–1895.

Higashihara M, Menon P, Geevasinga N et al. (2019) Motor neuron disease with malignancy: Clinical and pathophysiological insights. Clin Neurophysiol 130: 1557–1561.

Horga A, Laura M, Jaunmuktane Z et al. (2017) Genetic and clinical characteristics of NEFL-related Charcot-Marie-Tooth disease. J Neurol Neurosurg Psychiatry 88: 575–585.

Howard RS (2005) Poliomyelitis and the postpolio syndrome. BMJ 330: 1314–1318.

Hübers A, Hildebrandt V, Petri S et al. (2016) Clinical Features and Differential Diagnosis of Flail Arm Syndrome. J Neurol 263: 390–395.

Ince PG, Evans J, Knopp M et al. (2003) Corticospinal tract degeneration in the progressive muscular atrophy variant of ALS. Neurology 60: 1252–1258.

Jawdat O, Statland JM, Barohn RJ et al. (2015) Amyotrophic Lateral Sclerosis Regional Variants (Brachial Amyotrophic Diplegia, Leg Amyotrophic Diplegia, and Isolated Bulbar Amyotrophic Lateral Sclerosis). Neurol Clin 33: 775–785.

Kandler K, Witzel S, Eder K, et al. (2021) Phenotyping of the thoracic-onset variant of amyotrophic lateral sclerosis. J Neurol Neurosurg Psychiatry. jnnp-2021-326712. (doi: 10.1136/jnnp-2021-326712. Online ahead of print.).

Kassubek J, Muller HP, Del Tredici K et al. (2014) Diffusion tensor imaging analysis of sequential spreading of disease in amyotrophic lateral sclerosis confirms patterns of TDP-43 pathology. Brain 137: 1733–1740.

Katz JS, Wolfe GI, Bryan WW et al. (1997) Electrophysiologic findings in multifocal motor neuropathy. Neurology 48: 700–707.

Kollewe K, Wurster U, Sinzenich T et al. (2015) Anti-ganglioside antibodies in amyotrophic lateral sclerosis revisited. PLoS One 10: e0125339.

Körner S, Petri S, Dengler R et al. (2011) Amyotrophe Lateralsklerose. Nervenheilkunde 30: 755–763.

Kuhlenbaumer G, Bocchicchio M, Kress W et al. (1998) [X-chromosomal recessive spinobulbar muscular atrophy (Kennedy type). Description of a family, clinical aspects, molecular genetics, differential diagnosis and therapy]. Nervenarzt 69: 660–665.

La Spada AR, Wilson EM, Lubahn DB et al. (1991) Androgen receptor gene mutations in X-linked spinal and bulbar muscular atrophy. Nature 352: 77–79.

Lange F, Lange C, Joop M et al. (2016) Neural Correlates of Cognitive Set Shifting in Amyotrophic Lateral Sclerosis Clin Neurophysiol 127: 3537–3545.

Lebouteux MV, Franques J, Guillevin R et al (2014) Revisiting the spectrum of lower motor neuron diseases with snake eyes appearance on magnetic resonance imaging. Eur J Neurol 21: 1233–1241.

Lotz BP, Engel AG, Nishino H et al. (1989) Inclusion body myositis. Observations in 40 patients. Brain 112: 727–747.

Ludolph A, Drory V, Hardiman O et al. (2015) A revision of the El Escorial criteria – 2015. Amyotroph Lateral Scler Frontotemporal Degener 16: 291–292.

Menon P, Geevasinga N, Yiannikas C et al. (2015) Sensitivity and specificity of threshold tracking transcranial magnetic stimulation for diagnosis of amyotrophic lateral sclerosis: a prospective study. Lancet Neurol 14: 478–484.

Misawa S, Noto Y, Shibuya K, Isose S et al. (2011) Ultrasonographic detection of fasciculations markedly increases diagnostic sensitivity of ALS. Neurology 77: 1532–1537.

Osmanovic A, Rangnau I, Kosfeld A et al. (2017) FIG4 variants in central European patients with amyotrophic lateral sclerosis: a whole-exome and targeted sequencing study. Eur J Hum Genet 25: 324–331.

Osmanovic A, Widjaja M, Forster A et al. (2020) SPG7 mutations in amyotrophic lateral sclerosis: a genetic link to hereditary spastic paraplegia. J Neurol 267(9): 2732–2743.

Peeters K, Chamova T, Jordanova A (2014) Clinical and genetic diversity of SMN1-negative proximal spinal muscular atrophies. Brain 137: 2879–2896.

Petri S, Meyer T (2011) Motor neuron diseases. Nervenarzt 82: 697–706.

Pinto WBVR, Debona R, Nunes PP et al. (2019) Atypical Motor Neuron Disease variants: Still a diagnostic challenge in Neurology. Rev Neurol (Paris) 175: 221–232.

Rocha JA, Reis C, Simoes F et al. (2005) Diagnostic investigation and multidisciplinary management in motor neuron disease. J Neurol 252: 1435–1447.

Rosenbohm A, Peter RS, Erhadt S et al. (2017) Epidemiology of amyotrophic lateral sclerosis in Southern Germany J Neurol 264: 749–757.

Rossor AM, Kalmar B, Greensmith L et al (2012) The distal hereditary motor neuropathies. J Neurol Neurosurg Psychiatry 83: 6–14.

Seer C, Furkotter S, Vogts MB et al. (2015) Executive Dysfunctions and Event-Related Brain Potentials in Patients with Amyotrophic Lateral Sclerosis. Front Aging Neurosci 7: 225.

Shefner JM, Al-Chalabi A, Baker MR et al. (2020) A proposal for new diagnostic criteria for ALS. Clin Neurophysiol 131(8): 1975–1978.

Soraru G, Ermani M, Logroscino G et al (2010) Natural history of upper motor neuron-dominant ALS. Amyotroph Lateral Scler 11: 424–429.

Sperfeld AD, Karitzky J, Brummer D et al. (2002) X-linked bulbospinal neuronopathy: Kennedy disease. Arch Neurol 59: 1921–1926.

Steele JC, McGeer PL (2008) The ALS/PDC syndrome of Guam and the cycad hypothesis. Neurology 70(21):1984–90.

Sun YM, Lu C, Wu ZY (2016) Spinocerebellar ataxia: relationship between phenotype and genotype – a review. Clin Genet 90: 305–314.

Tan KM, Lennon VA, Klein CJ et al. (2008) Clinical spectrum of voltage-gated potassium channel autoimmunity. Neurology 70: 1883–1890.

Traynor BJ, Codd MB, Corr B et al. (2000) Amyotrophic lateral sclerosis mimic syndromes: a population-based study. Arch Neurol 57: 109–113.

Triplett JG, Pinto VM, Hosfield EA et al. (2020) Myopathies featurin early or prominent dysphagia. Muscle Nerve 62(3): 344–350.

Turner MR, Barohn RJ, Corcia P et al. (2020) Primary lateral sclerosis: consensus diagnostic criteria. J Neurol Neurosurg Psychiatry 91: 373–377.

Turner MR, Gerhard A, Al-Chalabi A et al (2005) Mills' and other isolated upper motor neurone syndromes: in vivo study with 11C-®-PK11195 PET. J Neurol Neurosurg Psychiatry 76: 871–874.

Turner MR, Talbot K (2013) Mimics and chameleons in motor neurone disease. Pract Neurol 13: 153–164.

Turner MR, Talbot K (2020) Primary lateral sclerosis: diagnosis and management. Pract Neurol 20 (4): 262–269.

Van Damme P, Veldink JH, van Blitterswik M (2011) Expanded ATXN2 CAG repeat size in ALS identifies genetic overlap between ALS and SCA2. Neurology 76: 2066–2072.

Visser J, Vianney de Jong JMB, de Visser M (2008) The history of progressive muscular atrophy: syndrome or disease? Neurology 70: 723–727.

Vlam L, van der Pol WL, Cats EA et al. (2011) Multifocal motor neuropathy: diagnosis, pathogenesis and treatment strategies. Nat Rev Neurol 8: 48–58.

Wais V, Rosenbohm A, Petri S et al. (2017) The concept and diagnostic criteria of primary lateral sclerosis. Acta Neurol. Scand. 136: 204–211.

Wijesekera LC, Mathers S, Talman P et al. (2009) Natural history and clinical features of the flail arm and flail leg ALS variants. Neurology 72: 1087–1094.

Wirth B (2000) An update of the mutation spectrum of the survival motor neuron gene (SMN1) in autosomal recessive spinal muscular atrophy (SMA). Hum Mutat 15: 228–237.

Yuki N, Hartung HP (2012) Guillain-Barre syndrome. N Engl J Med 366: 2294–2304.

6 Kognition, Verhalten

Johannes Prudlo und Elisabeth Kasper

6.1 Einleitung

Das Wissen darum, dass die ALS keine auf das motorische System beschränkte Erkrankung ist, ist nicht neu. Erste Berichte einer Assoziation der ALS mit neuro-psychiatrischen Symptomen erschienen noch im 19. Jahrhundert, zwei Jahrzehnte nach der Erstbeschreibung der ALS durch Charcot (1869) (Dornbluth 1889; Ichikawa et al. 2011). Bereits 1932 wurde der Zusammenhang der ALS zum Pick'schen Krankheitskomplex erkannt (Von Braunmühl 1932). Es blieb aber jahrzehntelang bei Einzelbeschreibungen. Erst 1981 stellte der kanadische Neurologe Arthur Hudson den systematischen Zusammenhang der ALS zu den frontotemporalen Demenzen (FTD) auf Basis der Klinik her (Hudson 1981). Bald darauf folgten biologische Nachweise der nicht-motorischen Frontallappenbeteiligung bei der ALS (Ludolph et al. 1992), bis die Entdeckungen von TDP-43 bzw. *C9ORF72* schließlich den histopathologischen bzw. molekulargenetischen Beweis für den systematischen Zusammenhang von ALS und FTD lieferten (DeJesus-Hernandez et al. 2011; Neumann et al. 2006; Renton et al. 2011). Die ALS ist nach heutigem Verständnis eine Multisystemdegeneration mit präferenziellem Befall des pyramidal-motorischen Systems. Neben diesem sind auch nicht-pyramidal-motorische Strukturen des Gehirns in den Krankheitsprozess einbezogen, darunter Basalganglien, Kleinhirn sowie Frontal- und Temporallappen. Je nach Ausmaß der TDP-43 Pathologie in diesen Strukturen resultieren klinische Funktionsstörungen (Prudlo et al. 2016). In erster Linie sind das frontotemporale Dysfunktionen in Form von Kognitions- und Verhaltensstörungen. Treten diese im Zusammenhang mit der ALS auf, spricht man von ALS-frontotemporalen Spektrumerkrankungen/ALS-FTSD (Strong et al. 2017). Rund die Hälfte aller ALS-Patienten ist diesem Spektrum zuzurechnen und weist frontotemporale Dysfunktionen auf (▶ Abb. 6.1).

6.2 Phänomenologie

30–40 % der ALS-Patienten haben leichte Kognitions-, Verhaltensstörung, bezeichnet als fronto-temporales Syndrom oder fronto-temporale Dysfunktion, in Abgrenzung zur FTD. Diese leichten Beeinträchtigungen können der klinischen Beobachtung entgehen und werden vielfach nur im Rahmen neuropsychologischer Testdiagnostik erkannt. In 10 % ist die ALS mit einer FTD assoziiert. Die frontotemporalen Lappendegenerationen/FTLD werden unterteilt in die Verhaltensvariante (behavioural variant/bvFTD) und die Sprachvarianten, die auch als Primär progressive Aphasien/PPA bezeichnet werden (Gorno-Tempini et al. 2011; Rascovsky et al. 2011). Die ALS ist überwiegend mit der bvFTD assoziiert (bvFTD-ALS), wesentlich seltener mit einer Sprachvariante (PPA-ALS): Progressive nicht-flüssige Aphasie/PNFA oder Semantische PPA/PPA-S (Saxon et al. 2017; Tan et al. 2019). Es ergeben sich somit drei Kategorien der Kognitions-, Verhaltensstörungen bei der ALS (▶ Abb. 6.1).

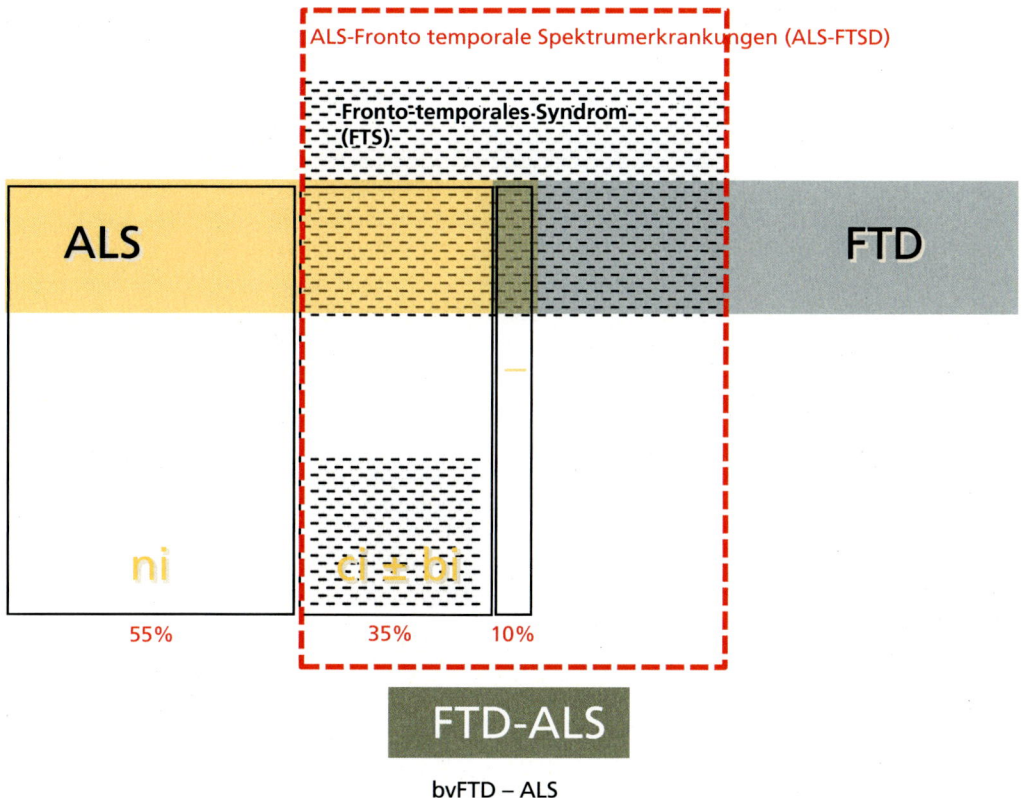

Abb. 6.1: Je nach dem Ausmaß der kognitiven Beeinträchtigung werden drei kognitive Subgruppen der ALS unterschieden (schwarz eingerahmt). Kognitiv nicht beeinträchtigt (ALSni) sind mehr als die Hälfte aller ALS-Patienten. Die Bezeichnung *Fronto-temporales Syndrom/FTS* steht für eine leichte- (ALSci, -bi oder -cbi), die Bezeichnung *Frontotemporale Demenz/FTD* für eine schwere, alltagsrelevante frontotemporale Dysfunktion. Beide Kategorien werden unter dem Sammelbegriff ALS-FTSD (ALS-Frontotemporal spectrum disorder) zusammengefasst (Strong et al. 2017). Die Prozentzahlen in Anlehnung an: (Elamin et al. 2011; Montuschi et al. 2015; Oh et al. 2014).

ni   non impaired
ci   cognitively impaired
bi   behaviourally impaired
bvFTD   behavioural variant Frontotemporal Dementia
PPA   Primary Progressive Aphasia

6.2.1 Kognition

Die Kognitionsstörung der ALS zeigt ein spezifisches Profil. Betroffen sind Exekutivfunktionen, Sprache und soziale Kognition, in geringerem Umfang auch das Gedächtnis (Benbrika et al. 2019; Christidi et al. 2018; Goldstein und Abrahams 2013).

Exekutivfunktionen

Exekutivfunktionen sind Regulations- und Kontrollmechanismen, die ein zielorientiertes und situationsangepasstes Verhalten ermöglichen. Sie umfassen u. a. die mentale Flexibilität (*shifting*), die Unterdrückung unangemessener Reaktionen (*inhibition*), die Aufrechterhaltung und Erneuerung (*updating*) von Informationen im Arbeitsspeicher, dem sogenannten Arbeitsgedächtnis sowie das spontane Handeln (*initiation*). Diese basalen exekutiven Funktionen bilden die Grundlage für komplexe exekutive Leistungen wie das Problemlösen, das Planungs- und Organisationsvermögen sowie die Handlungskontrolle (*monitoring*). Die wohl bekannteste kognitive Beeinträchtigung von ALS-Patienten zeigt sich beim Testen der Wortflüssigkeit (*initiation*), also der Fähigkeit, innerhalb einer definierten Zeit möglichst viele Begriffe eines bestimmten Anfangsbuchstabens (phonematisch) oder einer bestimmten Kategorie (semantisch) zu generieren (Abrahams et al. 2000). Auch im Trail-Making Test-B Test (*shifting*; kognitive Flexibilität), im Stroop-Test (*inhibition*) und bei der Bildung mentaler Konzepte (Abstraktion) schneiden ALS-Patienten gegenüber gesunden Kontrollpersonen schlechter ab. Häufiger als in den Tests erweisen sie sich im Alltag aber als kompetent. Dies erklärt sich wahrscheinlich darüber, dass die Beeinträchtigung einzelner basaler Prozesse nicht immer ausreicht, um komplexe exekutive Prozesse alltagsrelevant zu stören (Kasper et al. 2015).

Sprache

Sprachsystematische Störungen sind bei der ALS häufig (bis zu 43 %) (Taylor et al. 2013) und betreffen sowohl die Sprachproduktion als auch das Sprachverständnis (Pinto-Grau et al. 2018). Die Sprache ist verarmt. Beeinträchtigt sind Wortabruf, Grammatik sowie das Verarbeiten von Verben. Die Beeinträchtigung des Wortabrufs beim konfrontativen Benennen resultiert sowohl aus semantischen Defiziten als auch einer herabgesetzten Wortflüssigkeit, obwohl die Semantik bei der ALS vergleichsweise als intakt gilt. Das Verständnis und die Produktion komplexer Satzstrukturen (Syntax) sind ebenfalls beeinträchtigt (Roberts-South et al. 2012). ALS-Patienten haben Probleme beim Buchstabieren und beim Prozessieren von Verben (im Vergleich zu Substantiven), insbesondere von sogenannten Aktionsverben. Zu diesen zählen Verben wie »laufen« im Gegensatz zu nicht-Aktionsverben wie »lieben«. *Action words* sind mit dem motorischen Kortex assoziiert (*embodied cognition*) und daher in besonderem Maße bei der ALS beeinträchtigt (Bak et al. 2001).

Soziale Kognition

Unter sozialer Kognition versteht man die Fähigkeit, sich selbst und anderen Personen Bewusstseinszustände zuschreiben zu können (Theory of mind). Dies setzt sowohl Introspektionsvermögen voraus als auch die Fähigkeit, Wünsche und Ideen anderer zu erkennen. Hierzu zählt auch das Vermögen, sich in die Erfahrungen anderer Menschen einzufühlen (Empathie). Diese Kompetenzen können bei der ALS relevant gestört sein und finden ihren Ausdruck in unzureichendem Verstehen sozialer Situationen und in der unzureichenden Übernahme der Perspektive des anderen (Burke et al. 2016; Cavallo et al. 2011; van der Hulst et al. 2015). Auch haben ALS-Patienten Probleme mit dem Erkennen von Emotionen, die sich über den Gesichtsausdruck vermitteln (*reading the mind in the eyes*) (Bora 2017).

Gedächtnis

Gedächtnisdefizite gehören zum kognitiven Störungsprofil der ALS. Betroffen ist v. a. das episodische Gedächtnis, zusammengesetzt aus Enkodierung (Einspeicherung), verzögertem Abruf und Rekognition (Wiedererkennen) (Beeldman et al. 2016). Die Beeinträchtigung der beiden letztgenannten Komponenten legt nahe, dass die Gedächtnisdefizite der ALS kein nur sekundäres Phänomen der exekutiven Dysfunktion sind, sondern Ausdruck einer primären kognitiven Störung der ALS (Machts et al. 2014).

6.2.2 Verhalten

Verhaltensstörungen sind häufig (ungefähr 30–50 % aller ALS-Patienten) und gehen der Motorik vielfach voraus, bestehen also schon vor Beginn der Lähmungserkrankung (Benbrika et al. 2019; Mioshi et al. 2014; Raaphorst et al. 2012a). Nach ihnen sollte gezielt gefragt werden. Nicht bloß als Motoneuronerkrankung verstanden, müsste der Erkrankungsbeginn der ALS demnach vorverlegt werden. Es ist allerdings schwierig, den Beginn leichter Verhaltensstörungen auf Grundlage einer Fremdanamnese exakt zu bestimmen. Verhaltensstörungen treten bei 5 % der ALS-Patienten isoliert auf (behavioural impaired/ALSbi (Strong et al. 2017). Während sich die Verhaltensstörungen der ALSbi Patienten von denen der *pure* bvFTD Patienten nur quantitativ unterscheiden, sind die Verhaltensstörungen der ALS-FTD Patienten denen der *pure* bvFTD identisch (Rascovsky et al. 2011). Grund der Überschneidungen ist die Zugehörigkeit beider Entitäten zu den TDP-43 Proteinopathien (▶ Kap. 3). Verhaltens- und Kognitionsstörungen bedingen einander, können also nicht losgelöst von einander betrachtet werden. So korreliert die Apathie mit Kognitionsstörungen und umgekehrt beeinflussen exekutive Defizite und die soziale Kognition das Verhalten. Die mit Abstand häufigste Verhaltensstörung der ALS ist der Interessenverlust und dessen extremste Ausprägung, die Apathie. Dies ist teilweise schwer von Depressivität zu unterscheiden. Diese findet ihren Ausdruck in mangelnder Eigeninitiative im Handeln und Denken sowie in fehlender Motivation (Radakovic et al. 2017). Seltener kommt es zum Gegenteil, einem gesteigerten Antrieb, in Form einer Disinhibition mit erhöhter Irritabilität (Reizbarkeit, Aggressivität). ALS-Patienten können selbstbezogen werden und die Fähigkeit einbüßen, betroffen zu reagieren infolge des Verlusts an Empathie. Sie vernachlässigen die Hygiene und reagieren überempfindlich auf Außenreize (Gibbons et al. 2008). Sie können emotional abstumpfen, fällen Entscheidungen impulsiv und haben keine Wahrnehmung für ihre Verhaltensänderung (*loss of insight*). Letzteres sollte vom ALS Spezialisten erkannt und berücksichtigt werden, da es im Zusammenhang mit Entscheidungen über lebensverlängernde Maßnahmen (invasive Beatmung) den Primat der Selbstbestimmung relativiert (▶ Kap. 12, ▶ Kap. 13). Die Affektinkontinenz im Rahmen des Pseudobulbärhirn-Syndroms ist weder Ausdruck einer Verhaltens- noch einer Affektstörung, sondern eine unwillkürliche motorische Schablone auf der Grundlage gestörter kortiko-ponto-zerebellärer Faserverbindungen und kann als »Dysmetrie der emotionalen Motorik« aufgefasst werden (Floeter et al. 2014). Mehr noch als die kognitiven Beeinträchtigungen können nicht-apathische Verhaltensstörungen eine erhebliche Bürde für pflegende Angehörige darstellen (Caga et al. 2018).

6.3 Diagnostik

Tests zur Erfassung der Kognition sollten bei ALS – unabhängig von Hand- und Sprechmotorik – in einer gesprochenen und einer geschriebenen Form zur Verfügung stehen. Das Verhalten wird anhand der klinischen Beobachtung sowie standardisierter Fragebögen beurteilt, die von Angehörigen beantwortet werden, die den Patienten längerfristig kennen.

6.3.1 Konsensuskriterien (Strong et al. 2017)

Die 2017 revidierten Konsensuskriterien nach Strong dienen vor allem dazu, eine leichte kognitive Störung und/oder eine leichte Verhaltensstörung der ALS zu erfassen. Die Symptome einer bvFTD im Rahmen einer ALS sind mit Kriterien einer *pure* bvFTD nach Raskovsky identisch (Rascovsky et al. 2011), in aller Regel aber bereits klinisch evident. Für die seltene Assoziation der ALS mit einer Sprachvariante-FTD gelten die PPA-Konsensuskriterien nach Gorno-Tempini (Gorno-Tempini et al. 2011).

In Abgrenzung von einer *ALS non impaired/*ALSni wird von einer *ALS cognitive impairment/*ALSci gesprochen, wenn einzelne (trifft nur auf die lexikalische Wortflüssigkeit zu) oder mehrere neuropsychologische Testleistungen in den ALS-spezifischen kognitiven Domänen (exekutive Funktion/soziale Kognition und/oder Sprache) unterhalb von 1,5 Standardabweichungen einer alters- und bildungsnormierten Kontrollstichprobe liegen (▶ Abb. 6.2). ALSci bezieht sich ausschließlich auf die ALS-spezifischen kognitiven Domänen. Die ALS-unspezifischen Domänen (Gedächtnis, Raumkognition) werden zwar erfasst, bei der Kategorisierung aber nicht berücksichtigt. Der kognitive Status *ALSni* beschreibt somit keine generelle kognitive Störungsfreiheit, sondern das Fehlen einer ALS-spezifischen fronto-temporalen Dysfunktion. Da sich die Kategorie ALSci dem klinischen Eindruck in aller Regel entzieht, ist eine gezielte Testdiagnostik erforderlich. ALS-Patienten mit einer leichten, nicht oder kaum alltagsrelevanten Verhaltensbeeinträchtigung bezeichnet man als behavioural impaired (ALSbi).

6.3.2 Diagnostik Kognition

Der am weitesten verbreitete Kurztest ist der Edinburgh Cognitive and behavioural ALS Screen/ECAS (Abrahams et al. 2014). Untersucht werden ALS-spezifische und unspezifische kognitive Domänen. Der Test steht in mehreren Sprachen und in Parallelversionen normiert zur Verfügung (Loose et al. 2016; Lule et al. 2015). Für die einzelnen Funktionsbereiche werden Sub-Scores ermittelt sowie eine Gesamtpunktzahl als Maß für globale kognitive Beeinträchtigung. Die vollständige deutsche Version des ECAS und Norwerttabelle ist kostenlos verfügbar unter www.ECAS.network.

Der ECAS überschätzt tendenziell Störungen des Sprachflusses und der Exekutivfunktionen (Diaz et al. 2019) und ersetzt als Screening-Instrument nicht eine ausführliche neuropsychologische Testdiagnostik, die allerdings deutlich aufwendiger und belastender ist (Gosselt et al. 2020).

6.3.3 Diagnostik Verhalten

Das Verhalten wird zum einen durch die klinische Einschätzung erfasst, die auch für die Strong-Kategorisierung in ALSbi und ALS-bvFTD entscheidend ist. Zum anderen stehen standardisierte Fragebögen zur Verfügung. Ein ausführlicher, allerdings nicht ALS-spezifischer, Selbst- und Fremdbeurteilungsfragebogen ist die Frontal Systems Behavioural Scale (FrSBe), die das Verhalten vor und nach

Erkrankungsbeginn erfasst, gegliedert nach den Bereichen Apathie, Disinhibition und exekutive Dysfunktion (Grace und Malloy 2001). Damit können, unabhängig von Persönlichkeitsmerkmalen, erworbene Verhaltensänderungen erfasst werden. Mittels eines kurzen Fremdratings werden auch über den ECAS Verhalten und psychotische Symptome erfragt, letztere v. a. relevant für ALS-Patienten mit pathologischer *C9ORF72*-Expansion. Alle weiteren ALS-spezifischen Fragebögen zum Verhalten liegen bislang noch nicht Deutsch validiert vor (Elamin et al. 2017; Raaphorst et al. 2012b; Woolley et al. 2010).

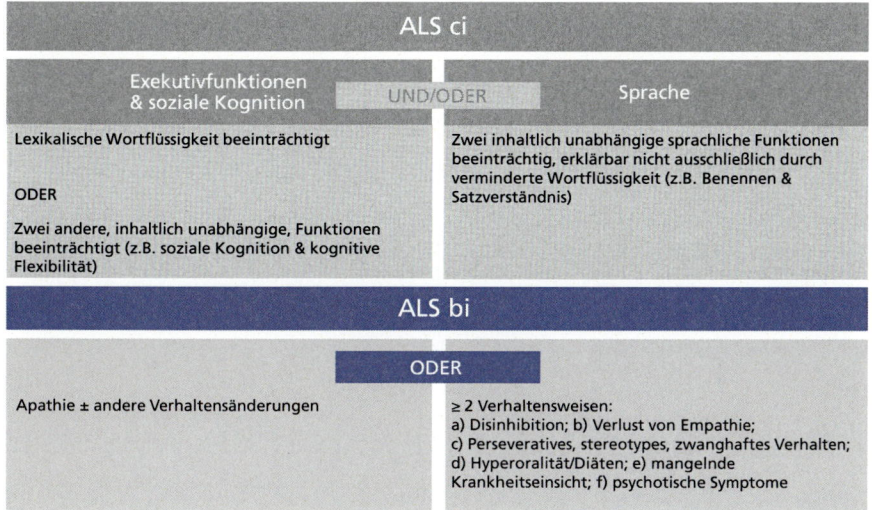

Abb. 6.2: Definitionen der Kategorien ci und bi (cognitively impaired; behaviourally impaired) nach den 2017 revidierten, aktuell gültigen, Strong-Diagnosekriterien der Frontotemporalen Spektrumerkrankungen (ALS-FTSD) (Strong et al. 2017).

6.4 Motor Cognition

Motorik und Kognition sind entwicklungsgeschichtlich miteinander verbunden. Jedem Bewegungsimpuls und jeder Bewegungsunterdrückung gehen eine motorische Planung, mithin eine kognitive Leistung voraus. Damit ist der Motorkortex nicht der Ausgangspunkt der Motorik, sondern Teil eines neuronalen Netzwerks, welches nicht nur zusammen funktioniert (»verdrahtet« ist), sondern auch, im Falle von Neurodegeneration, zusammen untergeht: *What wires together dies together* *(Bak and Chandran 2012)*. Beispiele hierfür sind die Parkinson-Krankheit sowie Erkrankungen aus dem Formenkreis frontotemporaler Lappendegenerationen, darunter die ALS. Für die mit Motorik assoziierte Kognition prägte der französische Neurologe Marc Jeannerod den Begriff der *Motor cognition* (Jeannerod 2006).

Wenn Motorik und Kognition eine so offensichtliche Verbindung eingehen, bleibt die Frage unbeantwortet, warum die Hälfte aller ALS-Patienten keine Kognitionsstörung hat. Über die Determinanten, die darüber bestimmen, wissen wir mit Ausnahme genetischer Einflüsse wenig. Die meisten ALS-Gene können auch zu einer Assoziation mit einer FTD führen, voran das *C9ORF72* Gen. Andere Gene, wie *SOD-1* und *FUS*, führen zu einer ALS, aber zu keiner FTD, wieder andere zu einer FTD, aber zu keiner ALS (*MAPT*, *GRN*).

6.5 Non-motor Progression

Anders als bei der Alzheimer-Krankheit lässt die ALS keinen kontinuierlichen Übergang erkennen von »kognitiv normal« über ein Stadium Subdemenz zu einem Stadium Demenz. Die FTD ist kein Endpunkt, den jeder ALS-Patient erreicht, der ausreichend lange lebt. Diese Erkenntnis hatte zu der Bezeichnung ALS-FTSD geführt (*Spektrum* in Abgrenzung zu *Kontinuum*) (Strong et al. 2017). Der kognitive Niedergang, so er erfolgt, findet zu größten Teilen vor Einsetzen der Lähmungen statt. Danach bleibt die Kognition vergleichsweise stabil oder verschlechtert sich nur moderat (Beeldman et al. 2020; Bersano et al. 2020; Chio et al. 2019; Elamin et al. 2013).

6.6 Prognose

Sowohl die Kognitions- als auch die Verhaltensstörung sind negative prognostische Indikatoren der ALS (Elamin et al. 2011; Hu et al. 2013). Die Assoziation einer bvFTD mit einer ALS verkürzt das mittlere Überleben signifikant gegenüber einer *pure* bvFTD, wobei die Überlebenszeiten bei motorischem Beginn (ALS-FTD) nochmal signifikant geringer ausfallen als bei kognitivem Beginn (FTD-ALS): 5,1 versus 2,7 Jahre (Ahmed et al. 2020).

Literatur

Abrahams S, Leigh P N, Harvey A, Vythelingum G N, Grisé D, Goldstein L H (2000) Verbal fluency and executive dysfunction in amyotrophic lateral sclerosis (ALS). Neuropsychologia 38: 734–747.

Abrahams S, Newton J, Niven E, Foley J, Bak T H (2014) Screening for cognition and behaviour changes in ALS. Amyotroph Lateral Scler Frontotemporal Degener 15: 9–14.

Ahmed R M, Devenney E M, Strikwerda-Brown C, Hodges J R, Piguet O, Kiernan M C (2020) Phenotypic variability in ALS-FTD and effect on survival. Neurology 94: e2005–e2013.

Bak T H, Chandran S (2012) What wires together dies together: Verbs, actions and neurodegeneration in motor neuron disease. Cortex 48: 936–944.

Bak T H, O'Donovan D G, Xuereb J H, Boniface S, Hodges J R (2001) Selective impairment of verb processing associated with pathological changes in Brodmann areas 44 and 45 in the motor neurone disease-dementia-aphasia syndrome. Brain 124: 103–120.

Beeldman E, Govaarts R, de Visser M, Klein Twennaar M, van der Kooi A J, van den Berg L H, Veldink J H, Pijnenburg, Y A L, de Haan R J, Schmand B A, Raaphorst J (2020) Progression of cognitive and behavioural impairment in early amyotrophic lateral sclerosis. J Neurol Neurosurg Psychiatry 91: 779–780.

Beeldman E, Raaphorst J, Klein Twennaar M, de Visser M, Schmand B A, de Haan R J (2016) The cognitive profile of ALS: a systematic review and meta-analysis update. J Neurol Neurosurg Psychiatry 87: 611–619.

Benbrika S, Desgranges B, Eustache F, Viader F (2019) Cognitive, Emotional and Psychological Manifestations in Amyotrophic Lateral Sclerosis at Baseline and Overtime: A Review. Front Neurosci-Switz 13.

Bersano E, Sarnelli M F, Solara V, Iazzolino B, Peotta L, De Marchi F, Facchin A, Moglia C, Canosa A, Calvo A et al. (2020) Decline of cognitive and behavioral functions in amyotrophic lateral sclerosis: a longitudinal study. Amyotroph Lateral Scler Frontotemporal Degener 21: 373–379.

Bora E (2017) Meta-analysis of social cognition in amyotrophic lateral sclerosis. Cortex 88: 1–7.

Burke T, Pinto-Grau M, Lonergan K, Elamin M, Bede P, Costello E, Hardiman O, Pender N (2016) Measurement of Social Cognition in Amyotrophic Lateral Sclerosis: A Population Based Study. PLoS One 11: e0160850.

Caga J, Hsieh S, Highton-Williamson E, Zoing M C, Ramsey E, Devenney E, Ahmed R M, Hogden A, Kiernan M C (2018) The burden of apathy for caregivers of patients with amyotrophic lateral sclerosis. Amyotroph Lateral Scler Frontotemporal Degener 19: 599–605.

Charcot J-M, Joffroy A (1869) Deux cas d'atrophie musculaire progressive avec le´sions de la substance grise et de faisceaux ante´rolate´raux de la moelle e´pinie`re. Arch Physiol Norm Pathol 1869; 1: 354–367; 2: 628–649; 3: 744–757.

Cavallo M, Adenzato M, Macpherson S E, Karwig G, Enrici I, Abrahams S (2011) Evidence of social understanding impairment in patients with amyotrophic lateral sclerosis. PLoS One 6: e25948.

Chio A, Moglia C, Canosa A, Manera U, Vasta R, Brunetti M, Barberis M, Corrado L, D'Alfonso S, Bersano E et al. (2019) Cognitive impairment across ALS clinical stages in a population-based cohort. Neurology 93: e984–e994.

Christidi F, Karavasilis E, Rentzos M, Kelekis N, Evdokimidis I, Bede P (2018) Clinical and Radiological Markers of Extra-Motor Deficits in Amyotrophic Lateral Sclerosis. Front Neurol 9: 1005.

DeJesus-Hernandez M, Mackenzie I R, Boeve B F, Boxer A L, Baker M, Rutherford N J, Nicholson A M, Finch N A, Flynn H, Adamson J et al. (2011) Expanded GGGGCC hexanucleotide repeat in noncoding region of C9ORF72 causes chromosome 9p-linked FTD and ALS. Neuron 72: 245–256.

Diaz J L, Mondragon H, Sancho J, Aguilar E J, Servers E (2019) Relationship Between Cognitive-Behavioral Impairment and Clinical and Functional Parameters in ALS and Reliability of the Edinburgh Cognitive and Behavioural ALS Screen to Assess ALS: Preliminary Findings. Cogn Behav Neurol 32: 185–192.

Dornbluth O (1889) Anatomische untersuchung eines falles von amyotrophischer lateralsklerose. Neurologisches Centralblatt 13: 377–386.

Elamin M, Bede P, Byrne S, Jordan N, Gallagher L, Wynne B, O'Brien C, Phukan J, Lynch C, Pender N, Hardiman O (2013) Cognitive changes predict functional decline in ALS: a population-based longitudinal study. Neurology 80: 1590–1597.

Elamin M, Phukan J, Bede P, Jordan N, Byrne S, Pender N, Hardiman O (2011) Executive dysfunction is a negative prognostic indicator in patients with ALS without dementia. Neurology 76: 1263–1269.

Elamin M, Pinto-Grau M, Burke T, Bede P, Rooney J, O'Sullivan M, Lonergan K, Kirby E, Quinlan E, Breen N et al. (2017) Identifying behavioural changes in ALS: Validation of the Beaumont Behavioural Inventory (BBI). Amyotroph Lateral Scler Frontotemporal Degener 18: 68–73.

Floeter M K, Katipally R, Kim M P, Schanz O, Stephen M, Danielian L, Wu T, Huey E D, Meoded A (2014) Impaired corticopontocerebellar tracts underlie pseudobulbar affect in motor neuron disorders. Neurology 83: 620–627.

Gibbons Z C, Richardson A, Neary D, Snowden J S (2008). Behaviour in amyotrophic lateral sclerosis. Amyotrophic lateral sclerosis: official publication of the World Federation of Neurology Research Group on Motor Neuron Diseases 9: 67–74.

Goldstein L H, Abrahams S (2013) Changes in cognition and behaviour in amyotrophic lateral sclerosis: nature of impairment and implications for assessment. Lancet Neurol 12: 368–380.

Gorno-Tempini M L, Hillis A E, Weintraub S, Kertesz A, Mendez M, Cappa S F, Ogar J M, Rohrer J D, Black S, Boeve B F et al. (2011) Classification of primary progressive aphasia and its variants. Neurology 76: 1006–1014.

Gosselt I K, Nijboer T C W, Van Es M A (2020) An overview of screening instruments for cognition and behavior in patients with ALS: selecting the appropriate tool for clinical practice. Amyotroph Lateral Scler Frontotemporal Degener 21: 324–336.

Grace J, Malloy P F (2001) Frontal Systems Behavior Scale: FrSBe: Psychological Assessment Resources).

Hu W T, Shelnutt M, Wilson A, Yarab N, Kelly C, Grossman M, Libon D J, Khan J, Lah J J, Levey A I, Glass J (2013) Behavior Matters-Cognitive Predictors of Survival in Amyotrophic Lateral Sclerosis. Plos One 8(2): e57584.

Hudson A J (1981) Amyotrophic lateral sclerosis and its association with dementia, parkinsonism and other neurological disorders: a review. Brain 104: 217–247.

Ichikawa H, Miller M W, Kawamura M (2011) Amyotrophic lateral sclerosis and language dysfunction: kana, kanji and a prescient report in Japanese by Watanabe (1893). Eur Neurol 65: 144–149.

Jeannerod M (2006) Motor cognition: What actions tell the self: Oxford University Press.

Kasper E, Schuster C, Machts J, Bittner D, Vielhaber S, Benecke R, Teipel S, Prudlo J (2015) Dysexecutive functioning in ALS patients and its clinical implications. Amyotroph Lateral Scler Frontotemporal Degener 16: 160–171.

Loose M, Burkhardt C, Aho-Ozhan H, Keller J, Abdulla S, Bohm S, Kollewe K, Uttner I, Abrahams S, Petri S et al. (2016) Age and education-matched cut-off scores for the revised German/Swiss-German version of ECAS. Amyotroph Lateral Scler Frontotemporal Degener 17: 374–376.

Ludolph A C, Langen K J, Regard M, Herzog H, Kemper B, Kuwert T, Bottger I G, Feinendegen L (1992) Frontal lobe function in amyotrophic lateral sclerosis: a neuropsychologic and positron emission tomography study. Acta Neurol Scand 85: 81–89.

Lule D, Burkhardt C, Abdulla S, Bohm S, Kollewe K, Uttner I, Abrahams S, Bak T H, Petri S, Weber M, Ludolph A C (2015) The Edinburgh Cognitive and Behavioural Amyotrophic Lateral Sclerosis Screen: a cross-sectional comparison of established screening tools in a German-Swiss population. Amyotroph Lateral Scler Frontotemporal Degener 16: 16–23.

Machts J, Bittner V, Kasper E, Schuster C, Prudlo J, Abdulla S, Kollewe K, Petri S, Dengler R, Heinze H J et al. (2014) Memory deficits in amyotrophic lateral sclerosis are not exclusively caused by executive dysfunction: a comparative neuropsychological study of amnestic mild cognitive impairment. BMC Neurosci 15: 83.

Mioshi E, Caga J, Lillo P, Hsieh S, Ramsey E, Devenney E, Hornberger M, Hodges J R, Kiernan M C (2014) Neuropsychiatric changes precede classic motor symptoms in ALS and do not affect survival. Neurology 82: 149–155.

Montuschi A, Iazzolino B, Calvo A, Moglia C, Lopiano L, Restagno G, Brunetti M, Ossola I, Lo Presti A, Cammarosano S et al. (2015) Cognitive correlates in amyotrophic lateral sclerosis: a population-based study in Italy. J Neurol Neurosurg Psychiatry 86: 168–173.

Neumann M, Sampathu D M, Kwong L K, Truax A C, Micsenyi M C, Chou T T, Bruce J, Schuck T, Grossman M, Clark C M et al. (2006) Ubiquitinated TDP-43 in frontotemporal lobar degeneration and amyotrophic lateral sclerosis. Science 314: 130–133.

Oh S I, Park A, Kim H J, Oh K W, Choi H, Kwon M J, Ki C S, Kim H T, Kim S H (2014) Spectrum of Cognitive Impairment in Korean ALS Patients without Known Genetic Mutations. Plos One 9.

Pinto-Grau M, Hardiman O, Pender N (2018) The Study of Language in the Amyotrophic Lateral Sclerosis – Frontotemporal Spectrum Disorder: a Systematic Review of Findings and New Perspectives. Neuropsychol Rev 28: 251–268.

Prudlo J, Konig J, Schuster C, Kasper E, Buttner A, Teipel S, Neumann M (2016) TDP-43 pathology and cognition in ALS: A prospective clinicopathologic correlation study. Neurology 87: 1019–1023.

Raaphorst J, Beeldman E, De Visser M, De Haan R J, Schmand B (2012a) A systematic review of behavioural changes in motor neuron disease. Amyotrophic lateral sclerosis: official publication of the World Federation of Neurology Research Group on Motor Neuron Diseases 13: 493–501.

Raaphorst J, Beeldman E, Schmand B, Berkhout J, Linssen W H, van den Berg L H, Pijnenburg Y A, Grupstra H F, Weikamp J G, Schelhaas H J et al. (2012b) The ALS-FTD-Q: a new screening tool for behavioral disturbances in ALS. Neurology 79: 1377–1383.

Radakovic R, Stephenson L, Newton J, Crockford C, Swingler R, Chandran S, Abrahams S (2017) Multidimensional apathy and executive dysfunction in amyotrophic lateral sclerosis. Cortex 94: 142–151.

Rascovsky K, Hodges J R, Knopman D, Mendez M F, Kramer J H, Neuhaus J, van Swieten J C, Seelaar H, Dopper E G, Onyike C U et al. (2011) Sensitivity of revised diagnostic criteria for the behavioural variant of frontotemporal dementia. Brain 134: 2456–2477.

Renton A E, Majounie E, Waite A, Simon-Sanchez J, Rollinson S, Gibbs J R, Schymick J C, Laaksovirta H, van Swieten J C, Myllykangas L et al. (2011) A Hexanucleotide Repeat Expansion in C9ORF72 Is the Cause of Chromosome 9p21-Linked ALS-FTD. Neuron 72: 257–268.

Roberts-South A, Findlater K, Strong M J, Orange J B (2012 Longitudinal changes in discourse production in amyotrophic lateral sclerosis. Semin Speech Lang 33: 79–94.

Saxon J A, Harris J M, Thompson J C, Jones M, Richardson A M T, Langheinrich T, Neary D, Mann D M A, Snowden J S (2017) Semantic dementia, progressive non-fluent aphasia and their association with amyotrophic lateral sclerosis. J Neurol Neurosur Ps 88: 711–712.

Strong M J, Abrahams S, Goldstein L H, Woolley S, McLaughlin P, Snowden J, Mioshi E, Roberts-South A, Benatar M, HortobaGyi T et al. (2017) Amyotrophic lateral sclerosis – frontotemporal spectrum disorder (ALS-FTSD): Revised diagnostic criteria. Amyotroph Lateral Scler Frontotemporal Degener 18: 153–174.

Tan R H, Guennewig B, Dobson-Stone C, Kwok J B J, Kril J J, Kiernan M C, Hodges J R, Piguet O, Halliday G M (2019) The underacknowledged PPA-ALS: A unique clinicopathologic subtype with strong heritability. Neurology 92: e1354–e1366.

Taylor L J, Brown R G, Tsermentseli S, Al-Chalabi A, Shaw C E, Ellis C M, Leigh P N, Goldstein L H (2013) Is language impairment more common than executive dysfunction in amyotrophic lateral sclerosis? J Neurol Neurosur Ps 84: 494–498.

van der Hulst E J, Bak T H, Abrahams S (2015) Impaired affective and cognitive theory of mind and behavioural change in amyotrophic lateral sclerosis. J Neurol Neurosurg Psychiatry 86: 1208–1215.

Von Braunmühl A (1932) Picksche krankheit und amyotrophische Lateralsklerose. Allg Z Psychiat 96: 364–366.

Woolley S C, York M K, Moore D H, Strutt A M, Murphy J, Schulz P E, Katz J S (2010) Detecting frontotemporal dysfunction in ALS: utility of the ALS Cognitive Behavioral Screen (ALS-CBS). Amyotrophic lateral sclerosis: official publication of the World Federation of Neurology Research Group on Motor Neuron Diseases 11: 303–311.

7 Syndromatologie und Therapie der Spinalen Muskelatrophie (SMA)

Christoph Kamm

7.1 Einführung

Die Spinale Muskelatrophie (SMA) ist mit einer Inzidenz von 1 : 6.000–1 : 9.000 Neugeborene (Ogino et al. 2002; Verhaart et al. 2017; Konig et al. 2019; Vill et al. 2019) eine der häufigsten monogenetisch bedingten neuromuskulären und neurodegenerativen Erkrankungen und die häufigste genetische Ursache frühkindlicher Mortalität (Hamilton und Gillingwater 2013). Durch die Verfügbarkeit kausaler zielgerichteter Therapien zur genmodifizierenden bzw. Genersatztherapie haben sich die Behandlungsmöglichkeiten für diese seltene, häufig schwer verlaufende und potenziell lebensbedrohliche neuromuskuläre Erkrankung in den letzten Jahren dramatisch verbessert. In diesem Kapitel soll der Focus auf der mit Abstand häufigsten monogenetischen Form, der Chromosom 5q-assoziierten SMA (5q-SMA), liegen.

7.2 Syndromatologie, Klinik und Genetik der spinalen Muskelatrophie (SMA)

7.2.1 Syndromatologie und klinische Symptomatik

Die klinische Symptomatik der SMA kann sich in einem großen Spektrum hinsichtlich der Ausprägung und des Schweregrades der Symptome manifestieren. Bereits vor der Identifizierung des ursächlichen Gens wurde eine klinische Einteilung in Subtypen vorgenommen nach Alter bei Beginn der Symptome und nach den motorischen Meilensteinen, die in der frühkindlichen Entwicklung entsprechend dem natürlichen Verlauf der Erkrankung erreicht werden (SMA Typ I bis IV, ▶ Tab. 7.1). Diese Systematik ist auch heute noch gebräuchlich und bietet Vorteile insbesondere hinsichtlich der Einschätzung der Prognose und dem Management der Erkrankung. Es hat sich jedoch mittlerweile herausgestellt, dass tatsächlich vielmehr von einem klinischen Kontinuum auszugehen ist. Neue zielgerichtete Therapien der SMA (▶ Kap. 7.3.2) haben dazu geführt, dass die Grenzen zwischen den Subtypen weiter verblassen und neue Phänotypen entstehen.

Die SMA ist eine Erkrankung des zweiten Motoneurons. Kernsymptome sind eine progrediente, symmetrische, proximal betonte Schwäche und Atrophie insbesondere der Extremitätenmuskulatur, wobei die unteren Extremitäten und die Rumpfmuskulatur schwerer betroffen sind (Prior et al. 1993). Ursächlich hierfür sind eine Fehlfunktion, eine progrediente Degeneration und schließlich ein unwiederbringlicher Verlust der motorischen Vorderhornzellen im Rückenmark und z. T. auch motorischer Hirnnervenkerne. Bei ca. 70 % der Patienten liegt die schwere Verlaufsform, SMA Typ 1, vor mit Beginn innerhalb der ersten sechs Lebensmonate und, entsprechend dem natürlichen Verlauf ohne kausale Therapie und ohne respiratorische Unterstützung, einer Lebenserwartung von weniger als zwei Jahren. Mittlerweile gibt es zunehmend Hinweise darauf, dass die SMA, insbesondere die schwerer verlaufenden Formen, als eine systemische Erkrankung anzusehen ist, die auch die Muskulatur, den Gastrointestinaltrakt, das Herz, die Niere und andere Organe betreffen kann (u. a. Hamilton und Gillingwater 2013; Lipnick et al. 2019), was Bedeutung für die Wahl der kausalen Therapie hat (▶ Kap. 7.3.2).

Neuere Querschnittsstudien zum natürlichen Verlauf der Erkrankung (u. a. (Wadman et al. 2018)) haben gezeigt, dass auch bei den milderen Verlaufsformen, insbesondere bei SMA Typ III, im Laufe der Jahre eine langsame Progredienz zu erwarten ist, die zum Verlust erworbener motorischer Meilensteine und Fähigkeiten führt.

Tab. 7.1: Subtypen der SMA mit klinischem Phänotyp

SMA Subtyp	Synonym	Alter bei Beginn	*SMN2*-Kopienzahl	Motorische Meilensteine[1]	Symptome	Lebenserwartung[1]
I	Infantile SMA, Werdnig-Hoffmann	< 6 Monate	1–2	kein freies Sitzen	»floppy infant«, Schwierigkeiten beim Atmen, Husten und Schlucken, Zungenfaszikulationen	< 2 Jahre (ohne respiratorische Unterstützung)
II	Intermediäre SMA	6–18 Monate	2–3	Freies Sitzen, kein Laufen	Motorische Entwicklungsverzögerung, Skoliose, Kontrakturen	Überlebenswahrscheinlichkeit mit 25 J. ca. 70 %
III	Juvenile SMA, Kugelberg-Welander	>18 Monate	3–4	Freies Laufen	Muskelschwäche, Skoliose, Verlust der Gehfähigkeit, posturaler Händetremor	Fast normal
IV	Adulte SMA	Erwachsenenalter	3–5	Freies Laufen	Eher milde, proximal betonte Muskelschwäche, Fatigue	Normal

[1] nur mit supportiver, ohne kausale Therapie

7.2.2 Genetik der SMA

SMA wird in ca. 95 % der Fälle autosomal rezessiv vererbt und durch homozygote Mutationen, meist Deletionen inkl. Exon 7, seltener auch Punktmutationen bzw. »compound heterozygote« Mutationen, im *SMN1*-Gen (survival of motoneuron 1) auf Chromosom 5q verursacht (Lefebvre et al. 1995). Mutationen in anderen Genen (u. a. *UBA1*, *IGHMBP2*) können zwar ebenfalls ursächlich für SMA sein, allerdings sehr viel seltener. Die Kopienzahl des *SMN2*-Gens, das zentromerisch zum *SMN1*-Gen ebenfalls auf dem langen Arm von Chromosom 5 liegt und dessen DNA-Sequenz sich nur durch wenige Basenpaare vom *SMN1*-Gen unterscheidet, bestimmt im Wesentlichen den Schweregrad der Symptome, den Verlauf und die Prognose der Erkrankung, da über dieses Gen je nach Kopienzahl relevante Mengen an funktionsfähigem SMN-Protein produziert werden und somit der durch die homozygoten Mutationen im *SMN1*-Gen bedingte Mangel an SMN-Protein teilweise kompensiert werden kann. Allerdings führt eine Substitution von C zu T an Basenpaar-Position 840 bei 85–90 % aller *SMN2*-Transkripte bei der Translation zu einem Verlust von Exon 7, wodurch ein instabiles, nicht funktionsfähiges SMN-Protein (SMNΔ7) produziert wird. Das ubiquitär exprimierte SMN-Protein spielt eine wichtige Rolle in der Biogenese von Ribonukleoprotein (RNP)-Komplexen, und Depletion des SMN-Proteins führt zur Störung verschiedener zellulärer Vorgänge, die für die neuronale Homöostase von Bedeutung sind, u. a. das Zytoskelett und axonale Aussprossung betreffend (Shorrock et al. 2018).

7.3 Therapie der spinalen Muskelatrophie (SMA)

7.3.1 Symptomatische Therapie

Da die 5q-SMA eine multisystemische Erkrankung ist, ist eine multidisziplinäre Betreuung dieser Patienten außerordentlich wichtig. Mögliche Komplikationen, die je nach klinischem Schweregrad im Laufe der Erkrankung auftreten können, umfassen u. a. Probleme mit der Ernährung (Gedeihstörung, Schluckstörung, Obstipation, gastroösophagealer Reflux), Atemstörungen (reduzierter Hustenstoß, rezidivierende Atemwegsinfekte, Pneumonien, nächtliche Hypoventilation) und orthopädische Probleme (Skoliose, Kyphose). Respiratorische Insuffizienz ist die häufigste Todesursache bei Patienten mit SMA Typ I und II. Skoliose ist ein sehr häufiges Problem bei Kindern mit SMA Typ II und III; bei ca. 50 % dieser Kinder (mit ausschließlich symptomatischer Therapie) entwickelt sich vor dem 10. Lebensjahr eine ausgeprägte Skoliose (Cobb-Winkel > 50°), die eine Operation erforderlich macht.

2007 wurden erstmals »Standards of Care« für 5q-SMA als Konsensus-Statement publiziert (Wang et al. 2007), welche 2018 aktualisiert wurden (Finkel et al. 2018; Mercuri et al. 2018a).

7.3.2 Kausale Therapien

Derzeit sind in den USA und in Europa drei Medikamente zur kausalen Therapie der 5q-SMA zugelassen: Nusinersen/Spinraza® als genmodifizierende Therapie, Onasemnogene abeparvovec/Zolgensma® als Genersatztherapie und Risdiplam/Evrysdi® als genmodifizierende Therapie. Nusinersen/Spinraza® ist derzeit in Europa und in den USA für alle Formen der 5q-assoziierten SMA zugelassen, während Onasemnogene abeparvovec/Zolgensma® in den USA nur für Kinder mit SMA Typ 1 bis zum vollendeten 2. Lebensjahr, in Europa hingegen für Patienten mit klinisch diagnostizierter 5q-SMA Typ I und für Patienten mit 5q-SMA und bis zu drei Kopien des SMN2-Gens zugelassen ist (ohne explizite Altersbeschränkung). In einem Konsensus-Statement einer Gruppe europäischer Neuropädiater (Kirschner et al. 2020) wurde allerdings u. a. darauf hingewiesen, dass bislang keine Daten zur Therapie mit Zolgensma® bei älteren Kindern (> 6 Monate) publiziert wurden, und dass bei älteren SMA-Patienten mit einem Körpergewicht > 13,5 kg wegen der höheren Dosis an Vektor, die erforderlich wäre, mit einem höheren Risiko von Nebenwirkungen zu rechnen ist, weswegen eine Therapie mit Zolgensma® bei solchen Patienten nur in Ausnahmefällen erfolgen sollte. Risdiplam ist in den USA zugelassen für alle Formen der 5q-assoziierten SMA ab einem Alter von zwei Monaten, in Europa zur Behandlung der 5q-assoziierten SMA bei Patienten ab einem Alter von zwei Monaten mit einer klinisch diagnostizierten Typ-1-, Typ-2- oder Typ-3-SMA oder mit einer bis vier Kopien des *SMN2*-Gens.

Durch diese Therapien kann der Verlauf der Erkrankung z. T. erheblich positiv beeinflusst werden, wobei der therapeutische Effekt umso größer ist, je früher die Therapie begonnen wird. Besonders ausgeprägt ist dies, wenn bereits präsymptomatisch mit der Therapie begonnen wird, da offenbar eine Regeneration von Motoneuronen nach Einsetzen einer Neurodegeneration (in relevantem Ausmaß) auch durch diese neuen Therapien nicht erreicht werden kann.

In Abbildung 7.1 sind therapeutische Strategien bei SMA und das zugrundeliegende Wirkprinzip auf molekularer Ebene illustriert. Neben genmodifizierenden Therapien (▶ Genmodifizierende Therapie) und der Genersatztherapie (▶ Genersatztherapie) werden derzeit weitere Substanzen in klinischen Studien untersucht, die als SMN-unabhängige Therapien nicht darauf abzielen, die Menge an funktionsfähigem SMN-Protein zu erhöhen, sondern versuchen, über andere Mechanismen die Muskelmasse zu erhöhen und die Funktion der Muskeln zu verbessern; von Bedeutung sind hierbei aktuell insbesondere Myostatin-Inhibitoren und sogenannte »fast skeletal muscle troponin activators« (FSTA).

Genmodifizierende Therapie (Nusinersen/Spinraza®, Risdiplam/ Evrysdi®)

Nusinersen ist das erste Medikament, das zur Therapie der 5q-SMA zugelassen wurde. Nusinersen beeinflusst als Antisense-Oligonukleotid (ASO) mittels Bindung an eine »Splicesilencing-site« in Intron 7 an der prä-mRNA das Splicing des *SMN2*-Gens. Dies führt zu einer erhöhten Produktion von funktionell aktivem SMN-Protein. Nusinersen muss in regelmäßigen Abständen intrathekal mittels Lumbalpunktion verabreicht werden, weil es nicht über die Blut-Hirn-Schranke gelangt. Nach ersten positiven Ergebnissen in Phase I- und Phase II-Studien bei Kindern mit SMA Typ II und III (Chiriboga et al. 2016; Finkel et al. 2016) wurden größere Placebo-kontrollierte Phase III-Studien bei 121 Kleinkindern (jünger als sieben Monate, ENDEAR-Studie) mit SMA Typ I (Finkel et al. 2017) und bei 126 Kindern (medianes Alter vier Jahre) mit SMA Typ II (median elf Monate; CHERISH-Studie; (Mercuri et al. 2018b)) durchgeführt. Hierbei zeigte sich ein deutliches Ansprechen (verlängerte Zeit bis zum Tod oder bis zur permanenten Beatmung), und 51 % der mit Nusinersen behandelten Kinder versus 0 % der mit Placebo behandelten Kinder erreichten motorische Meilensteine (ENDEAR-Studie (Finkel et al. 2017)). Trotzdem erreichten nach ca. einem Jahr Behandlung mit Nusinersen nur 6/73 dieser Kinder den motorischen Meilenstein »unabhängiges Sitzen« (Finkel et al. 2017).

In der CHERISH-Studie zeigte sich bei den mit Nusinersen behandelten Kindern mit SMA Typ II nach 15 Monaten eine eindeutige Verbesserung der motorischen Scores HFMSE (**H**ammersmith **F**unctional **M**otor **S**cale **E**xpanded) und RULM (**R**evised **u**pper **l**imb **m**odule) mit einer Steigerung um median 4,0 Punkte im HFMSE und um 3,7 Punkte im RULM, während diese Scores bei den mit Placebo behandelten Kindern in diesem Zeitraum gleich blieben oder sich verschlechterten (HFMSE-Score: median -1,9 Punkte;

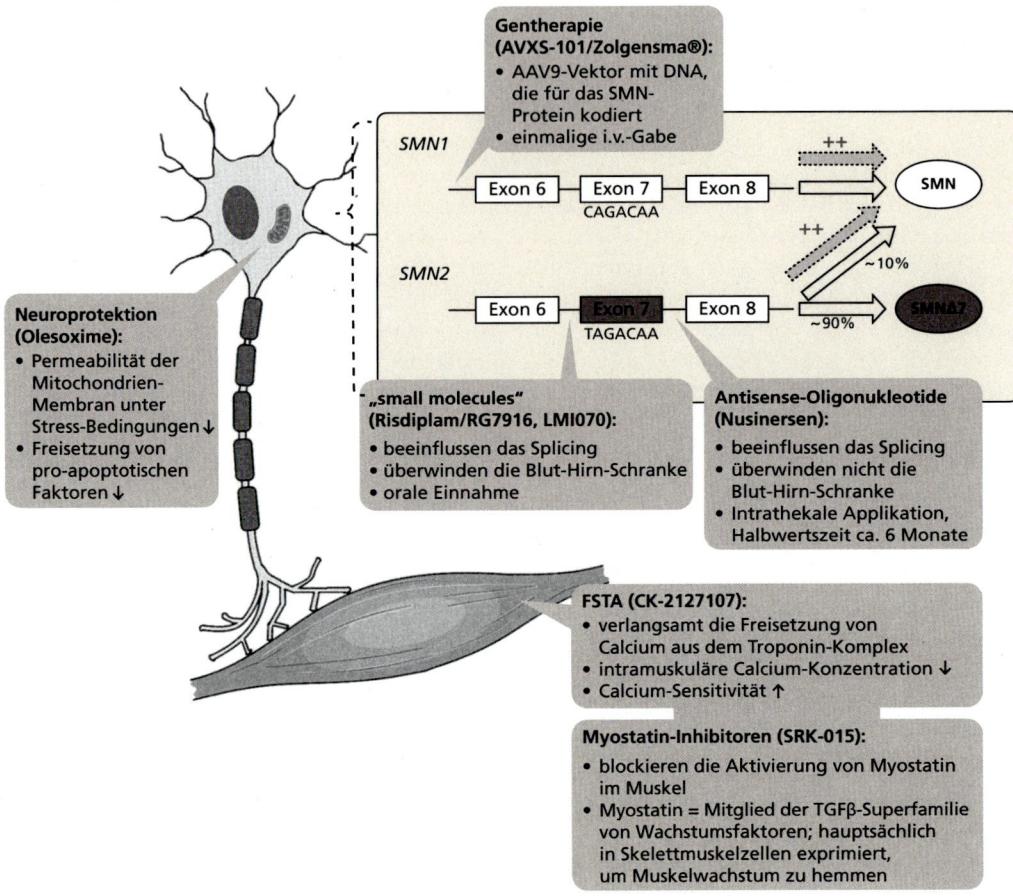

Abb. 7.1: Therapeutische Strategien bei SMA. (Modifiziert von Schorling et al. 2020, Fig. 2, bzw. Farrar et al. 2017, Fig. 3.) FSTA: fast skeletal muscle troponin activator.

RULM-Score: median + 0,3 Punkte) (Mercuri et al. 2018b). Eine weitere, nicht Placebo-kontrollierte Studie untersuchte die Effekte einer präsymptomatischen Behandlung mit Nusinersen bei 25 Säuglingen (< 6 Wochen), bei denen die Diagnose einer 5q-SMA molekulargenetisch gesichert war mit Nachweis von 2–3 Kopien des *SMN2*-Gens, so dass ohne Behandlung mit einer hohen Wahrscheinlichkeit von der Entwicklung einer SMA Typ I oder II auszugehen war (NURTURE-Studie; (De Vivo et al. 2019)). Alle 25 Säuglinge erreichten den motorischen Meilenstein »freies Sitzen«, und 22/25 erreichten den Meilenstein »freies Gehen«, wobei insbesondere die Säuglinge mit drei *SMN2*-Kopien eine weitgehend normale motorische Entwicklung zeigten.

Zur Wirksamkeit von Nusinersen bei erwachsenen Patienten mit SMA wurden leider keine Placebo-kontrollierten Studien durchgeführt. Neben kleinen Fallserien (u. a. Walter et al. 2019; Veerapandiyan et al., 2020) sind mittlerweile Daten aus einer großen multizentrischen Beobachtungsstudie mit 139 Patienten (Hagenacker et al. 2020) veröffentlicht. Hierbei zeigte sich über einen Zeitraum von mindestens 6–14 Monaten unter Therapie mit Nusinersen eine Verbesserung im HFMSE-Score im Mittel um 3,12 Punkte. Auch im RULM-Score (+1,09 Punkte) und im 6-Minuten-Gehtest (6MWT; + 46m) zeigte sich eine Verbesserung. Obwohl diese Daten entsprechend dem Design einer offenen Beobachtungsstudie mit Vorsicht interpretiert werden müssen, sprechen sie für eine gute Wirksamkeit und Verträglichkeit von Nusinersen auch bei erwachsenen Patienten unabhängig vom Alter bei Therapiebeginn, jedoch offenbar korrelierend mit dem Schweregrad und der Dauer bzw. Dynamik der motorischen Einschränkungen vor Therapiebeginn. Die Therapie mit Nusinersen ist, mit Ausnahme eines bei einer intrathekalen Therapie zu erwartenden postpunktionellen Syndroms (in der o. g. Beobachtungsstudie bei ca. 20 % der erwachsenen Patienten), insgesamt gut verträglich; weltweit wurden allerdings bislang fünf Patienten berichtet, bei denen unter dieser Therapie ein kommunizierender Hydrocephalus auftrat, wobei ein möglicher pathophysiologischer Zusammenhang noch nicht geklärt ist. Bei Patienten, bei denen wegen schwerer Skoliose in der Kindheit eine Spondylodese durchgeführt worden war (in der o. g. Beobachtungsstudie ca. 20 %), kann eine Fluoroskopie-, CT- oder Ultraschall-gestützte Lumbalpunktion erforderlich sein.

Mit *in vitro*-Assays wurde gezielt auf weitere Medikamente gescreent, die ähnlich wie Nusinersen ebenfalls selektiv das Splicing des *SMN2*-Gens beeinflussen, jedoch im Gegensatz zu Nusinersen als »small molecules« oral gegeben und somit auch systemisch wirksam sein können. Mit einem dieser Wirkstoffe, *Risdiplam* (RG7916), wurden mittlerweile klinische Studien bei Patienten mit SMA in verschiedenen Altersgruppen und Verlaufsformen durchgeführt, u. a.: bei Kleinkindern mit SMA Typ I (1–7 Monate,) FIREFISH-Studie). Primärer Endpunkt zur Wirksamkeit in der 2. Phase (open-label) war der Anteil von Kleinkindern, die nach zwölf Monaten ohne Unterstützung sitzen konnten. Nach 14,8 Monaten erlangten 41 % (7/17) der Kleinkinder, die mit der höheren Dosierung behandelt wurden, die Fähigkeit, unabhängig zu sitzen (Baranello et al. 2021). In dieser Studie traten keine neuen Sicherheitsbedenken auf. In der SUNFISH-Studie wurden ältere Kinder und Erwachsene (2–25 Jahre) mit SMA Typ II oder III mit Risdiplam behandelt. Primärer Endpunkt in dieser Studie war eine Verbesserung der motorischen Funktionen, gemessen mit dem MFM32-Score. Eine vorläufige Wirksamkeitsanalyse zeigte in der 2. Phase der Studie (bei nicht gehfähigen Patienten, n = 170) nach zwölf Monaten eine Verbesserung im MFM32-Score gegenüber Placebo um im Mittel 1,55 Punkte (p = 0,0156). Die häufigsten unerwünschten Ereignisse in der 1. Phase der Studie waren Fieber (55 %), Husten (35 %) und Erbrechen (33 %).

Genersatztherapie (Onasemnogen abeparvovec/AVXS-101/Zolgensma®)

Im Gegensatz zur genmodifizierenden Therapie wird bei der Genersatztherapie eine intakte Kopie des humanen *SMN1*-Gens mithilfe eines Vektors, in diesem Fall einer abgewandelten, nicht-replizierenden Form eines Adeno-assoziierten Virus (scAAV9), in den Körper eingeschleust, wo es die Produktion von SMN-Protein in Motoneuronen ermöglicht (Valori et al. 2010). Bei dieser Therapie wird die genetische Ursache der Erkrankung direkt behandelt. Bislang wurden in der Anwendung beim Menschen Daten zur Behandlung mit *Zolgensma*® aus drei Studien veröffentlicht: erstens aus einer klinischen, nicht-Placebo-kontrollierten Phase I-/Phase II-Studie (START-Studie) mit 15 Kleinkindern mit 5q-SMA (Mendell et al. 2017; Al-Zaidy et al. 2019; Lowes et al. 2019), zweitens aus einer multizentrischen, offenen Phase III-Studie (STR1VE-Studie; Day et al. 2021) mit 22 Kleinkindern mit 5q-SMA, die jünger als sechs Monate waren, und drittens aus einer retrospektiven Fallserie von 21 Kleinkindern (1–23 Monate alt) aus dem Bundesstaat Ohio

(Waldrop et al. 2020). In der erstgenannten Studie hatten alle Patienten zwei Kopien des *SMN2*-Gens und wurden innerhalb der ersten acht Lebensmonate mittels einmaliger i. v.-Infusion des Vektors behandelt. Bei zwei Kindern trat als schweres unerwünschtes Ereignis eine vorübergehende deutliche Erhöhung der Transaminasen auf, die sich unter Prednisolon-Therapie zurückbildete, welche anschließend begleitend bei allen Patienten durchgeführt wurde. Zwei Jahre nach der Gentherapie hatten alle 15 Patienten überlebt, während in einer historischen Vergleichsstudie zu diesem Zeitpunkt 92 % der Patienten verstorben waren. Bei den Kindern, die mit höherer Konzentration behandelt wurden, zeigte sich eine rasche und deutliche Verbesserung der motorischen Funktionen: 11/12 Kinder mit CHOP-INTEND-Score > 40 (im Mittel 50 Punkte), während dieser Wert in einer historischen Vergleichskohorte im Mittel bei 10,1 Punkten lag. Hinsichtlich motorischer Meilensteine erlernten 11/12 Kindern freies Sitzen und volle Kopfkontrolle, und 2/12 Kindern erlernten freies Gehen.

In der multizentrischen, offenen Phase III-Studie (Day et al. 2021) erreichten 13 von 22 Kleinkindern (59 %) mit 5q-SMA spätestens im Alter von 18 Monaten den motorischen Meilenstein freies Sitzen für mehr als 30 Sekunden (historische Vergleichskohorte/PNCR: 0 von 23 Kleinkindern, $p < 0.0001$). 20/23 Kleinkindern (91 %) überlebten bis Monat 14 ohne die Notwendigkeit einer permanenten Beatmung (historische Vergleichskohorte: 26 %, $p < 0.0001$). Neben den wegen der SMA zu erwartenden schweren unerwünschten Ereignissen (SAE) durch bronchopulmonale Infekte (u. a. Bronchiolitis, Pneumonie) traten drei weitere SAE auf, die wahrscheinlich auf die Behandlung zurückzuführen sind: bei zwei Patienten erhöhte Transaminasen und bei einem Patient ein Hydrocephalus.

In der retrospektiven Fallserie (Waldrop et al. 2020) wurde als Nebenwirkung bei älteren Kleinkindern (> 6 Monate) häufiger laborchemisch eine asymptomatische Erhöhung der Transaminasen beobachtet, weswegen höhere Dosierungen von Prednisolon als Begleitmedikation erforderlich waren. In dieser Studie wurde als weitere unerwünschte Wirkung bei 90 % der Kinder eine ebenfalls asymptomatische vorübergehende Thrombopenie beobachtet. Von 19 Kindern, bei denen regelmäßig der CHOP-INTEND-Score als Outcome-Parameter erhoben wurde, wurde bei 11 % (n = 2) eine Stabilisierung und bei 89 % (n = 17) eine Verbesserung beobachtet.

Zusammenfassend belegen die Ergebnisse dieser Studien die Sicherheit und Wirksamkeit der Genersatztherapie bei Kleinkindern mit 5q-SMA Typ 1.

Derzeit werden weitere klinische Studien mit Zolgensma® durchgeführt, u. a. eine weitere Phase 1-Studie bei älteren Kindern (< 6 Jahren) mit SMA Typ II mit einmaliger intrathekaler Verabreichung von Zolgensma®, da entsprechend tierexperimentellen Daten (Foust et al. 2010) eine effektive Überwindung der Blut-Hirn-Schranke durch den scAAV9-Vektor nach i. v. -Gabe bei älteren Kindern nicht zu erwarten ist. Diese Studie ist allerdings derzeit wegen präklinischer Hinweise auf eine Schädigung der Dorsalganglien bei nicht-menschlichen Primaten unterbrochen.

Darüber hinaus werden die Ergebnisse aus vier Phase 3-Studien erwartet: zwei weitere bei Kleinkindern mit SMA Typ 1 sowie die SPRINT-Studie bei präsymptomatischen Säuglingen mit molekulargenetisch gesicherter 5q-SMA.

7.3.3 Neugeborenenscreening und Biomarker für 5q-SMA

Wie weiter oben erläutert, zeigten die Ergebnisse klinischer Studien sowohl mit genmodifizierender als auch mit Genersatztherapie, dass der Effekt dieser Therapien umso größer ist, je früher die Therapie begonnen wird. Studien zum natürlichen Verlauf der Erkrankung haben gezeigt, dass bei Patienten mit

SMA Typ I ca. 95 % aller Motoneurone innerhalb der ersten sechs Lebensmonate zugrunde gehen (Kolb et al. 2017), sodass es dringend geboten erscheint, die Diagnose möglichst frühzeitig zu stellen, was durch ein Neugeborenenscreening (NBS) möglich ist. Bislang wurden die Ergebnisse von vier Pilotstudien zu NBS bei SMA publiziert (Chien et al. 2017; Kraszewski et al. 2018; Boemer et al. 2019; Vill et al. 2019). Die Ergebnisse zeigten, dass das NBS und eine daraufhin eingeleitete kausale, meist präsymptomatische Therapie die motorischen Funktionen bzw. die Prognose bei Kindern mit genetisch gesicherter SMA erheblich verbessern. Daraufhin wurde in den USA die SMA durch eine Expertenkommission im Juli 2018 zum »Recommended Uniform Screening Panel« (RUSP) hinzugefügt. Nach den aktuellen Empfehlungen, entsprechend einem von der »SMA NBS Multidisciplinary Working Group« entwickelten Algorithmus (Glascock et al. 2018), sollte eine kausale Therapie sofort begonnen werden bei molekulargenetisch gesicherter SMA und Nachweis von einer *SMN2*-Kopie, falls keine Symptome vorliegen, oder von zwei oder drei *SMN2*-Kopien mit oder ohne Symptome. Bei Nachweis von vier oder mehr *SMN2*-Kopien sollte ein regelmäßiges engmaschiges klinisches und elektrophysiologisches (mittels CMAP) Follow-up erfolgen und bei Auftreten von Symptomen zeitnah eine kausale Therapie begonnen werden (Glascock et al. 2018; Saffari et al., 2019). Mittlerweile wurde das Neugeborenen-Screening auch in Deutschland um molekulargenetische Diagnostik auf 5q-SMA erweitert.

In den o. g. Studien mit Nusinersen, insbesondere der ENDEAR- und NURTURE-Studie, korrelierte der Serumspiegel der phosphorylierten schweren Kette von Neurofilamenten (p-NFH) als potenzieller *Biomarker* für axonale Schädigung bei SMA sowohl mit dem Schweregrad der motorischen Einschränkungen vor Beginn der Therapie als auch mit dem klinischen Ansprechen auf die Therapie (Darras et al. 2019; De Vivo et al. 2019). Diese Ergebnisse sprechen dafür, dass die p-NFH-Konzentration im Serum insbesondere bei Kleinkindern bzw. Neugeborenen in der Vorhersage des klinischen Verlaufs und in der Entscheidungsfindung über einen präsymptomatischen Therapiebeginn von Nutzen sein kann. Bei erwachsenen Patienten mit SMA fand sich hingegen bislang keine eindeutige derartige Korrelation (Walter et al. 2019; Wurster et al. 2019; Wurster et al. 2020). Potenzielle elektrophysiologische Biomarker, die bereits in klinischen Studien verwendet wurden, sind das »compound muscle action potential« (CMAP) und die »motor unit number estimation« (MUNE).

Literatur

Al-Zaidy S A, Kolb S J, Lowes L et al. (2019) AVXS-101 (Onasemnogen Abeparvovec) for SMA1: Comparative Study with a Prospective Natural History Cohort. J Neuromuscul Dis 6(3): 307–317.

Baranello G, Darras BT, Day JW et al. (2021) Risdiplam in Type 1 Spinal Muscular Atrophy. N Engl J Med. 384(10): 915–923.

Boemer F, Caberg J H, Dideberg V et al. (2019) Newborn screening for SMA in Southern Belgium. Neuromuscul Disord 29(5): 343–349.

Chien Y H, Chiang S C, Wenig W C et al. (2017) Presymptomatic Diagnosis of Spinal Muscular Atrophy Through Newborn Screening. J Pediatr 190: 124–129 e121.

Chiriboga C A, Swoboda K J, Darras B T et al. (2016) Results from a phase 1 study of nusinersen (ISIS-SMN(Rx)) in children with spinal muscular atrophy. Neurology 86(10): 890–897.

Darras B T, Crawford T O, Finkel R S et al. (2019) Neurofilament as a potential biomarker for spinal muscular atrophy. Ann Clin Transl Neurol 6(5): 932–944.

Day J W, Finkel R S, Chiriboga C A et al. (2021) Onasemnogene abeparvovec gene therapy for symptomatic infantile-onset spinal muscular atrophy in patients with two copies of SMN2 (STR1VE): an open-label, single-arm, multicentre, phase 3 trial. Lancet Neurol 20: 284–93.

De Vivo D C, Bertini E, Swoboda K J et al. (2019) Nusinersen initiated in infants during the presymptomatic stage of spinal muscular atrophy: Interim efficacy and safety results from the Phase 2 NURTURE study. Neuromuscul Disord 29 (11): 842–856.

Farrar M A, Park S B, Vucic S et al. (2017) Emerging therapies and challenges in spinal muscular atrophy. Ann Neurol 81(3): 355–368.

Finkel R S, Chiriboga C A, Vajsar J et al. (2016) Treatment of infantile-onset spinal muscular atrophy with nusinersen: a phase 2, open-label, dose-escalation study. Lancet 388(10063): 3017–3026.

Finkel R S, Mercuri E, Darras B T et al. (2017) Nusinersen versus Sham Control in Infantile-Onset Spinal Muscular Atrophy. N Engl J Med 377(18): 1723–1732.

Finkel R S, Mercuri E, Meyer O H et al. (2018) Diagnosis and management of spinal muscular atrophy: Part 2: Pulmonary and acute care; medications, supplements and immunizations; other organ systems; and ethics. Neuromuscul Disord 28(3): 197–207.

Foust K D, Wang X, McGovern V L et al. (2010) Rescue of the spinal muscular atrophy phenotype in a mouse model by early postnatal delivery of SMN. Nat Biotechnol 28(3): 271–274.

Glascock J, Sampson J, Haidet-Phillips A et al. (2018) Treatment Algorithm for Infants Diagnosed with Spinal Muscular Atrophy through Newborn Screening. J Neuromuscul Dis 5(2): 145–158.

Hagenacker T, Wurster C D, Gunther R et al. (2020) Nusinersen in adults with 5q spinal muscular atrophy: a non-interventional, multicentre, observational cohort study. Lancet Neurol 19(4): 317–325.

Hamilton G, Gillingwater T H (2013) Spinal muscular atrophy: going beyond the motor neuron. Trends Mol Med 19(1): 40–50.

Kirschner J, Butoianu N, Goemans N et al. (2020) European ad-hoc consensus statement on gene replacement therapy for spinal muscular atrophy. Eur J Paediatr Neurol 28: 38–43.

Kolb S J, Coffey C S, Yankey J W et al. (2017) Natural history of infantile-onset spinal muscular atrophy. Ann Neurol 82(6): 883–891.

Konig K, Pechmann A, Thiele S et al. (2019) Deduplicating patient records from three independent data sources reveals the incidence of rare neuromuscular disorders in Germany. Orphanet J Rare Dis 14(1): 152.

Kraszewski J N, Kay D M, Stevens C F et al. (2018) Pilot study of population-based newborn screening for spinal muscular atrophy in New York state. Genet Med 20(6): 608–613.

Lefebvre S, Burglen L, Reboullet S et al. (1995) Identification and characterization of a spinal muscular atrophy-determining gene. Cell 80(1): 155–165.

Lipnick S L, Agniel D M, Aggarwal R et al. (2019) Systemic nature of spinal muscular atrophy revealed by studying insurance claims. PLoS One 14(3): e0213680.

Lowes L P, Alfano L N, Arnold W D et al. (2019) Impact of Age and Motor Function in a Phase 1/2A Study of Infants With SMA Type 1 Receiving Single-Dose Gene Replacement Therapy. Pediatr Neurol 98: 39–45.

Mendell J R, Al-Zaidy S, Shell R et al. (2017) Single-Dose Gene-Replacement Therapy for Spinal Muscular Atrophy. N Engl J Med 377(18): 1713–1722.

Mercuri E, Finkel R S, Muntoni F et al. (2018a) Diagnosis and management of spinal muscular atrophy: Part 1: Recommendations for diagnosis, rehabilitation, orthopedic and nutritional care. Neuromuscul Disord 28(2): 103–115.

Mercuri E, Darras B T, Chiriboga C A et al. (2018b) Nusinersen versus Sham Control in Later-Onset Spinal Muscular Atrophy. N Engl J Med 378(7): 625–635.

Ogino S, Leonard D G, Rennert H et al. (2002) Genetic risk assessment in carrier testing for spinal muscular atrophy. Am J Med Genet 110 (4): 301–307.

Prior T W, Leach M E, Finanger E (1993) Spinal Muscular Atrophy. GeneReviews((R)). Adam M P, Ardinger H H, Pagon R A et al. Seattle (WA).

Saffari A, Kolker S, Hoffmann G F et al. (2019) Novel challenges in spinal muscular atrophy – How to screen and whom to treat? Ann Clin Transl Neurol 6(1): 197–205.

Schorling D C, Pechmann A, Kirschner J (2020) Advances in Treatment of Spinal Muscular Atrophy – New Phenotypes, New Challenges, New Implications for Care. J Neuromuscul Dis 7(1): 1–13.

Shorrock H K, Gillingwater TH, Groen E J N (2018) Overview of Current Drugs and Molecules in Development for Spinal Muscular Atrophy Therapy. Drugs 78(3): 293–305.

Valori C F, Ning K, Wyles M et al. (2010) Systemic delivery of scAAV9 expressing SMN prolongs survival in a model of spinal muscular atrophy. Sci Transl Med 2(35): 35ra42.

Veerapandiyan A, Eichinger K, Guntrum D et al. (2020) Nusinersen for older patients with spinal muscular atrophy: A real-world clinical setting experience. Muscle Nerve 61(2): 222–226.

Verhaart I E C, Robertson A, Wilson I J et al. (2017) Prevalence, incidence and carrier frequency of 5q-linked spinal muscular atrophy – a literature review. Orphanet J Rare Dis 12(1): 124.

Vill K, Kolbel H, Schwartz O et al. (2019) One Year of Newborn Screening for SMA – Results of a German Pilot Project. J Neuromuscul Dis 6(4): 503–515.

Wadman R I, Wijngaarde C A, Stam M et al. (2018) Muscle strength and motor function throughout life in a cross-sectional cohort of 180 patients with spinal muscular atrophy types 1c-4. Eur J Neurol 25(3): 512–518.

Waldrop MA, Karingada C, Storey MA et al. (2020) Gene Therapy for Spinal Muscular Atrophy: Safety and Early Outcomes. Pediatrics 46(3): e20200729

Walter M C, Wenninger S, Thiele S et al. (2019) Safety and Treatment Effects of Nusinersen in Longstanding Adult 5q-SMA Type 3 - A Prospective Observational Study. J Neuromuscul Dis 6(4): 453–465.

Wang C H, Finkel R S, Bertini E S et al. (2007) Consensus statement for standard of care in spinal muscular atrophy. J Child Neurol 22(8): 1027–1049.

Wurster CD, Gunther R, Steinacker P et al. (2019) Neurochemical markers in CSF of adolescent and adult SMA patients undergoing nusinersen treatment. Ther Adv Neurol Disord 12: 1756286419846058.

Wurster CD, Steinacker P, Gunther R et al. (2020) Neurofilament light chain in serum of adolescent and adult SMA patients under treatment with nusinersen. J Neurol 267: 36–44.

8 Diagnostik und Verlauf der ALS

Julian Großkreutz und Andreas Hermann

8.1 Einleitung

Wie in den vorherigen Kapiteln erwähnt sind Motoneuronerkrankungen eine heterogene Gruppe von Erkrankungen. Sie betreffen Menschen aller Altersstufen, schreiten durchweg voran und zeigen als Kardinalsymptom eine fortschreitende Muskelschwäche. Wie in den Kapiteln 5 und 6 ausgeführt, können eine Reihe von zusätzlichen Störungen auftreten, die von der Beteiligung prämotorischer, extrapyramidaler und kognitiver Systeme des Gehirns über sensible Störungen bis hin zu autonomen Störungen des Nervensystems reichen. Auch Störungen nicht-neuronaler Systeme treten auf (Burrell et al. 2016; Tiryaki und Horak 2014; Turner 2016).

Im Zentrum der Diagnose steht immer das schmerzlose oder schmerzarme, progrediente motorische Defizit, das durch unterschiedliche Betonung von Zeichen des ersten und des zweiten Motoneurons bei weitgehendem Fehlen sensibler Ausfälle geprägt ist. Von der Diagnose ist die unmittelbar damit verbundene Prognose kaum zu trennen. Betroffene verwenden diese beiden Kategorien oft synonym.

Nach erfolgter Diagnostik sollte nicht ständig versucht werden, mittels wiederkehrend durchgeführter Diagnostik die diagnostische Sicherheit zu erhöhen, sondern eher der Verlauf beobachtet werden. Ein unerwarteter Verlauf (»Stillstand«, »Besserung«) oder das Auftreten untypischer Symptome macht eine Fehldiagnose wahrscheinlich und der Patient muss erneut gründlich untersucht werden.

Die Diagnostik umfasst zunächst die klinische Diagnose, auf diese aufbauend dann die nun folgend erwähnten Zusatzdiagnostiken durchgeführt werden sollten.

8.2 Klinische Diagnose

Allem voran geht die klinische Diagnose einer Motoneuronerkrankung gekennzeichnet durch das parallele Auftreten von Lähmungen sowie Pyramidenbahnzeichen, welche in fortgeschrittenen Fällen und bei typischer ALS leicht möglich ist (▶ Tab. 5.1). Zeichen des unteren Motoneurons (lower MNs, LMN) sind dabei häufig einfacher nachzuweisen (schlaffe Lähmungen, Muskelatrophie, Muskelfaszikulationen, ausgefallene Muskeleigenreflexe (MER)) als die des oberen Motoneurons (upper MN, UMN). Letztere beinhalten spastische Paresen, überlebhafte MER, Babinskizeichen etc. Bei ausgeprägten Muskelparesen bzw. -atrophien ist bereits das Vorhandensein jeglicher MER als Pyramidenbahnzeichen zu werten. Von Pseudobulbärparese spricht man im Falle einer Störung des

UMN der Bulbärregion, von einer Bulbärparese bei Betroffenheit des LMNs in dieser Region. Letzteres verursacht die typischen Zungenfaszikulationen und -atrophie. Nicht selten sind als Zeichen der UMN Beteiligung im Bulbärbereich Zeichen der pseudobulbären Affektlabilität nachweisbar (Zwangslachen/-weinen/-gähnen).

Die ALS zeigt sich durch typische Läsionsmuster aus. Die Dysarthrie kommt vor einer relevanten Dysphagie, die Fingerspreizer sind früher und stärker betroffen als die Fingerbeuger (differenzialdiagnostische Abgrenzung zur Einschlusskörpermyopathie), die Fußheber stärker als die Fußsenker. Typisch für die ALS ist der stärkere Befall der Thenarmuskeln (APB) und des IOD1 mit relativer Aussparung der lateraler Handmuskeln (ADM). Diese Dissoziation im Befallsmuster wird als Split-Hand-Syndrom bezeichnet (Wilbourn 2000). Interessanterweise verhält sich diese Dissoziation bei der SMA gegenläufig mit einem stärkeren Befall der lateralen kleinen Handmuskeln (Gunther et al. 2019). Auch wenn sich dieser Begriff bisher nicht etabliert hat, kommt es im Gesicht der ALS-Patienten zu einem ähnlichen differenzierten Befallsmuster (»Split-face«): Wohin gegen die periorale und orale Muskulatur meist symmetrisch betroffen ist, bleibt die periorbitale Mimik häufig viel länger erhalten. Typische Befunde, die im Rahmen der Differenzialdiagnostik für das Vorliegen einer ALS sprechen, sind in Tabelle 5.1 zusammengefasst.

8.3 Zusatzdiagnostik

Die klinische Heterogenität der ALS ist jedoch groß und die ALS-Varianten sowie frühe Stadien der »klassischen« ALS bereiten immer wieder diagnostische Schwierigkeiten. Umso notwendiger werden dann Zusatzdiagnostik und der Ausschluss anderer Erkrankungen.

8.3.1 Laboruntersuchungen

Allgemeine Laboruntersuchungen

Laboruntersuchungen sind bis auf wenige Ausnahmen der Differenzialdiagnostik i. S. e. Ausschlussdiagnostik vorbehalten, und deswegen nur indirekt hinweisgebend auf das Vorliegen einer ALS. So sollte bei Vorliegen eines reinen LMNS eine Immunelektrophorese durchgeführt werden (Gammopathie), die hinweisgebend auf eine entzündliche Neuropathie wäre. Gangliosidbestimmungen sind nur gezielt sinnvoll, da sie bei der ALS auch erhöht sein können (sinnvoll z. B. Differenzialdiagnostik MMN). Die Creatinkinase ist häufig unspezifisch moderat erhöht bei ALS-Patienten. Der Ausschluss eines entzündlichen Liquorsyndroms sollte erfolgen, um beispielsweise eine Myelitis als Ursache eines UMNS oder eine (para-)entzündliche Polyradikulopathie bei reinem LMNS auszuschließen.

Die Poliomyelitis gilt als ausgerottet, eine HTLV-1 Erkrankung (tropische spastische Spinalparalyse) kommt nur lokal vor, eine Adrenoleukodystrophie stellt eine Rarität dar (UMNS bei Konduktorinnen), eine Kupfermangel Myelo-neuropathie ist meist von ausgeprägten sensiblen Ausfällen begleitet. Motoneuronerkrankungen im Rahmen von Tumorerkrankungen (paraneoplastisch) sind als Entität sehr umstritten. Eine Tumorsuche ist im Regelfall nicht notwendig, da der häufig auftretende Gewichtsverlust bis hin zur Kachexie in aller Regel Bestandteil der ALS Pathophysiologie ist (Verlust der Muskelmasse). Hellhörig sollte man immer werden, insofern atypische Symptome auftreten, z. B. eine Enzephalomyelopathie.

Eine Muskelbiopsie ist in nahezu allen Fällen heutzutage obsolet, einzig bei der differenzialdiagnostischen Unterscheidung zur Einschlusskörpermyopathie hilfreich und ggfs. indiziert.

Als ein klares Zeichen einer Affektion von Nervenfasern gilt eine Erhöhung von Neurofilamenten (pNFH und NFL) in Liquor und Serum. Die Höhe der Neurofilamentkonzentration korreliert mit der Krankheitsaggressivität, daher sind deutlich erhöhte Neurofilamentspiegel prognostisch relevant (Benatar et al. 2020; Dorst et al. 2020). Die Sensitivität und Spezifität sind dabei im Liquor besser, jedoch auch im Blut bei über 80 %. Die diagnostische Stärke besteht im Wesentlichen gegenüber klassischen Differenzialdiagnosen der ALS (Steinacker et al. 2016), und ist schon früh im Krankheitsverlauf erhöht (Feneberg et al. 2018), weshalb wir die Bestimmung dieser Werte für einen sehr hilfreichen Bestandteil einer Differenzialdiagnostik der ALS halten.

> NfL im Blut und Liquor bzw. p-NfH im Liquor stellen neue diagnostische und auch prognostische Biomarker der ALS dar

Genetische Diagnostik

Eine genetische Primardiagnostik geht seit Bekanntwerden von Dutzenden von Mutationen mit teilweise rezessivem Erbgang und intronischen Störungen wie die *C9ORF72* Mutation weit über Patienten mit familiären Erscheinungsformen hinaus. In diesem sich sehr rasch entwickelnden Feld werden große Diagnostik-Panels sowie Exom- und Genomsequenzierungen herangezogen (▶ Kap. 2). Ein einheitlicher Standard ist weder bei der Auswahl zu testender Gene noch bei der Bezahlung durch die Kostenträger zu finden.

Durch die Vielzahl möglicher genetischer Ursachen treten Fragen der Penetranz der Erkrankung im Einzelfall zunehmend in den Vordergrund. Da es absehbar jedoch erste »Gentherapien« auch bei der ALS geben wird (▶ Kap. 9), sollten zumindest für diese systematisch untersucht werden (aktuell *SOD1*, *FUS* und *C9ORF72*).

8.3.2 Elektrophysiologie

Die Diagnose einer ALS wird bei klinischem Verdacht durch Nachweis einer Affektion des LMNs mittels einer Elektroneuro- und -myografie (EMG) und des ersten Motoneurons anhand Magnet-evozierte Potenziale (MEP) gestützt.

Elektroneurografie, Elektromyografie

Die Elektroneurografie und -myografie sind essenzieller Bestandteil der (Differenzial-)Diagnostik von Motoneuronerkrankungen. Sie erfassen Schädigungszeichen des unteren Motoneurons (lower motor neuron/LMN), die standardisiert durchgeführte Elektroneurografie zusätzlich die sensiblen Fasern, die bei den Motoneuronerkrankungen unauffällig sein sollten.

> Der typische Neurografiebefund der ALS und der SMA ist die rein motorische axonale Neuro**no**pathie (motorisch axonale-Schädigung).

Wenn immer der auffällige Kontrast zwischen deutlicher motorisch-axonaler Affektion bei fehlender oder geringer sensibler Schädigung besteht, sollte an eine ALS gedacht werden.

Wichtig auszuschließen gilt es Leitungsblöcke wie bei der MMN oder eine sensible Beteiligung wie bei einer sensomotorischen Neuropathie oder demyelinisierende Veränderungen vom Ausmaß einer CIDP. Daher sind elektroneurografische Screening-Untersuchungen mit standardisierten Messprotokollen nur weniger Nerven bei dem Verdacht auf eine ALS nicht ausreichend; vielmehr sollte der elektroneurografische Nachweis einer rein motorischen Affektion mehrerer gemischter peripherer Nerven angestrebt werden. Bei der ALS sind, in Abhängigkeit vom Atrophiegrad, die Amplituden der motorischen Summenaktionspotenziale erniedrigt. Da insb. die schnell leitenden großen Axone zuerst untergehen, dürfen auch die Leitgeschwindigkeiten leicht verändert sein (als Richtwert: distal motorische Latenzen $\leq 125\%$ der oberen Norm, motorische Nervenleitgeschwindigkeiten $\geq 80\%$ der unteren Norm, kürzeste F-Wellen-Latenzen $\leq 125\%$ der oberen Norm). In fortgeschrittenen Stadien kann die F-Welle auch ausgefallen sein.

Die EMG spielt eine herausragende Rolle, da sie einen Denervierungsprozess in einem klinisch nicht betroffenen Muskel nachweist. Einen offensichtlich atrophen, paretischen und faszikulierenden Muskel zu myografien liefert keine diagnostischen Zusatzinformationen. Vielmehr ist es sinnvoll einen oder mehrere klinisch nicht betroffenen Muskeln aus einer der vier El Escorial-Regionen (bulbär, zervikal, thorakal, lumbosakral), zu myografieren. Als bulbärer Muskel bietet sich die Zunge an (M. genioglossus). Diese kann direkt seitlich oder von submental aus gestochen werden. Für die thorakale Muskulatur empfiehlt sich die paravertebrale Muskulatur auf Höhe BWK8. Wichtig zu wissen ist jedoch, dass die Ableitung aus einem paraspinalen Muskel weder technisch einfach (der Patient muss vollständig entspannen), noch die Sensitivität und Spezifität hoch sind. Insbesondere in der lumbosakralen paraspinalen Muskulatur zeigen bis zu 15 % asymptomatischer Gesunder pathologische Spontanaktivität (Date et al. 1996). Umgekehrt schließt der negative Befund eine axonale Schädigung des R. dorsalis n. spinalis nicht aus.

Darüber hinaus hilft die Beurteilung der Motor-Unit-Action-Potentials (MUAPs) der Muskelfaser, einen andauernden Denervierungs- und Reinnervierungsprozess zu erfassen (chron. neurogener Schaden). Die bei ALS auftretenden Faszikulationen sind typischerweise polymorph mit instabilen Satellitenpotenzialen. Die Awaji-Kriterien erlauben es, Faszikulationen in einem chronisch denervierten Muskel als Zeichen aktiver Denervierung zu werten.

Weitere Verfahren sind z. B. Motor Unit Number Index (MUNIX), welches kein Verfahren der klinischen Routine darstellt. Es dient u. a. eines Monitorings im Rahmen von Studien den Niedergang der LMN longitudinal zu erfassen. Hierfür wird das Oberflächen-EMG eines Muskels nach supramaximaler Stimulation in Beziehung gesetzt zum motorischen Summenaktionspotenzial während unterschiedlich starker willkürlicher Kontraktion, wobei man davon ausgeht, dass der Index (MUNIX) mit der Anzahl der motorischen Einheiten korreliert (Neuwirth und Weber 2013).

Transkranielle Magnetstimulation – Verlust der iSP bei ALS

Die TMS hat eine Sensitivität von ca. 70 %, um eine Affektion des UMNs bei der ALS zu erfassen. Diese stellt sich durch den Ausfall bzw. verlängerte zentralmotorische Latenz der magnetisch evozierten Potenziale dar. Tatsächlich ist die Anzahl von Patienten gering, die bei dem Fehlen klinischer Zeichen einer Affektion des UMNs mittels MEP die Diagnose einer ALS gestellt bekommen. Dies liegt z. T. daran, dass die Patienten den Zielmuskel (z. B. Tib ant.) anspannen können müssen. Zudem ist diese Technik nur geeignet für Untersuchungen an den Extremitäten, also nur zwei der vier El-Escorial Regionen.

Eine bisher wenig etablierte Methode ist die Untersuchung der Störung der transkallosalen Inhibition. Diese beruht auf der Vorstellung, dass neben der Aktivierung eines motorisches Potenzials an der kontralateralen Körperhälfte auch inhibitorische transkallosale Neurone aktiviert werden, deren Axone als Kommissurenfasern zur gegenseitigen Hemisphäre ziehen und eine physiologische Inhibition dort zu einer Innervationsstille der angespannten Hand in Form einer Unterbrechung der EMG-Daueraktivität führt (▶ Abb. 8.1). Man spricht von einer ipsilateralen Innervationsstille (*ipsilateral silent period*/iSP). 77 % der ALS-Patienten fehlt die iSP in einer oder in beiden Hemisphären bereits in frühen Phasen der Erkrankung und unabhängig davon, ob der Tractus corticospinalis bereits in den neurodegenerativen Prozess einbezogen ist oder nicht (Wittstock et al. 2007). Das klinische Korrelat dieses Ausfalles sind Spiegelbewegungen (*mirror movements*), die bei ALS-Patienten im Vergleich zu gesunden Kontrollen vermehrt auftreten (Krampfl et al. 2004). Die funktionelle Störung korreliert mit pathoanatomischen und MR-tomografischen (DTI)-Veränderungen in der motorischen Area III des Corpus callosum (Brownell et al. 1970; Filippini et al. 2010; Hofer und Frahm 2006; Smith 1960).

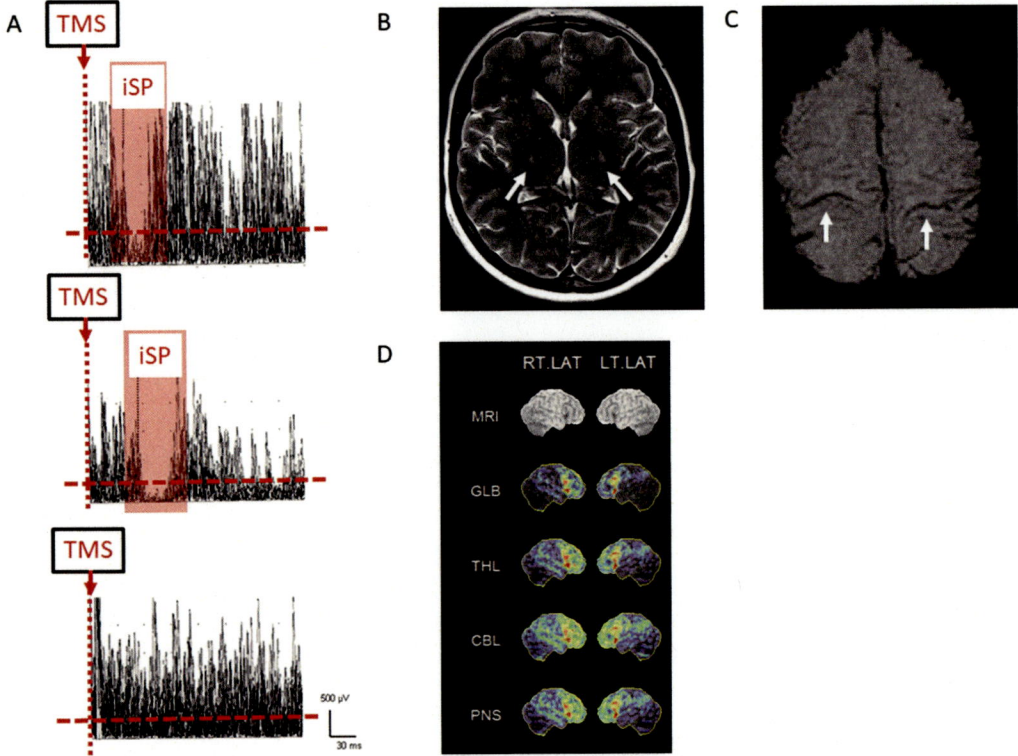

Abb. 8.1: (A) Exemplarische ipsilaterale Muskelantworten (zehn rektifizierte und gemittelte EMG-Ableitungen) bei Ableitung vom ipsilateralen M. interosseus dorsalis I. Dargestellt ist ein Fall einer normalen Latenz der ipsilateralen Silent period (iSP) (38 ms, oben), verlängert (54 ms, Mitte) oder Verlust der iSP (unten). (B) Axiale T2 mit Darstellung (Pfeile) hyperintenser Pyramidenbahn. (C) SWI Sequenz zur Darstellung des »black-ribbon-signs« (Pfeile) im motorischen Kortex. (D) PET-CT (FDG-PET) mit Darstellung eines frontalen Hypometabolismus bei einem ALS-FTD Patienten.

8.3.3 Ultraschall

Ultraschalluntersuchungen der Nerven und Muskeln haben in den letzten Jahren deutlich an Stellenwert zugenommen. Beide spielen insbesondere bei der Differenzialdiagnostik von LMNS eine Rolle. Der Nervenultraschall eignet sich besonders um gegen entzündliche Neuropathien oder Engpasssyndrome abzugrenzen (Loewenbruck et al. 2016). Mittels Muskelultraschall lassen sich Faszikulationen mindestens so sensitiv nachweisen wie mittels EMG, in manchen Bereichen aber deutlich besser und weniger invasiv (und ist somit insbesondere auch für Kinder gut geeignet) (Grimm et al. 2015; Misawa et al. 2011). Die Präzision der Myosonografie ist sehr untersucherabhängig.

Eine Hyperechogenität der Substantia nigra in der transkraniellen Sonografie tritt bei > 80 % der ALS-Patienten auf, deren Ursache bisher nicht geklärt ist. Die diagnostische Wertigkeit im Vergleich zu typischen Differenzialdiagnosen ist allerdings beschränkt (Hermann et al. 2015).

8.3.4 Magnetresonanztomografie (MRT)

Bildgebende Verfahren wie MRT des Kopfes und des Rückenmarkes werden im Einzelfall bis heute nur zum Ausschluss konkurrierender Ursachen einer Affektion des UMNs, in seltenen Fällen auch bei schwer einzuordnenden Befunden des LMNs (radikuläre Symptome, ausgeprägte F-Wellen Verluste bei klinisch wenig betroffener Muskulatur) eingesetzt. So können z. B. eine subkortikale arteriosklerotische Enzephalopathie (SAE) oder einer zervikale Myelonkompression Zeichen einer Affektion des UMNs und MEP Veränderungen verursachen, insbesondere ein Pseudobulbärhirnsyndrom kann sekundär verursacht sein. Ein Mantelkantenprozess bei deutlich beinbetonten Paraspastik muss ebenfalls ausgeschlossen werden.

Einige interessante Befunde und Entwicklungen sind darüber hinaus erwähnenswert. Eine Hypointensität des präzentralen Kortex in suszeptibilitätsgewichteten Sequenzen (»black ribbon sign«) wurde überzufällig häufig bei ALS-Patienten beschrieben (▶ Abb. 8.1). Diffusionstensor basiertes Imaging zusammen mit computergestützten MRT Analysen zeigen Gruppenunterschiede zwischen ALS-Patienten und Kontrollen sowie Krankheitsmimics. Bis heute sind sie allerdings nicht geeignet zur Diagnosesicherung oder zum Erfassen der Krankheitsprogression im Einzelfall. DTI-Untersuchungen haben viel zum Verständnis der ALS und ihrer Sonderformen beigetragen. So zeigten diese z. B. dass auch bei PLS und einigen PMA Patienten ganz ähnlichen Muster von beispielsweise Veränderungen der weißen Substanz nachweisbar waren wie bei klassischen ALS-Patienten. Bei den PMA Patienten galt dies nur bei relativ rasch fortschreitender Erkrankung (Muller et al. 2018). Auch gibt es Hinweise darauf, dass die ALS-Stadieneinteilung nach Braak (▶ Kap. 3) unter Umständen mittels DTI Messungen *in vivo* nachvollzogen werden kann (Kassubek et al. 2014).

Eine ganz andere Anwendung stellt die Darstellung von Körperfett mittels MRT dar, in denen es Hinweise darauf gibt, dass – obwohl sich das Gesamtkörperfett nicht zwischen ALS-Patienten und Kontrollen unterscheidet – die Fettverteilung verändert ist. ALS-Patienten scheinen mehr viszerales Fett zu haben und die Menge von subkutanem Fettgewebe mit der Überlebenszeit korreliert (Lindauer et al. 2013). Muskel-MRT scheint darüber hinaus geeignet zu sein, frische Denervierung generell und die subklinische Beteiligung von Muskeln im Speziellen nachzuweisen (Weber et al. 2018), und stellt somit eine möglicherweise interessante Technik eines intraindividuellen Therapiemonitorings dar.

8.3.5 PET (Positronen-Emissions-Tomografie)

Positronen-Emissions-Tomografie (PET) ist ein bildgebendes Verfahren der Nuklearmedizin. Es stellt ein nicht invasives Verfahren dar, welches funktionelle Daten auf molekularer Ebene untersuchen kann. Basierend auf dem Prinzip einer Szintigrafie wird dem Patienten eine radioaktiv markierte Substanz (sogenannte Radionuklide) intravenös appliziert. Je nach Wahl des sogenannten Tracers können ganz unterschiedliche Strukturen oder Funktionen untersucht werden. Am weitesten verbreitet ist [^{18}F]-2-Fluor-2-desoxy-D-glukose (FDG-PET) zur Darstellung des Glukosetransports und Glukoseumsatzes. Dies stellt somit ein relativ unspezifisches Radionuklid dar, welches globale/regionale Hirnaktivität darstellt.

Es gibt mittlerweile mehrere große Studien mit FDG-PET bei ALS-Patienten. Darin wurden weit über das motorische System hinausgehende Störung des Hirnzuckerstoffwechsels bei ALS-Patienten im Vergleich zu gesunden Kontrolle festgestellt (z. B. Hypometabolismus im frontalen, motorischen und okzipitalen Kortex (▶ Abb. 8.1) und Hypermetabolismus im Mittelhirn, Temporalpol und Hippokampus) (Pagani et al. 2014; Van Laere et al. 2014). Die Sensitivität bei der Unterscheidung von Patienten und Kontrollen lag bei über 90 %, die Spezifität bei 70–80 %. Im Folgenden wurden regionale Pattern herausgearbeitet, die im FDG-PET besonders suggestiv für ALS sind. Hierfür wurden vier Regionen identifiziert, welche die diagnostische Stärke am stärksten beeinflussen und damit eine Sensitivität und Spezifität von > 98 % erreichen (Pagani et al. 2016). Diese vier Regionen waren postzentraler/präzentraler Gyrus/supplementär motorisches Gebiet; linker anteriorer cingulärer Kortex, linker Temporallappen und rechtes Kleinhirn.

Dies bedeutet einerseits, dass eine FDG-PET bei Vorliegen von reinen peripheren Störungen zur Diagnosestellung der ALS herangezogen werden könnte und dabei bessere diagnostische Wertigkeit (zumindest in Studien) hat, als viele der o. g. UMN Marker (nach El Escorial Kriterien Nachweis gefordert). Andererseits ist die allgemeine Verfügbarkeit nicht flächendeckend gegeben und die Kosten der Technik erwähnenswert.

Neben dieser »globalen« Analyse der Hirnfunktion und des reinen differenzialdiagnostischen Einsatzes stellt die FDG-PET ein entscheidendes Instrument dar zur Diagnostik von kognitiven/Verhaltensauffälligkeiten bei der ALS (insbesondere in Form eines präfrontaler Hypometabolismus (▶ Abb. 8.1)) (▶ Kap. 6). Ausgedehnter Hypometabolismus in den präfrontalen und/oder anterioren temporalen Bereichen ist bei ca. 10 % der Patienten vorhanden (klinisch in der Regel ALS-FTD) und mit einem deutlich kürzeren Überleben als unabhängiger Faktor verbunden (Van Laere et al. 2014).

Darüber hinaus gibt es aber auch spezifische Liganden, die bestimmte Zellen (TSPO-PET zur Markierung von Mikroglia) oder z. B. Hirnablagerungsproteine wie Amyloid-beta zur (Früh-)Erkennung der Alzheimer-Krankheit (z. B. [18F]-Florbetaben, -Florbetapir, -Flutemetamol) markieren. Einen spezifischen Liganden für TDP43 gibt es bisher in der klinischen Zulassung nicht.

8.4 Verlauf

Der Verlauf von Motoneuronerkrankungen ist ebenso heterogen wie die anatomische Verteilung der Erstsymptome und die Ausbreitung im Körper. Allerdings folgt zumindest der bei der ALS auftretende Funktionsverlust einer Gesetzmäßigkeit, die erst durch Modellbildung demaskiert werden kann. Unter der Annahme, dass der global anerkannte und validierte ALSFRS-R die zugrunde liegende progrediente Degeneration von Motoneuronnetzwerken abbildet, kann man unter Berücksichtigung der bekannten Variabilität des Fragebogens einen monomorphen Verlauf des Funktionsverlustes extrapolieren.

8.4.1 Symptombeginn und Wahrnehmungsschwelle

Motoneuronerkrankungen des Kindes- und Jugendalters zeichnen sich durch eine entweder bereits zu Geburt feststellbare, meist generalisierte Schwäche (»*Floppy infant*«), durch ein verzögertes Erreichen motorischer Meilensteine oder durch den frühen Verlust bereits erreichter Fähigkeiten aus (▶ Kap. 5 und ▶ Kap. 7). Tritt eine Motoneuronerkrankung im Erwachsenenalter auf, handelt es sich immer um den Verlust bereits erreichter Fähigkeiten. Bei der Anamneseerhebung ist es sehr wichtig, den Symptombeginn durch gezieltes Fragen nach einem Verlust motorischer Fähigkeiten einzugrenzen. Hierbei handelt es sich oft um komplexere Fähigkeiten, die mit einer körperlichen Anstrengung verbunden sind, wie z. B. Tanzen, Wandern, sportliche Betätigung, Singen oder feine Handarbeiten. Gerade ältere Menschen interpretieren eine solche Abnahme von motorischen Fähigkeiten oft als normalen Alterungsprozess. Die genaue kalendarische Erfassung des Symptombeginns beeinflusst in hohem Maß die richtige Einordnung des Progressionstyps. International besteht Konsens, dass die erste merkbare Schwäche oder Dysarthrie den (motorischen) Symptombeginn definiert (Rosenfeld und Strong 2015; Statland et al. 2015; Turner 2016).

Durch das regelhafte Fehlen von Schmerzen und den schleichenden Beginn wird die Diagnose einer ALS auch heute nicht selten um Monate bis Jahre verzögert (▶ Tab. 8.1). Als häufigste Erklärungen zu Beginn der Erkrankung werden Schlaganfall, Karpaltunnelsyndrom, übermäßiger Konsum von Genussgiften oder Nebenwirkungen von Medikamenten angenommen. Das genaue Erfragen der zeitlichen Entwicklung der motorischen Defizite hilft, andere Schädigungsmechanismen abzugrenzen. So werden z. B. vaskuläre und traumatische Schädigungen in Sekunden bis Minuten symptomatisch und bilden sich über einen längeren Zeitraum teilweise oder vollständig zurück. Symptome entzündlicher Störungen entwickeln sich über Stunden bis Tage, selten über Wochen, und bilden sich ebenfalls häufig, ggf. unter Therapie, zumindest teilweise zurück. Die Symptome von Neoplasien treten über Wochen bis Monate auf und sind damit von der Entwicklung einer genuin degenerativen ALS anamnestisch nur schwer zu unterscheiden. Ebenso sind die Folgen endogener oder exogener Noxen wie Stoffwechselentgleisungen, Arzneimittel-, Chemotherapie- oder Genussmittelnebenwirkungen als mögliche Ursache einer progredienten Schwäche anamnestisch nur durch entsprechend sorgfältiger Erhebung zu erfassen.

Da die menschliche Motorik eine hohe Redundanz und eine große funktionelle Reserve bereitstellt, können Betroffene den Beginn einer ALS lange kompensieren. Erst mit Aufbrauchen der funktionellen Reserve kommt es in Situationen besonderer Belastung zur Wahrnehmung eines krankhaften Defizits. Die zeitliche Assoziation mit einem körperlich belastenden Ereignis wie eine besondere Anstrengung oder eine Operation führt häufig zu der Annahme, dieses Ereignis

Tab. 8.1: Faktoren, die die Wahrnehmung des Symptombeginns und die Zeit bis zur Diagnose beeinflussen (mit Referenzen).

Ursachen, die die Zeit bis zur Diagnosestellung beeinflussen	Literatur
Ausschluss von Krankheiten oder Syndromen mit ähnlichen Symptomen nötig (sogenannte »*mimics*«), Diagnosefehler in ca. 5–10 %.	(Wijesekera und Leigh 2009; Misawa 2014; Pampalakis et al. 2019)
Hohe Variabilität der Erstsymptome, die charakteristisch für die Krankheitsprogression sind.	(Kovrazhkina et al. 2017)
Überlagerung verschiedener Symptome erschwert klare Diagnosestellung, viele andere Störungen sind von ähnlichen klinischen Phänotypen gekennzeichnet, abhängig von Expertise und Erfahrung des behandelnden Arztes.	(Campanari et al. 2019)
Klinische Symptome von neuromuskulären Erkrankungen unterschiedlich je nach Alter und Art der primär beteiligten Strukturen (spinales Motoneuron, Nerven, neuromuskuläre Synapse, Muskel).	(Fardeau und Desguerre 2013)
Untersuchungsmethoden (Muskelbiopsie, EMG etc.) keine Routineuntersuchungen, daher Vorteil von einer multidisziplinären klinischen Behandlung zur korrekten Diagnosestellung.	(Fardeau et al. 2013)
Die Variabilität der Präsentation und des Verlaufs von Motoneuronerkrankungen sowie das Fehlen spezifischer Labortests und Biomarker erschwert die Diagnosestellung. Stattdessen sind eine exakte Beschreibung des klinischen Bilds, die sorgfältige Prüfung möglicher Differenzialdiagnosen und ggfs. Kontrollen des klinischen Verlaufs nötig.	(Regensburger et al. 2018; Pampalakis et al. 2019)
Typische Erstsymptome werden meist nur retrospektiv oder unter Einfluss von Genussmitteln wahrgenommen und daher wenig beachtet.	(von Arnim et al. 2004)
Patienten suchen oft erst medizinische Hilfe, wenn die Symptome bereits deutlicher ausgeprägt und einschränkend im Alltag sind. Im Durchschnitt werden drei Ärzte vor (korrekter) Diagnosestellung aufgesucht.	(Paganoni et al. 2014)
Bei dem zuerst behandelnden Arzt handelt es sich meist um einen Allgemeinarzt, dessen Entscheidung wichtig für mögliche weitere Verzögerung der Diagnose ist.	(Matharan et al. 2020)
Ein hohes Alter des Patienten bei Krankheitsbeginn wirkt als verzögernder Faktor.	(Richards et al. 2020)

sei Ursache der Erkrankung. Diese Annahme wird verstärkt sowohl durch die grundsätzliche menschliche Neigung, das eigene Verhalten oder das ihrer Mitmenschen als Ursache von Krankheit wahrzunehmen, als auch die ausgeprägte Fähigkeit zur Verdrängung und dem Ausblenden biografischer Abläufe im Angesicht einer tödlichen Erkrankung. Daher muss der tatsächliche Verlauf der Entstehung des ersten manifesten motorischen Defizits wiederholt erhoben und am besten durch Nahestehende verifiziert und vor dem Hintergrund der altersentsprechenden funktionellen Reserve interpretiert werden. Hilfreich ist deswegen insbesondere die regelmäßige longitudinale Erfassung des ALSFRS-R im Verlauf, um daraus die Geschwindigkeit des Progresses zu errechnen.

8.4.2 Quantifizierung der Krankheitsschwere: ALSFRS-R und Appel Rating Scale

Der ALSFRS-R (Amyotrophic Lateral Sclerosis Functional Rating Scale revised) ist die weltweit anerkannte Skala, anhand derer der Schweregrad der Betroffenheit bei ALS beschrieben wird (eine frei zugängliche Version kann hier heruntergeladen werden: https://www.encals.eu/wp-content/uploads/2017/12/ALSFRS-R-German-version.pdf; ▶ Tab. 8.2). Sie wurde zuerst als Skala von zehn Fragen entworfen, und in revidierter Fassung um zwei Fragen erweitert. Abgefragt werden dabei Funktionen wie Sprechen und Schlucken, Speichelfluss, Fähigkeit der Handnutzung, der Hygiene, des Treppensteigens, der Schlafmobilität und der Atmung in Ruhe, unter Belastung und mit Atemhilfsmitteln. Ein Gesamtwert von 48 Punkten repräsentiert dabei uneingeschränkte Funktion (12 mal 4 Punkte), 0 Punkte einen vollständigen Funktionsverlust.

Der ALSFRSR kann in drei bzw. vier Domänen eingeteilt werden, die den bulbären, motorischen und respiratorischen Funktionen entsprechen. Die Domänen wurden wie folgt definiert: Bulbärer Score = die Summe der ALSFRS-R-Fragen 1–3 (Höchstpunktzahl 12), motorischer Score = Summe der ALSFRS-R-Fragen 4–9 (Höchstpunktzahl 24), der manchmal noch in fein- (ALSFRS-R-Fragen 4–6) und grobmotorische Funktionen (ALSFRS-R-Fragen 7–9) unterteilt wird, und schließlich der respiratorischer Score = die Summe der ALSFRS-R-Fragen 10–12 (maximale Punktzahl von 12).

Auch können diese Subscores unter Umständen Aufschlüsse über den Beginn der Erkrankung geben: Die Fragen 1–3 beziehen sich auf den bulbären Beginn, die Fragen 4–9 auf den Beginn der Gliedmaßen und die Fragen 10–12 auf den Beginn der Atmung.

Als Progressionsmarker scheint insb. der monatliche Punktverlust im Gesamt-ALSFRS-R eine zunehmende Rolle zu spielen (sog. ΔALSFRS-R). Dieser kann bei Vorliegen nur eines ALSFRS-R-Scores retrospektiv über die Zeit von Symptombeginn (anamnestisch) bis zur Erhebung des vorliegenden ALSFRS-R berechnet werden. Oder besser, da valider, über longitudinal wiederholt erfasste ALSFRS-R-Werte. In mehreren Studien zeigte sich, dass Patienten mit einem rascheren Verlauf (ΔALSFRS-R ≥ 0.5 Punkte/Monat) anders auf Medikamente/Interventionen ansprechen als solche mit langsamerem Verlauf (Ludolph et al. 2018, 2020). Dies sollte bei individualisierten Therapieentscheidungen in Betracht gezogen werden. Es gibt sogar erste z.B. bildgebende Hinweise darauf, dass die unterschiedlichen Verlaufsformen u.U. sich sogar messbar pathophysiologisch unterscheiden (Muller et al. 2018). Ob es sich bei diesen unterschiedlichen Verlaufsformen aber wirklich um pathophysiologisch zu unterscheidende Unterformen handelt, bedarf es weiterer Forschung.

Die Skala wird zunehmend und teilweise ausschließlich als primärer Endpunkt in klinischen Studien verwendet und hat deswegen eine erhebliche Bedeutung für das Design, die Durchführung und die Progressionsmodellentwicklung erlangt. Dabei ist zu beachten, dass der ALSFRS-R weder die maximale individuelle Leistungsfähigkeit berücksichtigt noch die Lebensfähigkeit einer betroffenen Person beschreibt oder die Kognition Betroffener in Betracht zieht. Auch Seitenbetonung, Ausmaß der Störung des UMNs gegenüber dem LMN werden nicht berücksichtigt. Die Atemfähigkeit wird nur sehr grob abgebildet. Demgegenüber zeichnet sich der ALSFRS-R durch eine sehr hohe Alltagsrelevanz und Robustheit aus, sodass er in der täglichen Praxis ebenso verwendet werden kann wie in klinischen Studien.

Tab. 8.2: ALSFRS-R

1. Sprache	
4	Normal
3	Hörbare Sprechstörungen
2	Verständlich machen mit Wiederholungen
1	Sprache wird mit nicht-verbaler Kommunikation kombiniert
0	Verlust der verständlichen Sprache

2. Speichelfluss

Speichelfluss bezieht sich auf den wässrigen Speichel und nicht auf zähe Sekrete (Schleim), welche sich im Rachenraum ansammeln.

4	Normal
3	Leicht, aber eindeutig vermehrter Speichel im Mund, eventuell nächtlicher Speichelverlust aus dem Mund
2	Mäßig vermehrter Speichel im Mund, eventuell geringer Speichelverlust aus dem Mund möglich
1	Deutlich vermehrter Speichel im Mund, teilweise mit Speichelverlust aus dem Mund
0	Deutlicher Speichelfluss aus dem Mund, Taschentuch standing erforderlich

3. Schlucken	
4	Normal
3	Beginnende Essprobleme – gelegentliches Verschlucken
2	Änderung der Nahrungskonsistenz
1	Ergänzende Sondenernährung erforderlich
0	Nahrungsaufnahme ausschließlich über Sondenernährung oder direkt in die Blutbahn (parenteral)

4. Handschrift

Die Handschrift bezieht sich auf die Hand, mit der Sie vor Ihrer Erkrankung geschrieben haben (links- oder rechtshändig).

4	Normal Keine Veränderung
3	Langsam oder wackelig, alle Wörter sind lesbar
2	Nicht alle Wörter sind lesbar
1	Kann den Stift selbstständig halten, aber nicht schreiben
0	Kann den Stift nicht halten Sie unterschreiben gar nicht mehr.

Tab. 8.2: ALSFRS-R – Fortsetzung

5a. Essen schneiden und Besteck handhaben (nur auszufüllen von Patienten ohne Ernährungssonde)	
4	Normal
3	Etwas langsam und unbeholfen, aber keine Hilfe erforderlich
2	Kann die meisten Speisen schneiden, aber langsam und unbeholfen, braucht teilweise Hilfe
1	Speisen müssen von jemandem geschnitten werden, kann aber langsam selbst essen
0	Muss gefüttert werden Sie können keine Gabel oder Löffel halten.
5b. Ernährungssonde und Utensilien handhaben (nur auszufüllen von Patienten mit Ernährungssonde)	
4	Normal
3	Etwas langsam und unbeholfen, kann aber alle Handgriffe selbstständig ausführen
2	Beim Umgang mit Verschlüssen und Deckeln teilweise Hilfe erforderlich
1	Kann minimale Unterstützung bei Sondenversorgung geben
0	Kann an keiner Stelle bei Sondenversorgung mithelfen
6. Ankleiden und Körperpflege	
4	Normal
3	Keine Hilfe erforderlich, jedoch mit deutlicher Mühe verbunden
2	Zeitweilig Hilfe oder Hilfsstrategien erforderlich
1	Hilfe erforderlich
0	Vollständig abhängig
7. Umdrehen im Bett und Bettdecke richten	
4	Normal
3	Selbstständig, jedoch langsamer und unbeholfener
2	Selbstständig möglich, jedoch mit großer Mühe verbunden
1	Kann zum Umdrehen oder Richten der Bettdecke ansetzen, aber die Bewegung nicht selbstständig vollenden
0	Selbstständiges Umdrehen oder Richten der Bettdecke nicht möglich
8. Gehen	
4	Normal
3	Beginnende Gangstörung
2	Gehen mit Unterstützung oder Hilfsmitteln
1	Kann Beine bewegen, aber Gehen nicht möglich
0	Keine zielgerichtete Beinbewegung möglich

Tab. 8.2: ALSFRS-R – Fortsetzung

9. Treppensteigen	
4	Normal
3	Langsamer
2	Leichte Unsicherheit oder Ermüdung
1	Unterstützung erforderlich
0	Treppensteigen nicht möglich
10. Luftnot	
4	Keine Luftnot
3	Luftnot bei mäßiger Belastung
2	Luftnot bei minimaler Belastung
1	Luftnot in Ruhe
0	Deutliche Luftnot in Ruhe. Erwägung atemunterstützender Maßnahmen wegen Luftnot.
11. Luftnot im Liegen	
4	Keine Luftnot in Liegen
3	Nachts teilweise Schwierigkeiten zu schlafen wegen Kurzatmigkeit, keine regelmäßige Verwendung von mehr als 2 Kissen
2	Zusätzliche Kissen zum Schlafen erforderlich (mehr als 2 Kissen)
1	Schlafen nur im Sitzen möglich
0	Schlafen aufgrund der Luftnot kaum möglich
12. Atemfunktionsstörung	
4	Kein Atemhilfsmittel
3	Zeitweilige Nutzung einer Atemmaske
2	Ständige Nutzung einer Atemmaske in der Nacht
1	Ständige Nutzung einer Atemmaske Tag und Nacht
0	Luftzufuhr über einen Luftröhrenschnitt (Tracheostoma)

Abdulla et al (2013). Validation of German version of the extended ALS functional rating scale as a patient-reported outcome measure. J Neurol (2013) 260: 2242–2255.

Demgegenüber sind andere Skalen der Krankheitsschwere z. B. im nordamerikanischen Raum im Einsatz. Die Appel ALS (AALS) Rating Scale basiert auf einer objektiven klinischen Examination und erfasst die Bereiche des Schluckens, der Sprachfunktion, der Atemfunktion sowie der Muskelstärke und der Funktion der oberen und unteren Extremitäten. Die Skala reicht von 30 Punkten bei normaler Funktion bis 164 Punkte mit maximaler Einschränkung (Appel et al. 1987; Voustianiouk et al. 2008).

8.4.3 Progressionstypen

In Gruppen von ALS-Patienten werden rasch progrediente Krankheitsverläufe und langsam progrediente Krankheitsverläufe häufig hervorgehoben. Tatsächlich stellt die Progredienz der ALS ein Kontinuum dar, mit einer Häufung von Progressionstypen eher mittlerer Progredienz. Progredienz kann in der Gesamt-Progressionsrate (PR) als linearer Abfall von Symptombeginn zu einem spezifischen ALSFRS-R Wert ausgedrückt werden, oder als lokale Progressionsrate innerhalb eines engen Intervalls von wenigen Monaten um den Beobachtungszeitpunkt. Als globales Phänomen kann eine PR von ca. 0,9 Punktabfall pro Monat extrapoliert werden. In klinischen Studien hingegen ist eine Änderung der individuellen Progressionsrate erklärtes Ziel. Dieser Ansatz ist problematisch, weil der Abfall des ALSFRS-R nicht linear, sondern sigmoidal verläuft und daher die PR sich insbesondere bei aggressiveren Verläufen je nach Zeitpunkt der Erhebung innerhalb des individuellen Krankheitsverlaufes erheblich verändern kann.

Eine einheitliche Definition zu Grenzen, Verteilung und Bedeutung der PR existiert bisher nicht; der Gebrauch im klinischen Alltag ist daher einschränkt. In mehreren klinischen Studien fanden sich positive Effekte nur bei Patienten mit einer PR > 0,5 (Dorst et al. 2020; Ludolph et al. 2018). Daher sollte die Progressionsrate bei der Übertragung von Ergebnissen klinischer Studien in die Einzelfallbehandlung berücksichtigt werden.

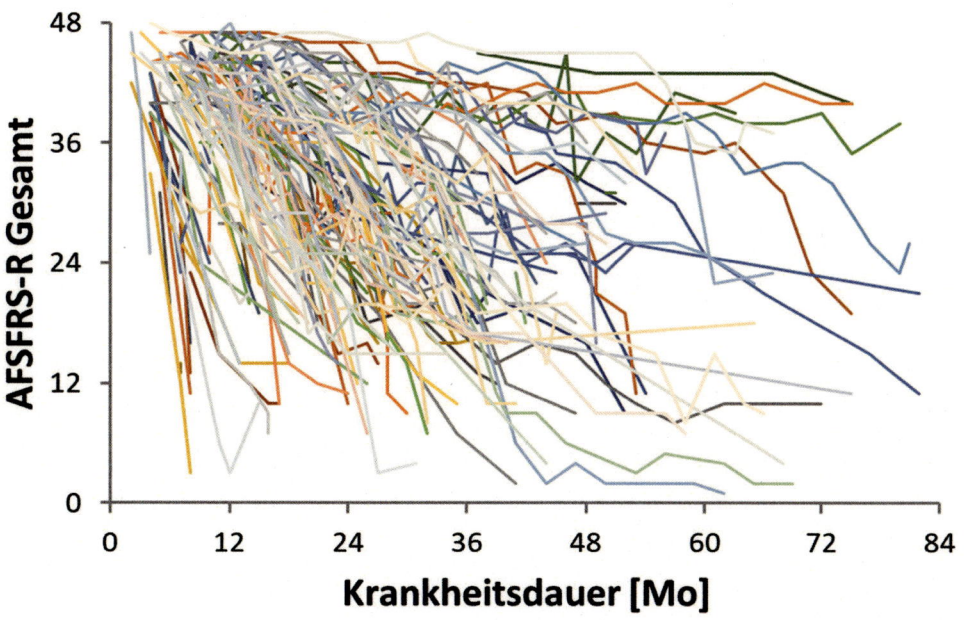

Abb. 8.2: Verlauf des Funktionsverlustes in einer repräsentativen Kohorte von 243 ALS-Patienten einer geografischen Region. Aus der Heterogenität der Kurvenverläufe ist sowohl die extrem breit gefächerte Aggressivität der Erkrankung als auch das hohe Rauschen des ALSFRS-R zu erkennen.

8.4.4 Progressions-Modelle

Das Rauschen und die starke Spreizung der Progressionsbreite der ALS führt zu einer erheblichen Unsicherheit prognostischer Aussagen (▶ Abb. 8.2). Daher wurden eine Reihe von Versuchen unternommen, durch Modellbildung stabilere Stratifizierungen für klinische Studien zu erreichen. Eine individuelle Prognose zu Beginn der Erkrankung ist unverändert mit einer hohen Unsicherheit behaftet und sollte möglichst vermieden werden. Diese Vorbehalte berücksichtigend, kann das sogenannte ENCALS Prognosemodell zu Überleben (http://encalssurvivalmodel.org/; Westeneng et al. 2018) herangezogen werden. Es integriert acht klinische und messphysiologische Parameter, um eine prognostische Einschätzung zu ermöglichen. Diese ist mit einer quantifizierten Fehlerrate verbunden und erlaubt dem Nutzer, die Validität im Einzelfall zu eruieren. Weiterhin sind aus großen Datenpools eine Reihe von Prognosemodellen mithilfe von künstlicher Intelligenz entwickelt worden, die für den einzelnen Betroffenen keine Rolle spielen und auch für klinische Studien bislang kaum nutzbar waren.

Ein anderes Ziel verfolgt das D50 Modell der ALS Progression (Poesen et al. 2017; Steinbach et al. 2021). Das Modell beschreibt ALS Progression als mathematisch definierte sigmoidale Kurve, die an die real erhobenen ALSFRS-R Werte iterativ angepasst wird. Im Ergebnis kann der Krankheitsverlauf der ALS durch fünf Parameter recht präzise beschrieben werden. Unabhängige Variablen sind dabei der Zeitpunkt der Hälfte des Funktionsverlustes (D50) und die Steilheit des Funktionsabfalles (dx). Beide Parameter sind empirisch hochgradig linear miteinander verbunden, sodass in der Praxis die D50, also die Zeit in Monaten seit Symptombeginn bis zur Hälfte des Funktionsverlustes, ausreicht, um die Grundaggressivität des Krankheitsverlaufes zu beschreiben. Davon abgeleitet sind die lokalen Parameter des berechneten Funktionszustandes (cFS) und der berechneten Rate des Funktionsverlustes (cFL), die das hohe Rauschen des ALSFRS-R drastisch reduzieren (▶ Abb. 8.3). Das Modell hat seine Stärke in der Validierung von Biomarkern und bildgebenden Markern der ALS (Prell et al. 2018; Dreger et al. 2021; Steinbach et al. 2021). Im Einzelfall erlaubt das D50 Modell eine deutlich präzisere Beschreibung des Verlaufes als die ALSFRS-R Werte alleine; eine prognostische Einschätzung zu Beginn der Erkrankung kann es nicht liefern, da es seine Präzision erst im Verlauf mit zunehmender Anzahl der verfügbaren ALSFRS-R Werte erlangt.

Wie oben erwähnt, eignen sich Neurofilamentspiegel in Blut und Liquor zunehmend als Diagnostikum einer aggressiven ALS. Die Höhe der Neurofilamentkonzentration korreliert dabei mit der Krankheitsaggressivität und Ausmaß der Schädigung des ersten und zweiten Motoneurons (Poesen et al. 2017). Daher sind deutlich erhöhte Neurofilamentspiegel prognostisch relevant (Benatar et al. 2020; Dreger et al. 2021). Erhöhte Neurofilamentspiegel treten allerdings bei jeder Form der axonalen Schädigung auf und sind nur im Kontext eines klinischen und elektrophysiologischen Verdachtes auf das Vorliegen einer Motoneuronerkrankung als spezifisch zu werten (Poesen et al. 2017; Dreger et al. 2021). Normale Neurofilamentspiegel schließen eine Motoneuronerkrankung niemals aus.

> NfL bzw. p-NfH im Blut und insbesondere im Liquor sowie die Progressionsrate im ALSFRS-R stellen prognostische Marker der ALS mit Therapierelevanz dar.

8.4.5 Krankheitsstadien

Zum Zweck der Erfassung des Erkrankungsstadiums nach objektiven medizinischen Kriterien werden in der ALS die King's College und die Milano-Torino (MiToS) Einteilung genutzt. Einfache und definierte Meilensteine treffen hierbei eine Aussage über die Schwere der Erkrankung, die Prognose und Behandlungsmöglichkeiten. Abzugrenzen sind diese Einteilungen des Erkrankungsstadiums von den bekannten Klassifikationssystemen des ALSFRS-R und der El Escorial Kriterien, welche zwar die Schwere der Erkrankung berücksichtigen und Aussagen über die Diagnose und Prognose treffen, allerdings zu viele Modalitäten einbeziehen und keine klaren Meilensteine definieren (Fang et al. 2017; Roche et al. 2012).

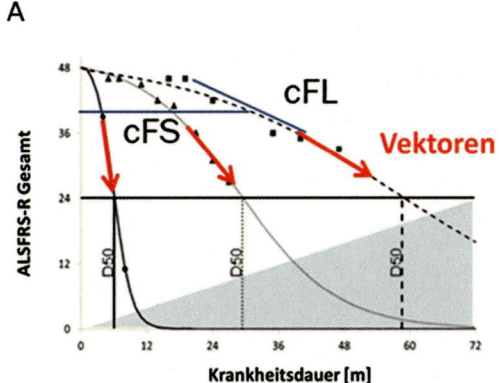
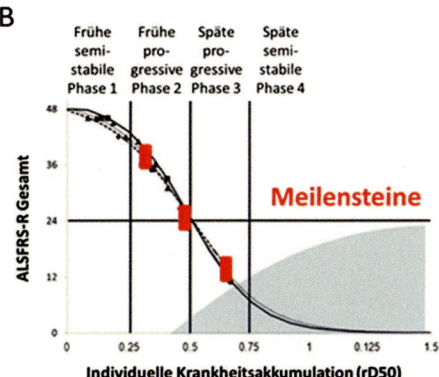

Abb. 8.3: D50 Modell der ALS Progression. **(A)** Die iterative Anpassung einer sigmoidalen Kurve an den ALSFRS-R Verlauf erlaubt eine mathematisch definierte, quantitative Beschreibung des Funktionsverlustes für jeden einzelnen Patienten. Die Gesamtaggressivität ist in D50, der Zustand zu einem definierten Zeitpunkt als berechneter Funktionszustand cFS und der Verlustrate als cFL ausgedrückt. **(B)** rD50 Phasenmodell. Durch Normalisierung der absolut verstrichenen Zeit über die Krankheitsaggressivität werden Meilensteine in der Erkrankung in einem normierten ALS Zeitverlauf zwischen extrem unterschiedlichen Progressionstypen vergleichbar.

Das MiToS-System basiert auf der Funktionsfähigkeit, die durch den ALSFRS-R erfasst wird. Es werden sechs Stadien von 0–5 unterschieden, wobei 0 die normale Funktion und 5 den Tod beschreibt. Die Stadieneinteilung erfolgt bezogen auf die Anzahl der im ALSFRS-R verlorenen Funktionen und korreliert mit der Lebensqualität der Patienten. Im Gegensatz dazu ist die am King's College entwickelte Klassifikation unabhängig vom ALSFRS-R. Hier werden fünf Stadien von 1–5 bezogen auf die Krankheitsbelastung (betroffene Körperregionen, Ernährungs- und Atemwegsbeschwerden) eingeteilt. Dabei bezeichnet 1 den Beginn der ersten Symptome und 5 den Tod (Chiò et al. 2015; Fang et al. 2017; Roche et al. 2012; Tramacere et al. 2015).

Der Vergleich der beiden Systeme zeigt eine Komplementarität, wobei die King's-Einteilung die größte Auflösung in der Anfangs- und mittleren Phase der Erkrankung zeigt und die MiToS-Klassifikation besonders im späteren Krankheitsteil genauere Prognosen liefert. Während die King's-Einteilung vor allem die anatomische Krankheitsausbreitung und die Involvierung der respiratorischen Muskulatur berücksichtigt, stellt die MiToS-Klassifikation besonders die funktionellen Möglichkeiten anhand des ALSFRS ins Zentrum. Notwendigerweise folgt die Funktionalität zeitlich auf anatomische Gegebenheiten, sodass die King's-Einteilung in den früheren und die MiToS-Klassifikation in den späteren Erkrankungsphasen sensibler ist (Fang et al. 2017; Ferraro et al. 2016). Diese Ergebnisse unterstützen die Anwendung beider Klassifikationen zur Erfassung des Erkrankungsstadiums, da verschiedene Aspekte des individuellen Patienten objektiv erfasst werden.

Eine quantitative Abbildung der individuellen Krankheitsakkumulation kann durch eine erweiterte Anwendung des D50 Modells erreicht werden. Um Ereignisse im Verlauf extrem unterschiedlicher Progressionsformen vergleichen zu können, muss deren Auftreten in Relation zum Gesamtverlauf gesetzt werden. Das D50 Modell erlaubt durch Normalisierung über die Gesamtaggressivität D50 die Verwendung einer normierten, quantitativ stetigen zeitlichen Krankheitsbeschreibung. Sie beginnt mit dem Symptombeginn bei 0 und erreicht bei jedem Patienten den Wert 0,5 zum Zeitpunkt des Verlustes der Hälfte der Funktion. Damit können alle Ereignisse im Verlauf der Erkrankung in einer individuellen Zeitskala gegeneinander berechnet werden (▶ Abb. 8.3). Erst hierdurch erlangen Intervalle zu typischen Meilensteinen wie z. B. Zeit bis zur Diagnosestellung, Zeit bis zur Rollstuhlnutzung und Zeit bis zur Nutzung von Atemhilfen eine zwischen Patienten vergleichbare Größe. In vereinfachter Form kann der stetige Verlauf der rD50 in Phasen aufgeteilt werden. Dabei geht eine frühe semistabile Phase 1 (rD50 von 0–0,25) in eine frühe progressive Phase 2 (rD50 von 0,25–0,50) und die späten progressiven und semistabilen Phasen III/IV (rD50 > 0,50) über (Dreger et al. 2021). Der größte Anteil der verfügbaren Daten aus klinischen Studien und Biomarker-Studien ist den Phasen 1 und 2 zugeordnet. Eine wirksame Intervention wäre nach dem D50 Modell am ehesten in Phase 1 anzusiedeln. Die derzeit verwendeten Studienmodelle berücksichtigen diese Phase kaum, da die Anzahl der verfügbaren ALS-FRS-R Werte zu diesem Zeitpunkt gering ist und die Patienten meist noch nicht hinreichend sicher die Diagnose einer ALS erhalten haben (sicher i.S. wie sie für klinische Studien gefordert wird). Mit der Einführung der Gold-Coast-Kriterien (▶ Kap. 5) ist diese Limitation 2020 möglicherweise verbessert worden.

Literatur

Appel V, Stewart SS, Smith G et al. (1987) A rating scale for amyotrophic lateral sclerosis: description and preliminary experience. Ann Neurol 22: 328–333.

Benatar M, Zhang L, Wang L et al. (2020) Validation of serum neurofilaments as prognostic and potential pharmacodynamic biomarkers for ALS. Neurology 95: e59–e69.

Brownell B, Oppenheimer DR, Hughes JT (1970) The central nervous system in motor neurone disease. J Neurol Neurosurg Psychiatry 33: 338–357.

Burrell JR, Halliday GM, Kril JJ et al. (2016) The frontotemporal dementia-motor neuron disease continuum. Lancet 388: 919–931.

Campanari ML, Bourefis AR, Kabashi E (2019) Diagnostic Challenge and Neuromuscular Junction Contribution to ALS Pathogenesis. Front Neurol 10: 68.

Chiò A, Hammond ER, Mora G et al. (2015) Development and evaluation of a clinical staging system for amyotrophic lateral sclerosis. J Neurol Neurosurg Psychiatry 86: 38–44.

Date ES, Mar EY, Bugola MR et al. (1996) The prevalence of lumbar paraspinal spontaneous activity in asymptomatic subjects. Muscle Nerve 19: 350–354.

Dorst J, Schuster J, Dreyhaupt J et al. (2020) Effect of high-caloric nutrition on serum neurofilament light chain levels in amyotrophic lateral sclerosis. J Neurol Neurosurg Psychiatry 91: 1007–1009.

Dreger M, Steinbach R, Gaur N et al. (2021) Cerebrospinal Fluid Neurofilament Light Chain (NfL) Predicts Disease Aggressiveness in Amyotrophic Lateral Sclerosis: An Application of the D50 Disease Progression Model. J. Front Neurosci 15: 651651.

Fang T, Al Khleifat A, Stahl DR et al. (2017) Comparison of the King's and MiToS staging systems for ALS. Amyotroph Lateral Scler Frontotemporal Degener 18: 227–232.

Fardeau M, Desguerre I (2013) Diagnostic workup for neuromuscular diseases. Handb Clin Neurol 113: 1291–1297.

Feneberg E, Oeckl P, Steinacker P et al. (2018) Multicenter evaluation of neurofilaments in early symptom onset amyotrophic lateral sclerosis. Neurology 90: e22–e30.

Ferraro D, Consonni D, Fini N et al. (2016) Amyotrophic lateral sclerosis: a comparison of two staging systems in a population-based study. Eur J Neurol 23: 1426–1432.

Filippini N, Douaud G, Mackay CE, et al. (2010) Corpus callosum involvement is a consistent feature of amyotrophic lateral sclerosis. Neurology 75: 1645–1652.

Grimm A, Prell T, Decard BF et al. (2015) Muscle ultrasonography as an additional diagnostic tool for the diagnosis of amyotrophic lateral sclerosis. Clin Neurophysiol 126: 820–827.

Gunther R, Neuwirth C, Koch JC et al. (2019) Motor Unit Number Index (MUNIX) of hand muscles is a disease biomarker for adult spinal muscular atrophy. Clinical Neurophysiology 130: 315–319.

Hermann A, Reuner U, Schaefer J et al. (2015) The diagnostic value of midbrain hyperechogenicity in ALS is limited for discriminating key ALS differential diagnoses. BMC Neurol 15: 33.

Hofer S, Frahm J (2006) Topography of the human corpus callosum revisited – comprehensive fiber tractography using diffusion tensor magnetic resonance imaging. Neuroimage 32: 989–994.

Kassubek J, Muller HP, Del Tredici K et al. (2014) Diffusion tensor imaging analysis of sequential spreading of disease in amyotrophic lateral sclerosis confirms patterns of TDP-43 pathology. Brain 137: 1733–1740.

Kovrazhkina EA, Razinskaya OD, Gubsky LV (2017) Clinical polymorphism of amyotrophic lateral sclerosis. Zh Nevrol Psikhiatr Im S S Korsakova 117: 4–10.

Krampfl K, Mohammadi B, Komissarow L et al. (2004) Mirror movements and ipsilateral motor evoked potentials in ALS. Amyotroph Lateral Scler Other Motor Neuron Disord 5: 154–163.

Lindauer E, Dupuis L, Muller HP, et al. (2013) Adipose Tissue Distribution Predicts Survival in Amyotrophic Lateral Sclerosis. PLoS One 8: e67783.

Loewenbruck KF, Liesenberg J, Dittrich M et al. (2016) Nerve ultrasound in the differentiation of multifocal motor neuropathy (MMN) and amyotrophic lateral sclerosis with predominant lower motor neuron disease (ALS/LMND). J Neurol 263: 35–44.

Ludolph AC, Schuster J, Dorst J, et al. (2018) Safety and efficacy of rasagiline as an add-on therapy to riluzole in patients with amyotrophic lateral sclerosis: a randomised, double-blind, parallel-group, placebo-controlled, phase 2 trial. Lancet Neurol 17: 681–688.

Ludolph AC, Dorst J, Dreyhaupt J et al. (2020) Effect of High-Caloric Nutrition on Survival in Amyotrophic Lateral Sclerosis. Ann Neurol 87: 206–216.

Magen I, Yacovzada NS, Yanowski E et al. (2021) Circulating miR-181 is a prognostic biomarker for amyotrophic lateral sclerosis. Nat Neurosci 24(11): 1534–1541.

Matharan M, Mathis S, Bonabaud S et al. (2020) Minimizing the Diagnostic Delay in Amyotrophic Lateral Sclerosis: The Role of Nonneurologist Practitioners. Neurol Res Int 2020: 1473981.

Misawa S (2014) Utility of muscle ultrasonography for the diagnosis of amyotrophic lateral sclerosis. Brain Nerve 66: 229–236.

Misawa S, Noto Y, Shibuya K et al. (2011) Ultrasonographic detection of fasciculations markedly increases diagnostic sensitivity of ALS. Neurology 77: 1532–1537.

Muller HP, Agosta F, Riva N et al. (2018) Fast progressive lower motor neuron disease is an ALS variant: A two-centre tract of interest-based MRI data analysis. Neuroimage Clin 17: 145–152.

Neuwirth C, Weber M (2013) The Motor Unit Number Index (MUNIX) – A New Electrophysiological Marker to Estimate the Number of Motor Neurons: A Literature Review. Klinische Neurophysiologie 44: 132–139.

Pagani M, Chio A, Valentini MC et al. (2014) Functional pattern of brain FDG-PET in amyotrophic lateral sclerosis. Neurology 83: 1067–1074.

Pagani M, Oberg J, De Carli F et al. (2016) Metabolic spatial connectivity in amyotrophic lateral sclerosis as revealed by independent component analysis. Hum Brain Mapp 37: 942–953.

Paganoni S, Macklin EA, Lee A et al. (2014) Diagnostic timelines and delays in diagnosing amyotrophic lateral sclerosis (ALS). Amyotroph Lateral Scler Frontotemporal Degener 15: 453–456.

Pampalakis G, Mitropoulos K, Xiromerisiou G et al. (2019) New molecular diagnostic trends and biomarkers for amyotrophic lateral sclerosis. Hum Mutat 40: 361–373.

Poesen K, De Schaepdryver M, Stubendorff B et al. (2017) Neurofilament markers for ALS correlate

with extent of upper and lower motor neuron disease. Neurology 88(24): 2302–2309.
Prell T, Stubendorff B, Le TT et al. (2019) Reaction to Endoplasmic Reticulum Stress via ATF6 in Amyotrophic Lateral Sclerosis Deteriorates With Aging. Front Aging Neurosci 11: 5.
Regensburger M, Weidner N, Kohl Z (2018) Motor neuron diseases: Clinical and genetic differential diagnostics. Nervenarzt 89: 658–665.
Richards D, Morren JA, und Pioro EP (2020) Time to diagnosis and factors affecting diagnostic delay in amyotrophic lateral sclerosis. J Neurol Sci 417: 117054.
Roche JC, Rojas-Garcia R, Scott KM et al. (2012) A proposed staging system for amyotrophic lateral sclerosis. Brain 135: 847–852.
Rosenfeld J, Strong MJ (2015) Challenges in the Understanding and Treatment of Amyotrophic Lateral Sclerosis/Motor Neuron Disease. Neurotherapeutics 12: 317–325.
Smith MC (1960) Nerve Fibre Degeneration in the Brain in Amyotrophic Lateral Sclerosis. J Neurol Neurosurg Psychiatry 23: 269–282.
Statland JM, Barohn RJ, McVey AL et al. (2015) Patterns of Weakness, Classification of Motor Neuron Disease, and Clinical Diagnosis of Sporadic Amyotrophic Lateral Sclerosis. Neurol Clin 33: 735–748.
Steinacker P, Feneberg E, Weishaupt J, et al. (2016) Neurofilaments in the diagnosis of motoneuron diseases: a prospective study on 455 patients. J Neurol Neurosurg Psychiatry 87: 12–20.
Steinbach R, Gaur N, Roediger A et al. (2021) Disease aggressiveness signatures of amyotrophic lateral sclerosis in white matter tracts revealed by the D50 disease progression model. Hum Brain Mapp 42(3): 737–752.
Tiryaki E, Horak HA (2014) ALS and other motor neuron diseases. Continuum (Minneap Minn) 20: 1185–1207.
Tramacere I, Dalla Bella E, Chiò A et al. (2015) The MITOS system predicts long-term survival in amyotrophic lateral sclerosis. J Neurol Neurosurg Psychiatry 86: 1180–1185.
Turner MR (2016) Motor neuron disease: biomarker development for an expanding cerebral syndrome. Clin Med (Lond) 16: s60–s65.
Van Laere K, Vanhee A, Verschueren J et al. (2014) Value of 18 fluorodeoxyglucose-positron-emission tomography in amyotrophic lateral sclerosis: a prospective study. JAMA Neurol 71: 553–561.
von Arnim C, Behl C, Giegerich G et al. (2004) Neurodegenerative Erkrankungen des Alters. In: Winkler J, Ludolph AC (Hrsg.) Stuttgart: Georg Thieme Verlag.
Voustianiouk A, Seidel G, Panchal J et al. (2008) ALSFRS and appel ALS scores: discordance with disease progression. Muscle Nerve 37: 668–672.
Weber MA, Wolf M, Wattjes MP (2018) Imaging Patterns of Muscle Atrophy. Semin Musculoskelet Radiol 22: 299–306.
Westeneng HJ, Debray TPA, Visser AE et al. (2018) Prognosis for patients with amyotrophic lateral sclerosis: development and validation of a personalised prediction model. Lancet Neurol 17 (5): 423–433.
Wijesekera LC, Leigh PN (2009) Amyotrophic lateral sclerosis. Orphanet J Rare Dis 4: 3.
Wilbourn AJ (2000) The »split hand syndrome«. Muscle Nerve 23: 138.
Wittstock M, Wolters A, und Benecke R (2007) Transcallosal inhibition in amyotrophic lateral sclerosis. Clin Neurophysiol 118: 301–307.

III   Therapie

9 Therapie der ALS

René Günther und Jan Christoph Koch

9.1 Einleitung

Hier werden die aktuell zur Verfügung stehenden symptomatischen und krankheitsmodifizierenden Therapien der ALS vorgestellt. Dabei besteht weiterhin großer Forschungsbedarf, nur wenige Therapien sind für diese Indikation zugelassen und die Evidenz ist häufig unzureichend (Meyer et al. 2020; Ng et al. 2017). Die Therapie der ALS sollte an einem spezialisierten Zentrum erfolgen. Dies verbessert die Lebenserwartung und die Lebensqualität, zudem sind stationäre Aufenthalte seltener und in der Dauer verkürzt, unnötiger Eingriffe und Prozeduren werden vermieden, was zusammen die Kosten senkt (Chiò et al. 2006).

9.2 Symptomatische Therapien

Die symptomatischen Therapien inklusive Dosierung, Nebenwirkungen und Evidenzgrad sind in Tabelle 9.1 zusammengefasst.

Tab. 9.1: Symptomatische Therapien (nur mit »*« markierte Therapien sind formell gesehen on label)

Symptom	Therapieoptionen	Dosierung	Auswahl Nebenwirkungen & Kommentare	Evidenz
Depression	Psychotherapie*	1–2x/Woche	z. B. kogn. Verhaltenstherapie	IV
	SSRI, z. B. Citalopram*	20–40 mg/d	Schlafst., Agitiertheit, QT-Zeit	IV
	Amitriptylin*	25–75 mg/d	Müdigkeit, Herzrhythmusstör., QT-Zeit	IV
	Mirtazapin*	15–45 mg/d	Gewichtszunahme, Schläfrigkeit	IV
Schlafstörungen	Mirtazapin	7,5–30 mg/d	Gewichtszunahme, Schläfrigkeit	IV
	Amitriptylin	25–75 mg/d	Müdigkeit, Herzrhythmusstör., QT-Zeit	IV
	Zopiclon*	3,75–10 mg	Atemdepression, Mundtrockenheit	IV
	Zolpidem*	5–7,5 mg	Atemdepression, Mundtrockenheit	IV

Tab. 9.1: Symptomatische Therapien (nur mit »*« markierte Therapien sind formell gesehen on label) – Fortsetzung

Symptom	Therapieoptionen	Dosierung	Auswahl Nebenwirkungen & Kommentare	Evidenz
Affektstörungen	SSRI, z. B. Citalopram	20–40 mg/d	Schlafst., Agitiertheit, QT-Zeit	IV
	Dextrometrorphan/ Chinidin (Nuedexta)	20/10 mg 1–2x/d	Durchfall, Schwindel, Ödeme	Ia
Dysarthrie	Logopädie	1–2x/Woche	keine	IV
	Sprachcomputer	dauerhaft	keine	IV
	Stimmaufzeichnung	einmalig	frühzeitig anbieten	IV
	Pyridostigmin	3 x 10 mg	Cholinerge Symptome	IV
Sialorrhoe	Logopädie und Schlucktraining	1–2x/Woche	keine	IV
	Scopolamin transdermal	1,54 mg/72h	Müdigkeit, Schwindel, Sehst.	IV
	Amitriptylin	25–75 mg/d	Müdigkeit, Herzrhythmusstör., QT-Zeit	IV
	Atropin-Tropfen 0,05 %	2 ml 3x/d	Tachykardie, RR-Anstieg	IV
	Xeomin-Injektionen*	25–100 IE	Zäher Schleim, Mundtrockenheit	IIb
	Radiatio*	einmalig	irreversible Mundtrockenheit	IV
Zäher Schleim	Flüssigkeitszufuhr		keine	IV
	Kochsalzlösung p. i.		keine	IV
	N-Acetylcystein*	200 mg 1–3x/d	Allergie, RR-Abfall	IV
	Propranolol/Metoprolol	40 mg/47,5 mg	Müdigkeit, RR-Abfall, Bradykardie	IV
	(Mechanische) Hustenhilfen			
Muskelkrämpfe	Physiotherapie	2–7x/Woche	Muskuläre Überlastung	IV
	Magnesium	400 mg 1–2x/d	Herzrhythmusstörung/Niereninsuff.	IV
	Levetiracetam	s. Fachinfo	Müdigkeit, Aggression u. a.	IV
	Carbamazepin	s. Fachinfo	Müdigkeit, Hyponatriämie u. a	IV
	Gabapentin	s. Fachinfo	Müdigkeit, Schwindel u. a.	IV
	Baclofen	s. Fachinfo	Müdigkeit, Hypotonie u. a	IV
	Tizanidin	s. Fachinfo	Müdigkeit, Hypotonie u. a	IV
	Chininsulfat	200–400 mg/d	Herzrhythmusstörung/Gerinnungsst.	IV
	Mexiletin	300 mg/d 1x/d	Herzrhythmusstörungen	Ib

Tab. 9.1: Symptomatische Therapien (nur mit »*« markierte Therapien sind formell gesehen on label) – Fortsetzung

Symptom	Therapieoptionen	Dosierung	Auswahl Nebenwirkungen & Kommentare	Evidenz
Spastik	Physiotherapie	2–3x/Woche	Muskuläre Überlastung	IV
	Baclofen*	5–25 mg 3x/d	Müdigkeit, Hypotonie, u. a.	IV
	Tizanidin*	2–12 mg 3x/d	Müdigkeit, Hypotonie, u. a.	IV
	Botulinumtoxin*	s. Fachinfo	Verstärkte Parese	IV
	Cannabinoide	s. Fachinfo	Müdigkeit, Schwindel, Übelkeit, Psychose	IV
	Orthesen, Splints	keine		IV

9.2.1 Neuropsychiatrische Symptome

Auffälligkeiten von Psyche, Verhalten und Kognition finden sich bei vielen ALS-Patienten und können im Alltag und für die Lebensqualität der Patienten eine entscheidende Rolle spielen (▶ Kap. 6, ▶ Kap. 12).

Die wichtigste psychische Erkrankung von ALS-Patienten ist die Depression mit einer Prävalenz von bis zu 22 % (van Groenestijn et al. 2016). Hier sollten sowohl Psychotherapie als auch eine medikamentöse antidepressive Therapie erfolgen. Für beides gibt es im Kontext der ALS keine ausreichende Evidenz, wobei kleinere Studien positive Effekte vor allem der kognitiven Verhaltenstherapie zeigen, aber auch Meditation, Achtsamkeitstraining und supportive Therapien sind wirksam (Esser et al. 2019). Bei der Wahl der Antidepressiva sollten insbesondere Begleitsymptome und -erkrankungen beachtet werden. Bei ALS-Patienten mit Depression kommt daher oft Amitriptylin zum Einsatz, da damit neben dem antidepressiven Effekt auch die häufigen Probleme Sialorrhoe und Schlafstörung sowie Schmerzen therapiert werden können. Insbesondere in späteren Krankheitsstadien können Ängste und Panikattacken auftreten, welche akut mit Lorazepam oder Diazepam, bei häufigen Rezidiven mit selektive Serotonin-Wiederaufnahme-Hemmer (SSRI) behandelt werden.

Pseudobulbäre Affektstörungen können mit SSRI behandelt werden, insofern diese vom Patienten als störend empfunden werden. Diese wirken erfahrungsgemäß oft sehr gut, wobei formell jedoch keine Evidenz vorliegt. Evidenzbasiert kann mit dem Kombinationspräparat aus Dextromethorphan und Chinidin (Nuedexta®) behandelt werden, das allerdings in der EU bislang nicht zur Therapie zugelassen ist, welches aber auch das Risiko schwerer Nebenwirkungen birgt (Smith et al. 2017).

Eine spezifische medikamentöse Therapie der kognitiven Defizite gibt es nicht. Hier sollten aber individuell angepasst Ergotherapie und ggf. psychiatrische Therapie eingesetzt werden.

Daneben sollte die häufig große psychische Belastung der Angehörigen beachtet werden, welche auch nach dem Versterben oft emotional stark belastet sind und professionelle Unterstützung benötigen (▶ Kap. 12, ▶ Kap. 13).

9.2.2 Sprache

Im Rahmen der (pseudo-)bulbären Symptomatik kommt es bei vielen ALS-Patienten zu einer progredienten Dysarthrie. Frühzeitig sollte daher Logopädie begonnen werden, um Kompensationsstrategien zu erarbeiten. In Gesprächen sollte Hintergrundlärm möglichst reduziert werden, um eine bessere Verständigung zu ermöglichen. Es besteht die Möglichkeit, zu Beginn der Erkrankung die Stimme des Patienten aufzeichnen zu lassen, um daraus für den späteren Sprachcomputer die individuelle Sprache zu konservieren (weitere Details ▶ Kap. 11, ▶ Kap. 12).

Medikamentös setzen einige Kollegen ohne Evidenz Pyridostigmin ein, welches eine vorübergehende symptomatische Besserung insbesondere der Bulbärsymptome wie Dysarthrie bewirken kann.

9.2.3 Schlucken

Alle Patienten leiden im Verlauf der Erkrankung an Schluckstörungen. Diese sind neben der respiratorischen Insuffizienz der wichtigste Überlebens-limitierende Faktor. Schluckstörungen führen einerseits zu einer zunehmenden Malnutrition und andererseits zu einem steigenden Aspirationsrisiko. Malnutrition ist ein negativer Prognosefaktor (▶ Kap. 9.2.5) und Aspiration ein Risiko für den Krankheitsverlauf verkomplizierende Pneumonien (▶ Kap. 10). Allgemein wird frühzeitig und regelmäßig Logopädie mit Schlucktraining empfohlen. Pürierte Nahrung und Andicken von Flüssigkeiten kann das Schlucken erleichtern und Aspirationen vorbeugen. Die Einnahme von hochkalorischer Zusatznahrung kann den Gewichtsverlust vermindern, die Anlage einer PEG ist bei relevantem Gewichtsverlust zu empfehlen. Ein sicherer Aspirationsschutz kann letztlich nur durch die Anlage einer geblockten Trachealkanüle (TK) erreicht werden, was zumeist mit einer deutlichen Intensivierung der Pflegebedürftigkeit und Verminderung der Autarkie verbunden ist. Die Entscheidung für eine TK muss daher immer gemeinsam mit den Patienten-individuellen Vorstellungen v. a. in Bezug auf die Lebensqualität kritisch abgewogen werden.

9.2.4 Speichel

Die Dysphagie führt zudem dazu, dass der Speichel schlechter geschluckt werden kann, was zu einer Pseudo-Hypersalivation oder Sialorrhoe führt. Diese ist unangenehm und stigmatisierend. Als erster Schritt kann eine Therapie mit oralen, sublingualen oder transdermalen Anticholinergika versucht werden, wobei hierfür nur geringe Evidenz vorliegt, häufig aber zumindest vorübergehend eine gute Symptomkontrolle erreicht werden kann.

Wenn dies keinen ausreichenden Effekt bringt, ist als nächster Schritt die Botulinumtoxin-injektion in die Speicheldrüsen zu erwägen. Hierfür gibt es eine sehr gute Evidenzlage inkl. Zulassung (Abboud et al. 2019; Squires et al. 2014).

Falls auch durch diese Maßnahmen kein ausreichender Therapieerfolg zu erzielen ist, kann als Ultima Ratio »on label« eine Bestrahlung der Speicheldrüsen erwogen werden. Dies ist eine sehr effektive Therapie, wobei bezüglich Dosis und Bestrahlungsgebiet keine eindeutigen Empfehlungen existieren. Wichtig zu bedenken ist, dass die Radiotherapie zu irreversibler Mundtrockenheit und damit einhergehender Verschlechterung der Dysphagie und mitunter Schmerzen führen kann.

Problematisch kann auch eine vermehrte und zähe Sekretproduktion der Atemwege sein. Medikamentös kann eine Mukolyse mittels N-Acetylcystein bzw. nicht-kardioselektiven Betablocker zur Sekretreduktion erwogen werden, sofern keine Kontraindikationen bestehen (für weitere Details ▶ Kap. 10). O. g. Anticholinergikatherapie kann Probleme mit zähem Sekret verstärken.

9.2.5 Ernährung

Der Ernährungsstatus ist ein unabhängiger Prognosefaktor bei der ALS, unterernährte Patienten haben ein deutlich erhöhtes Risiko früher zu versterben (Desport et al. 1999), geringe Blutfettspiegel und niedriges Körpergewicht haben einen schnelleren (Dupuis et al. 2011), leichtes Übergewicht langsameren Krankheitsverlauf (Reich-Slotky et al. 2013). Allgemein sind daher Gewichtsabnahmen zu vermeiden.

Hochkalorische Zusatznahrung hat – unabhängig vom BMI – einen positiven Effekt auf die Überlebensdauer von Patienten mit rasch progredientem Krankheitsverlauf (Ludolph et al. 2020). Patienten mit einem Körpergewichtsverlust von > 10 % ihres Ausgangsgewichts und fehlender Wirksamkeit o. g. Maßnahmen sollten bei Zustimmung zur künstlichen Ernährung über eine PEG-Sonde zusätzlich enteral ernährt werden, eine Kohlenhydrat-reiche, hyperkalorische Kost scheint günstig (Wills et al. 2014).

Ob die Einnahme von Statinen beendet werden sollte, ist noch unklar. Während eine prospektive Studie einen deutlich schnelleren Abfall der motorischen Funktionen unter Statin-Einnahme zeigte (Zinman et al. 2008), konnte eine kürzlich erschienene epidemiologische Studie keinen Zusammenhang zwischen Statin-Einnahme und Überlebenszeit finden (Schumacher et al. 2020).

9.2.6 Crampi, Spastik

Die Muskulatur ist aufgrund der progredienten Motoneurondegeneration bei der ALS zentral und obligat betroffen. Als Krankheitssymptome stehen hier Muskelkrämpfe, erhöhter Muskeltonus (Spastik), Muskelschmerzen, Atrophien und Paresen im Vordergrund.

Muskelkrämpfe treten häufig in den Händen, in der Bauchmuskulatur und in den Waden auf und können Alltags- und Nachtschlaf beeinträchtigendes Ausmaß erreichen. Sie sind ein typisches Symptom der frühen und mittleren Krankheitsphase und nehmen später oft spontan ab. Ein erster Therapieversuch mit Magnesium ist gerechtfertigt, aber häufig nicht suffizient. In einer kleinen open-label Studie zeigte sich eine Behandlung mit Levetiracetam effektiv in der Reduktion von Muskelkrämpfen und Spastik (Bedlack et al. 2009) und wird neben Chininsulfaten von manchen Autoren als *first-line* Therapie empfohlen (Chiò et al. 2017). Daneben führte der Natrium-Kanalblocker Mexiletin bei ALS-Patienten zu einer relevanten Reduktion von Frequenz und Intensität der Muskelkrämpfe (Oskarsson et al. 2018), ist aber in der EU bisher nur für die Behandlung myotoner Syndrome zugelassen.

Bei *Spastik*-bedingten Symptomen stehen Bewegungseinschränkungen, Immobilität, Kontrakturen und Spastik-bedingte Schmerzen z. T. verbunden mit Schlafstörungen im Vordergrund. Neben regelmäßiger physiotherapeutischer Behandlung der Muskulatur und Kontrakturprophylaxe sowie Geräte-gestütztem Training (z. B. Motomed® oder THERA-Trainer®) werden Hydrotherapie und Kryotherapie als Basistherapie empfohlen. Neben diesen Heilmitteln stehen auch zugelassene medikamentöse Therapieansätze zur Verfügung (Baclofen und Tizanidin), wobei randomisierte-kontrollierte Studien zur Anwendung bei der ALS größtenteils fehlen. Zudem werden »off-label« Benzodiazepine, Dantrolen, Tolperison und Levetiracetam angewendet (Bedlack et al. 2009; Chiò et al. 2017). Als Add-on-Therapie bei unzureichender Wirksamkeit oder Nebenwirkungen unter den typischen antispastischen Medikamenten kann ein off-label Therapieversuch mit Cannabinoiden, z. B. Nabiximols sinnvoll sein (Riva et al. 2019). Bei fokaler Betonung kann eine Botulinumtoxinbehandlung in Betracht gezogen werden (für die Armspastik on-label, sonst off-label). Bei schwerster Spastik mit Kontrakturgefahr sollten Schienen, Splints,

Casts, Orthesen oder serielles Casting angewandt werden.

Eine kürzlich erschienene Studie zeigt zudem, dass moderates Kraft- und Ausdauertraining keinen negativen Effekt auf die Krankheitsprogression hat (Clawson et al. 2018). Aus Tiermodell-Daten folgt aber die Empfehlung eine übermäßige Belastung bis hin zum »Muskelkater« möglichst zu vermeiden.

9.3 Krankheitsmodifizierende Therapien

Krankheitsmodifizierende Therapien mit Zulassung durch eine Arzneimittelbehörde und eine Auswahl aussichtsvoller Therapiekonzepte sind in Tabelle 9.2 zusammengefasst.

Tab. 9.2: Krankheitsmodifizierende Therapien (*on label)

		Mechanismus	Applikation/Dosierung	Relevante Nebenwirkungen	Bemerkung
mit Zulassung einer Arzneimittelbehörde	Riluzol*	Reduktion der Exzitotoxizität	p.o. 50 mg 1-0-1 (od. Saft 10ml 1-0-1)	Gastrointestinale Beschwerden, selten Pankreatitis, Missempfindungen im Mundraum, Leberwerterhöhung bis um das 3-fache, kann erhöht werden	*Einziges in der EU zugelassene Arzneimittel* zur Behandlung der ALS
	Edaravone	Antioxidans	i.v. 1. Zyklus: 1 × tgl. 60 mg für 14 Tage, dann 14 Tage Pause; ≥ 2. Zyklus: 1 × tgl. 60 mg an 10 von 14 Tagen, dann 14 Tage Pause	Allergische Reaktionen, Cave bei Leber- und Niereninsuffizienz	Anwendung bei Patientenwunsch, *keine Zulassung in der EU*, aber u. a. in USA, Japan, Südkorea, Schweiz
ohne Zulassung, aber aussichtsreiche Phase 2 Studienergebnisse	Rasagilin	Monoaminoxidase-B-Hemmer; protektive Wirkung auf Mitochondrien; Reduktion oxidativer Stress	p.o. 1 mg 1-0-0	Kopfschmerzen, Kombination mit SSRI vermeiden	Klinische Anwendung als individueller Heilversuch bei raschen Verläufen mit ALS-FRSR Verlust > 0,5 Punkten/Monat

Tab. 9.2: Krankheitsmodifizierende Therapien (*on label) – Fortsetzung

		Mechanismus	Applikation/Dosierung	Relevante Nebenwirkungen	Bemerkung
ohne Zulassung, aber aussichtsreiche Phase 2 Studienergebnisse	TUDCA	physiologisch in der Leber produzierte Gallensäure; Stabilisierung der mitochondrialen Membran	p. o. Tauroursodiol 1g 1-0-1 Monotherapie oder in Kombination mit 3 g 1-0-1 Natriumphenylbutyrat	Gastrointestinale Beschwerden	Phase 3 TUDCA Monotherapie Rekrutierung beendet (NCT03800524) Phase 3 TUDCA in Kombination mit Natriumphenylbutyrat NCT05021536 Rekrutierung 2021 begonnen
	Tofersen	Antisense-Oligonukleotid; Reduktion von *SOD1*-Protein	i. t. (intrathekal) 20–100 mg in folgendem Abstand 1, 15, 29, 57, 85	Kopfschmerzen, Rückenschmerzen, postpunktionelles Syndrom	Phase 3 (NCT02623699) (NCT04856982)
	Masatinib	Tyrosinkinase-Inhibitor, Modulation von Neuroinflammation	p. o. 4,5 mg/kg/Tag	makulopapulärer Ausschlag, periphere Ödeme, gastrointestinale Beschwerden	Phase 3 Studie Rekrutierung angelaufen NCT03127267
	Mesenchymale Stammzelltherapie	Neuroprotektion; Modulation Neuroinflammation	i. t. (intrathekal)	Grippe-ähnliche Symptome, Rückenschmerzen, Muskelschmerzen	Phase 3 Studie Aktuell keine Rekrutierung NCT03280056

9.3.1 Riluzol

Das einzige aktuell in Deutschland zugelassene Medikament mit einem nachgewiesenen krankheitsmodifizierenden Effekt bei der ALS ist Riluzol (Dengler et al. 2014; Miller et al. 2012). Verschiedene Wirkmechanismen konnten nachgewiesen werden, wobei in den beim Menschen aktuell eingesetzten Konzentrationen vor allem eine Reduktion der neuronalen Feuerungsrate bedingt durch eine Hemmung spannungsabhängiger Natriumkanäle und eine Verstärkung der Calciumabhängigen Kaliumkanäle sowie eine Reduktion der präsynaptischen Freisetzung des Transmitters Glutamat relevant sein dürften (Bellingham 2011). Dies vermindert die bei der ALS pathophysiologisch mit angeschuldigte Exzitotoxizität auf Motoneurone. In der 1994 publizierten ersten doppel-blinden, placebo-kontrollierten Studie führte eine Behandlung mit Riluzol zu einem signifikant verbesserten Überleben nach zwölf Monaten (58 % in der Placebo-Gruppe versus 74 % in der Riluzol-Gruppe) (Bensimon et al. 1994). Insgesamt liegen Daten von 876 im Rahmen von kontrollierten Studien mit Riluzol behandelten versus 406 mit Placebo behandelten Patienten vor, die alle positiv waren (Bensimon et al. 2002; Hinchcliffe und Smith 2017; Lacomblez et al. 1996; Zoccolella et al. 2007). Insbesondere konnte gezeigt werden, dass durch Riluzol die Zeit ohne invasive Beatmung verlängert werden kann (Zoccolella et al. 2007). Auf Grundlage dieser Studiendaten folgt die Empfehlung, eine Riluzol-Therapie bei allen Patienten mit einer ALS früh einzuleiten und diese bis ins fortgeschrittene Stadium fortzuführen. Bei Dysphagie und wenn die Medikamentengabe über Magen- oder PEG-Sonde erfolgen muss, sollte Riluzol als Suspension (Teglutik®) verabreicht werden. Die Verträglichkeit ist in der Regel gut. Die häufigsten Nebenwirkungen sind zumeist asymptomatische Transaminasen-Erhöhungen sowie Übelkeit und Kraftlosigkeit, welche allesamt nach Absetzen reversibel sind. Die Leberfunktion sollte regelmäßig kontrolliert werden, wobei ein Abbruch der Therapie laut Fachinformation erst bei einer ALT (Alanin-Aminotransferase)-Erhöhung auf mehr als das Fünffache der oberen Normgrenze empfohlen wird (solange keine Zeichen einer Leberinsuffizienz auftreten). Daneben kann es, insbesondere bei Einnahme der Suspension, zu temporären, ungefährlichen Missempfindungen der Zunge und Mundschleimhaut kommen.

rückgezogen. Die Verordnung und Supervision der Therapie sollte in einer ALS-Spezialambulanz erfolgen. Gemäß der veröffentlichten Stellungnahmen von deutschen und europäischen Expertenkommissionen wird Edaravone als mögliche Therapieoption zur Diskussion mit ALS-Patienten (individueller Heilversuch), die die oben erwähnten Einschlusskriterien erfüllen, empfohlen (Al-Chalabi et al. 2017a). Aktuell befindet sich auch eine orale Formulierung von Edaravone in der Entwicklung, die allerdings zunächst noch in klinischen Studien getestet werden muss (u. a. NCT04569084). Eine kürzliche Kohortenstudie ergab jedoch, dass eine Langzeittherapie mit intravenösem Edaravone bei ALS Patienten keinen krankheitsmodifizierenden Nutzen brachte (Witzel et al. 2022).

> Patienten sollten bereits bei klinischem Verdacht auf eine ALS frühzeitig in einem spezialisierten Zentrum vorgestellt werden, um die Möglichkeit der Teilnahme an klinischen Studien zu evaluieren.

9.3.2 Edaravone

Edaravone ist ein Antioxidans, das in Japan und China seit langem additiv zur Schlaganfalltherapie eingesetzt wird. In einer Phase 3 Studie an einer streng ausgewählten Subgruppe von ALS-Patienten konnte die Progression der Funktionseinschränkungen signifikant verzögert werden (Abe et al. 2017). Zu den Einschlusskriterien gehörten u. a. eine Erkrankungsdauer von < 2 Jahren seit Symptombeginn, eine Vitalkapazität > 80 %, mindestens zwei Punkte in allen Items des ALSFRS-R, ein Abfall von 1–4 Punkten in der ALSFRS-R innerhalb der letzten zwölf Wochen sowie eine gute Nierenfunktion (Kreatinin-Clearance > 50 ml/min). Edaravone ist seit Mai 2017 in den USA für ALS zugelassen, zudem u. a. in der Schweiz, Kanada, Korea und Japan. In der EU wurde der Zulassungsantrag im Frühjahr 2019 durch die Herstellerfirma zu-

9.3.3 Anti-degenerative Therapien

Eine effektive krankheitsmodifzierende Therapie bei der ALS sollte idealerweise die Degeneration der Motoneurone aufhalten (Chiò et al. 2020). Um dies zu erreichen, ergeben sich verschiedene molekulare Ansatzpunkte, die unter anderem von den Substanzen *Fasudil*, *Rasagilin* und *Tauroursodeoxycholsäure* (TUDCA) adressiert und in klinischen Studien untersucht werden.

In verschiedenen Tiermodellen neurodegenerativer Erkrankungen konnte mittels einer Inhibition der Rho-Kinase (ROCK) ein positiver therapeutischer Effekt demonstriert werden (Koch et al. 2018). ROCK hatte dabei u. a. pos. Effekte auf das Überleben der Neurone (Koch et al. 2014) sowie auf die Aktivierung der Mikroglia und anti-aggregative Effekte (Tatenhorst et al. 2016; Tönges et al. 2014). Mit *Fasudil* steht ein ROCK-Inhibitor zur Verfügung, der bereits seit 1995 zur Behandlung von Vasospasmen nach Subarachnoidalblutungen u. a. in Japan zugelassen ist und dort bereits Tausenden von Patienten mit einem guten Sicherheitsprofil verabreicht wurde (Suzuki et al. 2007). Eine Behandlung mit Fasudil führte im *SOD1*-Mausmodell der ALS u. a. zu einer Verbesserung der motorischen Funktionen und einer Lebenszeitverlängerung (Takata et al. 2013; Tönges et al. 2014). Aktuell wird eine Phase 2 Studie mit Fasudil durchgeführt (Lingor et al. 2019).

Der Monoaminoxidase-B-Hemmer *Rasagilin* ist als symptomatische Therapie beim idiopathischen Parkinson-Syndrom bereits seit vielen Jahre zugelassen, sehr gut verträglich und es zeigten sich Hinweise auf eine neuroprotektive Wirkung (Parkinson Study 2004). Zwei Phase 2 Studien zur Untersuchung von Rasagilin bei der ALS in unterschiedlichen Dosierungen (1 und 2 mg) konnten keinen signifikanten Effekt nachweisen (Ludolph et al. 2018; Statland et al. 2019). In der Studie mit 1 mg Rasagilin zeigte jedoch eine Post-hoc-Analyse Hinweise auf eine Verlangsamung des Krankheitsprogresses bei Patienten mit einem schnelleren Krankheitsverlauf (Ludolph et al. 2018). Angesichts der sehr guten Verträglichkeit kann ein individueller Heilversuch bei Patienten mit einem raschen Verlauf (ALS-FRSR Verlust von > 0,5 Punkten/Monat) gerechtfertigt sein.

Einen ähnlichen Wirkmechanismus hat *TUDCA*, die unter anderem durch eine Stabilisierung der mitochondrialen Membran die Apoptose hemmt (Vaz et al. 2015). TUDCA ist eine physiologisch in der Leber produzierte Gallensäure, die als Pharmakon bereits seit langem zur Behandlung von Leber- und Gallenerkrankungen eingesetzt wird (Vang et al. 2014). In Phase 2 Studien an ALS-Patienten führte die Behandlung mit TUDCA allein sowie in Kombination mit Natrium-Phenylbutyrat zu einem signifikant geringeren Abfall des ALSFRS-R im Vergleich zu Placebo (Elia et al. 2016; Paganoni et al. 2020).

9.3.4 Anti-inflammatorische Therapien

In ALS-Tiermodellen und bei Patienten mit ALS findet sich eine Aktivierung von Mikro- und Astroglia im ZNS sowie eine proinflammatorische Verschiebung des peripheren Immunprofils (Beers und Appel 2019; Jin et al. 2020). Der Einsatz des Tyrosinkinase-Inhibitors *Masitinib* im ALS-Tiermodell führt zu einer Überlebensverlängerung und Protektion der Motoneurone (Trias et al. 2016). Masitinib wurde in einer klinischen Phase 2b Studie bereits untersucht, es wurden ein günstiges Sicherheitsprofil und Hinweise auf eine Verlangsamung der Krankheitsprogression gezeigt (Mora et al. 2020). Masitinib wird aktuell in einer Phase 3 Studie weiter untersucht (NCT03127267). *Fingolimod* kann destruktive neuroinflammatorische Prozesse effektiv unterdrücken und ist für die Behandlung der schubförmig-remittierenden Verlaufsform der Multiplen Sklerose zugelassen. Eine Phase 2a Studie ergab bei ALS-Patienten ein akzeptables Sicherheitsprofil (Berry et al. 2017), Wirksamkeitsdaten waren nicht Ziel der Studie und müssen in weiteren klinischen Studien untersucht werden. *Ibudilast* kann die Magrophagen-Infiltration in das ZNS unterbinden. Eine klinische Phase 2-Studie (NCT02238626) mit Ibudilast zeigte einen positiven Einfluss auf die Krankheitsprogression, die Daten sind bisher nicht in einem peer-reviewed Journal publiziert. Eine Phase 2b/3 Studie rekrutiert bereits Patienten mit Erkrankungsdauer < 18 Monate (NCT04057898).

9.3.5 Stammzelltherapien

Eine Stammzelltherapie im Sinne einer Zellersatztherapie der degenerierten Motoneurone ist aufgrund der sehr komplexen Zellstruktur mit einem Axon von bis zu einem Meter Länge, dem langsamen Wachstum sowie komplexer Zielfindung und Synapsenbildung des Axons nicht realistisch. Ein interessantes Ziel einer Stammzelltherapie könnte jedoch die Verbesserung des komplexen Mikromilieus der Motoneurone im zentralen Nervensystem darstellen. Hierzu könnten transplantierte Stammzellen neurotrophe Faktoren sezernieren und u. U. in supportive Gliazellen (Mikro-, Astro-, Oligodentroglia etc.) differenzieren. Viele präklinische und klinische Studien mit verschiedensten Stammzelltypen wurden bereits durchgeführt (Goutman et al. 2019). Das Sicherheitsprofil ist abhängig von der Zellquelle/Stammzellart, für die Wirksamkeit liegen noch keine ausreichend gut bewertbaren Daten vor. In der Regel müssen wiederholte, häufig intrathekale Gaben der Stammzell-Produkte erfolgen. Die beiden jüngsten Phase 2 Studien mit autologen, mesenchymalen Stammzellen weisen neben guten Sicherheitsdaten auf einen potenziellen Therapieeffekt hin (Berry et al. 2019; Oh et al. 2018). Das Therapiekonzept NurOwn® wird aktuell in einer Phase 3 Studie untersucht (NCT03280056).

9.3.6 RNA-Therapien (»Gentherapien«)

Bei 5–10 % der ALS-Fälle liegen familiäre Häufungen vor. Die familiäre ALS unterscheidet sich klinisch kaum von den sporadischen Formen (Al-Chalabi et al. 2017b) (▸ Kap. 2). Bei Mutationen im *SOD1*- und *C9ORF72*-Gen geht man aktuell im Wesentlichen von einem »toxic-gain-of-function«-Mechanismus aus, weshalb die Modulation i.S.e. Unterdrückung der mutierten Gene als eine erfolgversprechende Therapiestrategie erscheint (»Gentherapien«). Nicht zuletzt ermutigen die Therapieerfolge dieser Strategie bei der SMA (▸ Kap. 7). Eine Blockierung der Translation von Genen kann durch Antisense-Oligonukleotide (ASO) ermöglicht werden. Zu *C9ORF72* und *SOD1* laufen bereits klinische Studien mit ASOs. Die Ergebnisse aus den Phase 1 und 2 Studien mit *Tofersen* (ASO bei *SOD1*-Mutationen) zeigten eine Reduktion von *SOD1*-Protein im Liquor und eine Reduktion der Krankheitsprogression anhand des ALSFRS-R sowie ein gutes Sicherheitsprofil (Miller et al. 2020). Eine Phase 3 Studie wurde inzwischen fertig rekrutiert (NCT02623699). Dabei scheint das primäre Studienziel verfehlt worden zu sein, wobei einige vielversprechende sekundäre Endpunkte erreicht wurden (Mullard 2021). Es läuft eine weitere Studie bei präsymptomatischen *SOD1*-Genträgern (NCT04856982). Das Arzneimittel BIIB078 (ASO bei *C9ORF72*-Mutationen) befindet sich noch in der klinischen Prüfungsphase-1 (NCT03626012), wird aber voraussichtlich zeitnah in einer Phase 2 Studie weiter untersucht. ASOs müssen intrathekal verabreicht werden, da sie bei peripherer Applikation die Bluthirnschranke nicht überwinden können. Neben diesen Therapieansätzen für diese spezifischen Genmutationen ist ein weiterer vielversprechender Ansatz für die sporadischen Formen der ALS in der Entwicklung. Ataxin-2, ein Stress-Granula-Protein, hat sich in grundlagenwissenschaftlichen Experimenten als ein Modulator der Krankheitsprogression gezeigt, eine intermediäre CAG Verlängerung gilt als größter Risikofaktor der ALS (▸ Kap. 2). Durch ASO vermittelter Verminderung der Menge an Ataxin-2 lässt sich eine Abschwächung von TDP-43-Aggregation und Überlebensverlängerung in Tiermodellen beobachten (Becker et al. 2017; Klim et al. 2019). Eine klinische Phase 1 Studie hierfür ist in Planung. Aus Sicht der Autoren erscheinen diese »Gentherapie«formen aktuell die vielversprechendste krankheitsmodifizierenden Therapieoption für ALS zu sein. Deswegen sollte schon jetzt erwogen werden, auch sporadische Patienten auf Genvarianten systematisch zu untersuchen, um diesen die Teilnahme an solchen Studien bzw. zu erwartenden Härtefallprogrammen (wie beispielsweise im Falle von *SOD1*) zu ermöglichen.

Literatur

Abboud WA, Nadel S, Hassin-Baer S et al. (2019) Ultrasound-Guided Botulinum Toxin Injections into the Salivary Glands for the Treatment of Drooling. The Israel Medical Association journal: IMAJ 21: 116–119.

Abe K, Aoki M, Tsuji S et al. (2017) Safety and efficacy of edaravone in well defined patients with amyotrophic lateral sclerosis: a randomised, double-blind, placebo-controlled trial. The Lancet Neurology 16(7): 505–512.

Al-Chalabi A, Andersen PM, Chandran S et al. (2017a) July 2017 ENCALS statement on edaravone. Amyotroph Lateral Scler Frontotemporal Degener 18: 471–474.

Al-Chalabi A, van den Berg LH, Veldink J (2017b) Gene discovery in amyotrophic lateral sclerosis: implications for clinical management. Nat Rev Neurol 13: 96–104.

Becker LA, Huang B, Bieri G et al. (2017) Therapeutic reduction of ataxin-2 extends lifespan and reduces pathology in TDP-43 mice. Nature 544: 367–371.

Bedlack RS, Pastula DM, Hawes J et al. (2009) Open-label pilot trial of levetiracetam for cramps and spasticity in patients with motor neuron disease. Amyotroph Lateral Scler 10: 210–215.

Beers DR, Appel SH (2019) Immune dysregulation in amyotrophic lateral sclerosis: mechanisms and emerging therapies. The Lancet Neurology 18: 211–220.

Bellingham MC (2011) A Review of the Neural Mechanisms of Action and Clinical Efficiency of Riluzole in Treating Amyotrophic Lateral Sclerosis: What have we Learned in the Last Decade? NS Neurosci Ther 17(1): 4–31. (doi:10.1111/j.1755-5949.2009.00116.x).

Benatar M, Wuu J, Andersen PM et al. (2018) Randomized, double-blind, placebo-controlled trial of arimoclomol in rapidly progressive SOD1 ALS. Neurology 90(7): e565–e574.

Bensimon G, Lacomblez L, Delumeau JC et al. (2002) A study of riluzole in the treatment of advanced stage or elderly patients with amyotrophic lateral sclerosis. Journal of Neurology 249(5): 609–15.

Bensimon G, Lacomblez L, Meininger V et al. (1994) A controlled trial of riluzole in amyotrophic lateral sclerosis. ALS/Riluzole Study Group. The New England Journal of Medicine 330(9): 585–91.

Berry JD, Cudkowicz ME, Windebank AJ et al. (2019) NurOwn, phase 2, randomized, clinical trial in patients with ALS: Safety, clinical, and biomarker results. Neurology 93: e2294–e2305.

Berry JD, Paganoni S, Atassi N et al. (2017) Phase IIa trial of fingolimod for amyotrophic lateral sclerosis demonstrates acceptable acute safety and tolerability. Muscle Nerve 56: 1077–1084.

Chiò A, Bottacchi E, Buffa C et al. (2006) Positive effects of tertiary centres for amyotrophic lateral sclerosis on outcome and use of hospital facilities. Journal of Neurology, Neurosurgery and Psychiatry 77(8): 948–950.

Chiò A, Mazzini L, Mora G (2020) Disease-modifying therapies in amyotrophic lateral sclerosis. Neuropharmacology 167: 107986.

Chiò A, Mora G, Lauria G (2017) Pain in amyotrophic lateral sclerosis. Lancet Neurol 16: 144–157.

Clawson LL, Cudkowicz M, Krivickas L et al. (2018) A randomized controlled trial of resistance and endurance exercise in amyotrophic lateral sclerosis. Amyotroph Lateral Scler Frontotemporal Degener 19: 250–258.

Dengler R, Grehl T, Hecht L et al. (2014) Amyotrophe lateralsklerose S1 Leitlinie. Deutsche Gesellschaft für Neurologie

Desport JC, Preux PM, Truong TC et al. (1999) Nutritional status is a prognostic factor for survival in ALS patients. Neurology 53: 1059–1063.

Dupuis L, Pradat PF, Ludolph AC et al. (2011) Energy metabolism in amyotrophic lateral sclerosis. Lancet Neurol 10: 75–82.

Elia AE, Lalli S, Monsurrò MR et al. (2016) Tauroursodeoxycholic acid in the treatment of patients with amyotrophic lateral sclerosis. European Journal of Neurology 23(1): 45–52.

Esser P, Metelmann M, Hartung T et al. (2019) Psychosoziale Versorgung bei Patienten mit Amyotropher Lateralsklerose: Ein narrativer Review. PPmP – Psychotherapie Psychosomatik Medizinische Psychologie 69(09/10): 372–381.

Goutman SA, Savelieff MG, Sakowski SA et al. (2019) Stem cell treatments for amyotrophic lateral sclerosis: a critical overview of early phase trials. Expert Opin Investig Drugs 28: 525–543.

Hinchcliffe M, Smith A (2017) Riluzole: real-world evidence supports significant extension of median survival times in patients with amyotrophic lateral sclerosis. Degenerative Neurological and Neuromuscular Disease 7: 61–70.

Jin M, Günther R, Akgün K et al. (2020) Peripheral proinflammatory Th1/Th17 immune cell shift is linked to disease severity in amyotrophic lateral sclerosis. Sci Rep 10: 5941.

Klim JR, Vance C, Scotter EL (2019) Antisense oligonucleotide therapies for Amyotrophic Lateral Sclerosis: Existing and emerging targets. Int J Biochem Cell Biol 110: 149–153.

Koch JC, Tatenhorst L, Roser AE et al. (2018) ROCK inhibition in models of neurodegeneration and its potential for clinical translation. Pharmacology and Therapeutics 189: 1–21.

Koch JC, Tönges L, Barski E et al. (2014) ROCK2 is a major regulator of axonal degeneration, neuronal death and axonal regeneration in the CNS. Cell Death and Disease 5: e1225.

Lacomblez L, Bensimon G, Leigh PN, et al. (1996) Dose-ranging study of riluzole in amyotrophic lateral sclerosis. Lancet 347(9013): 1425–31.

Lingor P, Weber M, Camu W et al. (2019) ROCK-ALS: Protocol for a Randomized, Placebo-Controlled, Double-Blind Phase IIa Trial of Safety, Tolerability and Efficacy of the Rho Kinase (ROCK) Inhibitor Fasudil in Amyotrophic Lateral Sclerosis. Frontiers in Neurology 10: 293–293.

Ludolph AC, Dorst J, Dreyhaupt J et al. (2020) Effect of High-Caloric Nutrition on Survival in Amyotrophic Lateral Sclerosis. Ann Neurol 87: 206–216.

Ludolph AC, Schuster J, Dorst J et al. (2018) Safety and efficacy of rasagiline as an add-on therapy to riluzole in patients with amyotrophic lateral sclerosis: a randomised, double-blind, parallel-group, placebo-controlled, phase 2 trial. Lancet Neurol 17: 681–688.

Meyer T, Kettemann D, Maier A et al. (2020) Symptomatic pharmacotherapy in ALS: data analysis from a platform-based medication management programme. J Neurol Neurosurg Psychiatry 91: 783–785.

Miller RG, Mitchell JD, Moore DH (2012) Riluzole for amyotrophic lateral sclerosis (ALS)/motor neuron disease (MND). Cochrane Database Syst Rev 2012(3):CD001447. (Doi: 10.1002/14651858.CD001447.pub3).

Miller T, Cudkowicz M, Shaw PJ et al. (2020) Phase 1-2 Trial of Antisense Oligonucleotide Tofersen for SOD1 ALS. N Engl J Med 383: 109–119.

Mora JS, Genge A, Chio A et al. (2020) Masitinib as an add-on therapy to riluzole in patients with amyotrophic lateral sclerosis: a randomized clinical trial. Amyotroph Lateral Scler Frontotemporal Degener 21: 5–14.

Mullard A (2021) ALS antisense drug falters in phase III. Nat Rev Drug Discov 20: 883–885.

Ng L, Khan F, Young CA et al. (2017) Symptomatic treatments for amyotrophic lateral sclerosis/motor neuron disease. Cochrane Database Syst Rev 1: Cd011776.

Oh KW, Noh MY, Kwon MS et al. (2018) Repeated Intrathecal Mesenchymal Stem Cells for Amyotrophic Lateral Sclerosis. Ann Neurol 84: 361–373.

Oskarsson B, Moore D, Mozaffar T et al. (2018) Mexiletine for muscle cramps in amyotrophic lateral sclerosis: A randomized, double-blind crossover trial. Muscle Nerve 58(1): 42–48.

Paganoni S, Macklin EA, Hendrix S et al. (2020) Trial of Sodium Phenylbutyrate-Taurursodiol for Amyotrophic Lateral Sclerosis. N Engl J Med 383: 919–930.

Parkinson Study G (2004) A controlled, randomized, delayed-start study of rasagiline in early Parkinson disease. Arch Neurol 61: 561–566.

Reich-Slotky R, Andrews J, Cheng B et al. (2013) Body mass index (BMI) as predictor of ALSFRS-R score decline in ALS patients. Amyotroph Lateral Scler Frontotemporal Degener 14: 212–216.

Riva N, Mora G, Sorarù G et al. (2019) Safety and efficacy of nabiximols on spasticity symptoms in patients with motor neuron disease (CANALS): a multicentre, double-blind, randomised, placebo-controlled, phase 2 trial. Lancet Neurol 18: 155–164.

Schumacher J, Peter RS, Nagel G et al. (2020) Statins, diabetes mellitus and prognosis of amyotrophic lateral sclerosis: data from 501 patients of a population-based registry in southwest Germany. Eur J Neurol 27: 1405–1414.

Smith R, Pioro E, Myers K et al. (2017). Enhanced Bulbar Function in Amyotrophic Lateral Sclerosis: The Nuedexta Treatment Trial. In: Neurotherapeutics. 14(3): 762–772.

Squires N, Humberstone M, Wills A et al. (2014) The use of botulinum toxin injections to manage drooling in amyotrophic lateral sclerosis/motor neurone disease: A systematic review. Dysphagia 29: 500–508.

Statland JM, Moore D, Wang Y et al. (2019) Rasagiline for amyotrophic lateral sclerosis: A randomized, controlled trial. Muscle and Nerve 59(2): 201–207.

Suzuki Y, Shibuya M, Satoh Si et al. (2007) A postmarketing surveillance study of fasudil treatment after aneurysmal subarachnoid hemorrhage. Surgical Neurology 68(2): 126–31.

Takata M, Tanaka H, Kimura M et al. (2013) Fasudil, a rho kinase inhibitor, limits motor neuron loss in experimental models of amyotrophic lateral sclerosis. British Journal of Pharmacology 170(2): 341–51.

Tatenhorst L, Eckermann K, Dambeck V et al. (2016) Fasudil attenuates aggregation of α-synuclein in models of Parkinson's disease. Acta neuropathologica communications 4: 39. (doi: 10.1186/s40478-016-0310-y).

Tönges L, Günther R, Suhr M et al. (2014) Rho kinase inhibition modulates microglia activation and improves survival in a model of amyotrophic lateral sclerosis. GLIA 62(2): 217–32.

Trias E, Ibarburu S, Barreto-Núñez R et al. (2016) Post-paralysis tyrosine kinase inhibition with masitinib abrogates neuroinflammation and slows disease progression in inherited amyotrophic lateral sclerosis. J Neuroinflammation 13: 177.

van Groenestijn AC, Kruitwagen-van Reenen ET, Visser-Meily JMA, et al. (2016) Associations between psychological factors and health-related quality of life and global quality of life in patients with ALS: A systematic review. Health and Quality of Life Outcomes 14(1): 107.

Vang S, Longley K, Steer CJ et al. (2014) The Unexpected Uses of Urso- and Tauroursodeoxycholic Acid in the Treatment of Non-liver Diseases. Global Advances in Health and Medicine 3(3): 58–69.

Vaz AR, Cunha C, Gomes C et al. (2015) Glycoursodeoxycholic Acid Reduces Matrix Metalloproteinase-9 and Caspase-9 Activation in a Cellular Model of Superoxide Dismutase-1 Neurodegeneration. Molecular Neurobiology 51(3): 864–77.

Wills AM, Hubbard J, Macklin EA et al. (2014) Hypercaloric enteral nutrition in patients with amyotrophic lateral sclerosis: a randomised, double-blind, placebo-controlled phase 2 trial. Lancet 383: 2065–2072.

Witzel S, Maier A, Steinbach R, et al. (2022) Safety and Effectiveness of Long-term Intravenous Administration of Edaravone for Treatment of Patients With Amyotrophic Lateral Sclerosis. JAMA Neurol, 10.1001/jamaneurol.2021.4893

Zinman L, Sadeghi R, Gawel M et al. (2008) Are statin medications safe in patients with ALS? Amyotrophic Lateral Sclerosis. 9(4): 223–8.

Zoccolella S, Beghi E, Palagano G et al. (2007) Riluzole and amyotrophic lateral sclerosis survival: A population-based study in southern Italy. European Journal of Neurology 14(3): 262–8.

10 Diagnostik und Therapie von Atmungsstörungen

Matthias Boentert

10.1 Einleitung

Verlauf und Prognose der ALS werden wesentlich davon mitbestimmt, wann und in welchem Ausmaß sich eine Beteiligung der Atemmuskulatur einstellt. Diese umfasst die in- und exspiratorischen Atemmuskeln, sodass es im Verlauf zu einer Beeinträchtigung von Ventilation und Hustenstoß kommt. Dies erhöht das Risiko für schwere Atemwegsinfekte, welche zusammen mit der chronischen respiratorischen Insuffizienz die mit Abstand häufigste Todesursache bei ALS darstellen. Gleichzeitig ist das Leitsymptom der progredienten Luftnot eine in hohem Maße alltagsrelevante, massiv einschränkende und naturgemäß angstbesetzte Beschwerde. Eine frühzeitige und adäquate Therapie der Atemmuskelschwäche – bestehend aus Heimbeatmung, Sekretmanagement und Infektprophylaxe – ist wesentlicher Baustein der Behandlung und kann um den Preis einer sich im Verlauf ausweitenden Respiratorabhängigkeit eine zufriedenstellende Symptomkontrolle gewährleisten, die subjektive Lebensqualität verbessern sowie die Überlebenszeit bedeutsam verlängern.

10.2 Pathophysiologie von Atemmuskelschwäche und ventilatorischer Insuffizienz

Zu den Atemmuskeln zählen das Zwerchfell, die Interkostalmuskeln und die Atemhilfsmuskulatur. Im weiteren Sinne gehören auch die Dilatatoren des Pharynx dazu, die unmittelbar vor der Inspiration über die kaudalen Hirnnerven einen nervalen Impuls erhalten, sodass die Rachenwand tonisiert und ein Kollaps des oberen Atemweges verhindert wird.

Die das Zwerchfell innervierenden Nn. phrenici entspringen aus der medialen Zellsäule im Vorderhorn des Rückenmarks (C3–5). Bereits eine einseitige Phrenicusläsion ist nur selten asymptomatisch; bei der ALS betrifft die Neurodegeneration immer beide Nn. phrenici (Pinto und de Carvalho 2010), sodass eine fortschreitende Zwerchfellschwäche resultiert. Die Degeneration thorakaler Motoneurone führt zur Parese von Interkostal- und Bauchwandmuskulatur.

Die verminderte Ventilationsreserve macht sich bei körperlicher Anstrengung, noch früher aber im Schlaf und generell im Liegen bemerkbar. In Rückenlage leistet das Zwerchfell die inspiratorische Atemarbeit nahezu allein, und im Schlaf kommt es zur Absenkung der Atemfrequenz im Stadium N3 sowie der Inspirationstiefe im Stadium REM. Eine geringe Abnahme der alveolären Ventilation mit Anstieg des pCO_2 im Blut um 4–6 mmHg

(0,5–0,8 kPa) über den Ausgangswert ist im Schlaf daher normal (Berger et al. 2014). Maximalwerte oberhalb von 50 mmHg (6,7 kPa) oder ein Anstieg um mehr als 10 mmHg (1,3 kPa) über den Ausgangswert entsprechen einer schlafbezogenen Hypoventilation (Ogna et al. 2016b; Windisch et al. 2017). Die CO_2-Retention im REM-Schlaf ist die früheste Manifestation der beginnenden ventilatorischen Insuffizienz (▶ Abb. 10.1). Die Hyperkapnie weitet sich im Verlauf auf andere Schlafstadien aus und mündet schließlich in eine Tageshyperkapnie ($\geq$ 45 mmHg/ 6,0 kPa). Die metabolische Gegenregulation erfolgt über die renale Retention von Bicarbonat, setzt nach frühestens 10–12 Stunden ein und erreicht bei chronischer Hyperkapnie nach ca. 3–5 Tagen ein Gleichgewicht. Erst bei fortgeschrittenem Atemversagen oder akuter respiratorischer Verschlechterung kann es auch zur respiratorischen Azidose kommen. Die chronische Hypoventilation führt nicht nur zur Hyperkapnie, sondern auch zur Hypoxämie, was langfristig bei einigen Betroffenen sogar eine pulmonale Hypertonie und ein Cor pulmonale zur Folge haben kann. Die Hypoxämie ist allerdings über lange Zeit nicht mit einer deutlichen Reduktion der peripheren Sauerstoffsättigung verbunden, da die Sauerstoff-Hämoglobin-Bindungskurve oberhalb eines p_aO_2 von 80 mmHg sehr flach verläuft. Eine zuverlässige und sensitive Detektion der beginnenden alveolären Hypoventilation ist daher nicht mittels Pulsoxymetrie, sondern nur kapnografisch möglich (Boentert et al. 2017).

Die ALS geht auch mit einem erhöhten Risiko für eine obstruktive Schlafapnoe (OSA) einher, da die Denervierung der Rachenmuskulatur den intermittierenden Kollaps des oberen Atemwegs im Schlaf begünstigt. Die Prävalenz der OSA ist bei Patienten mit ALS um ein Vielfaches höher als in der Allgemeinbevölkerung (Boentert et al. 2017). Die OSA tritt bei Männern häufiger auf als bei Frauen und ist unerwarteterweise bei bulbärem Verlauf deutlich seltener als bei spinaler ALS, was mit einer relevanten Zungengrundatrophie bei bulbärer ALS erklärt werden kann.

10.3 Symptome der Atemmuskelschwäche

Symptome einer schlafbezogenen Hypoventilation umfassen Durchschlafstörungen, unerholsamen Nachtschlaf, morgendliche Kopfschmerzen und eine gesteigerte Erschöpfung oder Schläfrigkeit am Tage. Die Orthopnoe kann zu Einschlafstörungen und Angstattacken führen; bei fortgeschrittener Zwerchfellschwäche schlafen Betroffene mitunter nur noch in aufrechter Position. Eine OSA kann ebenfalls Durchschlafstörungen und Tagesschläfrigkeit bedingen.

Die Zwerchfellschwäche ist mit Kurzatmigkeit bei körperlicher Anstrengung, allgemeiner Belastungsintoleranz sowie im Verlauf Ruhe- oder Sprechdyspnoe und Hypophonie verbunden. Die Husteninsuffizienz führt zu chronischem Sekretverhalt und gehäuften pulmonalen Infekten, dies insbesondere bei gleichzeitiger Aspirationsneigung. Durch die chronische Hyperkapnie und Hypoxämie können periphere Ödeme entstehen.

10.4 Klinische Bedeutung der respiratorischen Insuffizienz

Die respiratorische Insuffizienz tritt selten als Erstsymptom (de Carvalho et al. 1996; Gautier et al. 2010; Shoesmith et al. 2007), aber nahezu bei allen Patienten im Verlauf auf und ist ein wesentlicher Grund für die schlechte Prognose der ALS (Gil et al. 2008). Ist Dyspnoe vorhanden, stellt sie eines der am stärksten beeinträchtigenden Krankheitssymptome dar und schränkt Mobilität, Teilhabefähigkeit und gesundheitsbezogene Lebensqualität massiv ein (Abdulla et al. 2014; Morelot-Panzini et al. 2018; Tripodoro und De Vito 2008). Die Unfähigkeit, Sekret abzuhusten, kann ebenfalls ein qualvolles Ausmaß annehmen und steht manchmal der Nutzung einer nichtinvasiven Heimbeatmung im Wege.

Zusammen mit diesen Symptomen stellt die fast unvermeidliche Aussicht, an den Folgen der Atemmuskelschwäche zu versterben, eine schwere psychosoziale Belastung dar. Insbesondere die Sorge, einen qualvollen Erstickungstod erleiden zu müssen, spielt hier eine große Rolle, der unter Hinweis auf Maßnahmen der Beatmungs- und palliativen Therapie Rechnung getragen werden muss (▶ Kap. 12, ▶ Kap. 13).

Empfehlungen zur Therapie der ALS messen dem Thema »respiratory care« zentrale Bedeutung bei (Andersen et al. 2012; Andersen et al. 2007; Boentert und Young 2016; Britton et al. 2018; Gruis und Lechtzin 2012; Hardiman 2011; Miller et al. 2009). Dies gründet sich auf den hohen Stellenwert einer optimalen Symptomkontrolle sowie den Umstand, dass zahlreiche Studien eine Verlängerung der Überlebenszeit durch eine nichtinvasive Beatmung (NIV) belegen:

1. Die NIV verbessert bzw. stabilisiert die gesundheitsbezogene Lebens- und die Schlafqualität (Boentert et al. 2015; Bourke et al. 2006; Lyall et al. 2001; Vrijsen et al. 2015); Symptome wie Tagesschläfrigkeit, Dyspnoe und Depressivität werden gelindert, obwohl der Progress der Grunderkrankung bedingt, dass die Beatmung auch auf den Tag ausgeweitet werden muss und schließlich eine vitale Abhängigkeit unvermeidbar ist.
2. Die NIV verlängert das Überleben (Aboussouan et al. 1997; Bach 2002; Bourke et al. 2006; Burkhardt et al. 2017; Butz et al. 2003; Chiò et al. 2012; Kleopa et al. 1999; Pinto et al. 1995; Sivori et al. 2007; Vitacca et al. 2018). In der einzigen randomisiert-kontrollierten Studie ergab sich bei Patienten mit guter Bulbärfunktion eine Überlebenszeitverlängerung von im Mittel 205 Tagen (Bourke et al. 2006).
3. Positive Effekte der NIV sind mit Einschränkungen auch bei bulbärem Verlauf der ALS nachweisbar (Boentert et al. 2015; Bourke et al. 2006; Vitacca et al. 2018; Berlowitz et al. 2016). Ob eine schwere Dysphagie der NIV im Wege steht, ist eine klinisch zu treffende Einzelfallentscheidung.
4. Ein frühzeitiger Beginn der Heimbeatmung noch vor Eintreten einer manifesten Lungenrestriktion ist mit einer verzögerten Abnahme der Vitalkapazität (Elamin et al. 2019) und einem Überlebensvorteil verbunden (Vitacca et al. 2018).

Zusammenfassend stellt die frühzeitige Einleitung der NIV bei vorhandener Indikation die für den weiteren Verlauf womöglich wichtigste Therapieentscheidung dar. Dabei kommt der regelmäßigen Nutzung der NIV über mindestens vier Stunden pro Nacht große Bedeutung zu (Aboussouan et al. 1997; Kleopa et al. 1999; Mustfa et al. 2006; Pinto et al. 1995). Mit Blick auf die Überlebenszeitverlängerung ist die NIV allen bislang verfügbaren medikamentösen Behandlungsansätzen überlegen. Eine sensitive und praktikable Diagnostik zur frühzeitigen Detektion von Atemmuskelschwäche und schlafbezogener Hypoventilation ist daher essenziell.

10.5 Diagnostik

10.5.1 Anamnese und körperliche Untersuchung

Symptome einer Atemmuskelschwäche und einer schlafbezogenen Atmungsstörung sollten im Detail erfragt werden (▶ Kap. 10.3.). Da Patienten mit ALS auch durch Immobilisierung, Speichelfluss, Sekretverhalt, Faszikulationen, schlafbezogene Beinmuskelkrämpfe oder Schmerzen eine Störung des Nachtschlafs erfahren können, sollten auch diese Beschwerden berücksichtigt werden (Boentert 2020). Inspektorisch ist eine Dyspnoe bei leichter Belastung, in Ruhe oder beim Sprechen meist offensichtlich. Die Ruheatemfrequenz kann erhöht sein. Eine paradoxe Atmung in flacher Rückenlage weist auf eine relevante Zwerchfellparese hin.

10.5.2 Messung von Atemmuskelkraft und Lungenfunktion

Die Erfassung von Kraft und Funktion der Atemmuskulatur dient dem Nachweis einer Atemmuskelschwäche oder einer erhöhten Last der Atempumpe. Neben der Verlaufskontrolle steht die Frage im Vordergrund, ob und wann eine Heimbeatmung sowie Maßnahmen zur Hustenassistenz indiziert sind. Es stehen verschiedene Messverfahren zur Verfügung (American Thoracic Society/European Respiratory Society 2002; Kabitz et al. 2014; Laveneziana et al. 2019). Insbesondere die als Bedside-Tests wenig aufwändige Messung von Vitalkapazität (VC) und Hustenspitzenstoß sollte auch von neurologischen Praxen und Abteilungen vorgehalten werden. Grundsätzlich werden volitionale (mitarbeitsabhängige) von nicht-volitionalen Verfahren abgegrenzt. Liefern erstere auffällige oder uneindeutige Ergebnisse, kommen mitarbeitsunabhängige Methoden zum Einsatz.

Die *VC* ist ein volitionaler Globaltest der Lungen- und damit auch der in- und exspiratorischen Atemmuskelfunktion. Die Untersuchung kann mittels eines portablen digitalen Spirometers oder i. R. der Bodyplethysmografie erfolgen. Sollwerte sind von Alter, Geschlecht und Körpergröße abhängig (Quanjer et al. 2012). Als pathologisch gilt eine VC unter 80 % des Sollwertes. Eine reduzierte VC prädiziert sowohl die Überlebenszeit (Baumann et al. 2010; Czaplinski et al. 2006) als auch die Hypoventilation; eine nächtliche Hyperkapnie ist bei Werten < 40 %, eine Tageshyperkapnie bei Werten < 25 % zu erwarten (Ragette et al. 2002). Beträgt die Differenz zwischen der im Sitzen und im Liegen gemessenen VC mehr als 20 %, ist ebenfalls von einer höhergradigen Zwerchfellparese auszugehen (Lechtzin et al. 2002).

Der *maximale inspiratorische Mundverschlussdruck (MIP bzw. PImax)* wird mittels eines portablen Manometers oder i. R. der Bodyplethysmografie gemessen und bildet direkt die inspiratorische Atemmuskelkraft ab. Hier ist zusätzlich die Messung des Mundverschlussdrucks 100 ms nach Beginn der Einatmung ($P_{0.1}$) möglich; der Quotient $P_{0.1}$/PImax zeigt bei Werten über 4,5 % eine Überlastung der Atempumpe an (Kabitz et al. 2014). Normwerte für den MIP sind alters- und geschlechtsabhängig (Evans und Whitelaw 2009) (▶ Tab. 10.1). Besteht eine Mundschlussparese, ist die Messung von MIP und VC nicht valide, sodass alternativ der SNIP *(sniff nasal inspiratory pressure)* bestimmt werden sollte; Werte unter 60 cm H_2O legen eine schlafbezogene Hypoventilation nahe (Carratu et al. 2011; Carratu et al. 2013; Morgan et al. 2005; Tilanus et al. 2017).

Der *Hustenspitzenstoß* wird mit einem einfachen Peak-Flow-Meter bestimmt. Bei Werten unter 160 l/min ist die bronchiale Sekretclearance faktisch aufgehoben, zwischen 160 und 270 l/min deutlich eingeschränkt. Bei allen Messungen (mit Ausnahme des SNIP) ist die Verwendung einer Nasenklammer obligat.

Mitarbeitsunabhängig lässt sich die Phrenicusbeteiligung mittels motorischer Neurografie oder Zwerchfellultraschall beurteilen, wenn z. B. keine valide Spiro-/Manometrie durchgeführt werden kann (▶ Tab. 10.1). Reduzierte Potenzialamplituden in der Phrenicusneurografie korrelieren mit VC und SNIP, weisen auf eine nächtliche Hypoventilation hin und sind mit einer kürzeren Überlebenszeit assoziiert (Pinto et al. 2010; Pinto et al. 2009a; Pinto et al. 2012a; Pinto et al. 2009b). Der Zwerchfellultraschall ist eine nicht-invasive Methode, um Morphologie und Motilität des Zwerchfells zu evaluieren. Für die Beurteilung sind die relative Dickenzunahme und die maximale Amplitude der Zwerchfellexkursion bei tiefer bzw. forcierter Inspiration aussagekräftig (Spiesshoefer et al. 2020).

Tab. 10.1: Nicht pathologische Grenzwerte (lower limits of normal) für die Messung der Atemmuskelkraft mittels Spirometrie und Manometrie (Evans und Whitelaw 2009; Kabitz et al. 2014).

Test	Nicht pathologischer Grenzwert	
	Frauen	Männer
PCF	> 270 l/min	
MIP	> 60 cm H_2O bzw. > 62 − (0,5 x Alter) cm H_2O	> 70 cm H_2O bzw. > 62 − (0,15 x Alter) cm H_2O
SNIP	> 60 cm H_2O	> 70 cm H_2O
VC	aufrecht: > 80 % des Sollwertes liegend: > 80 % der in aufrechter Position gemessenen VC	
	Sollwert: 4,43 x Körpergröße (in m) − 0,026 x Alter − 2,89	Sollwert: 5,76 x Körpergröße (in m) − 0,026 x Alter − 4,34 (Criée et al. 2015)
Zwerchfellultraschall, Amplitude der Exkursion bei maximaler Einatmung	> 8,2 cm	> 7,0 cm
Zwerchfellultraschall, diaphragm thickening ratio (= Dicke bei max. Inspiration/Dicke bei funktioneller Residualkapazität; Schallkopfposition im 8.–10. Interkostalraum)	> 2,6	

10.5.3 Diagnostik im Schlaflabor

Bestehen Symptome einer schlafbezogenen Atmungsstörung und/oder unterschreiten FVC, MIP oder SNIP jeweils den nicht pathologischen Grenzwert (▶ Tab. 10.1), ist eine Untersuchung im Schlaflabor indiziert. Da die CO_2-Retention im REM-Schlaf die früheste Manifestation der schlafbezogenen Hypoventilation darstellt, ist die Polysomnografie (PSG) in Verbindung mit einer transkutanen Kapnografie der Goldstandard der Diagnostik. Die PSG liefert zudem auch Hinweise auf nicht atmungsabhängige Störungen des Nachtschlafs. Eine kardiorespiratorische Polygrafie ist zur Beurteilung der Atmung im

Schlaf nur dann hinreichend, wenn parallel eine transkutane CO_2-Messung erfolgt, da die Pulsoxymetrie zur Feststellung der Hypoventilation nicht sensitiv genug ist (Boentert et al. 2017; Ogna et al. 2016b). Die BUB-Richtlinien zur Stufendiagnostik bei V. a. eine schlafbezogene Atmungsstörung gelten für Patienten mit ALS nicht.

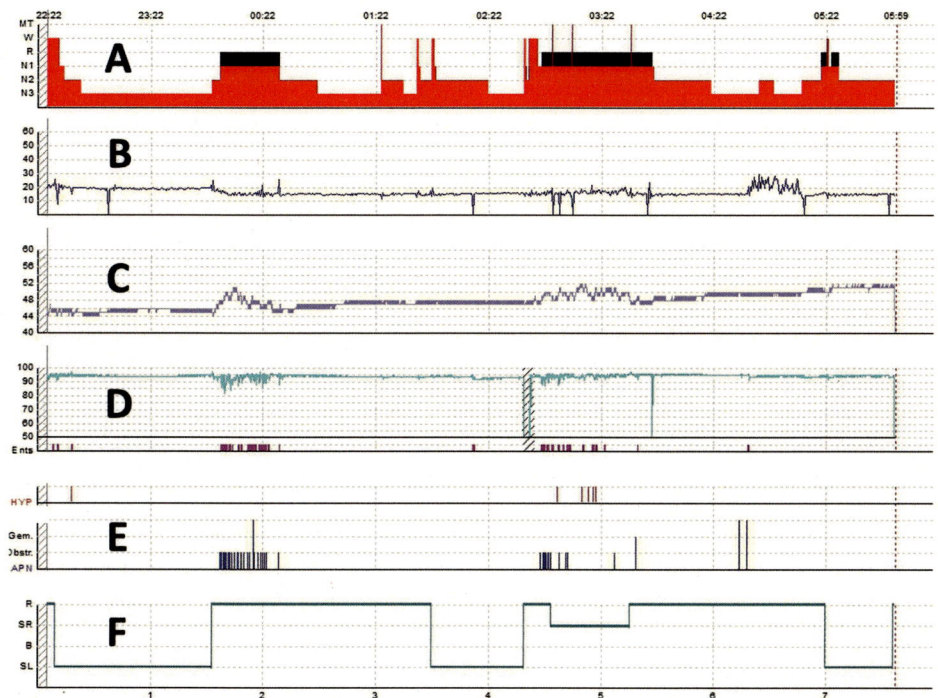

Abb. 10.1: Polysomnografiebefund eines Patienten mit ALS, einer VC von 67 % des Sollwertes und einem MIP von 54 cm H_2O. Zeitsynchrone Darstellung von Hypnogramm (A), Atemfrequenz (B), transkutan gemessenem CO_2 (C), Sauerstoffsättigung (D), Apnoen/Hypopnoen (E) und Körperlage (F). Die schwarzen Balken im Hypnogramm repräsentieren den REM-Schlaf. Zu Beginn zeigen sich eine Normokapnie und eine normale Sauerstoffsättigung. Im REM-Schlaf kommt es lageabhängig zu gruppierten obstruktiven Apnoen (E) sowie Desaturationen (D) und lageunabhängig zum Anstieg des $p_{tc}CO_2$ (C). Die Kapnografie zeigt ab dem Ende der ersten REM-Periode einen langsam weiter ansteigenden Kurvenverlauf, der sich gegen Ende der Nacht verstärkt und eine zunehmende Erschöpfung der Zwerchfellkraft anzeigt. Abkürzungen: MT, movement time; W, Wake; R (in A), REM-Schlaf; N1, Einschlafen; N2, Leichtschlaf; N3, Tiefschlaf; Ents., Entsättigungen; R (in F), Rückenlage; SR, Rechtsseitenlage; B; Bauchlage; SL, Linksseitenlage.

10.6 Therapie

10.6.1 Atemmuskeltraining

Die wenigen hierzu publizierten Studien legen nahe, dass sich regelmäßiges inspiratorisches Atemmuskeltraining nach dem Prinzip der Stenoseatmung positiv auf die Zwerchfellkraft und möglicherweise auch auf das Überleben auswirkt (Cheah et al. 2009; Gross und Meiner 1993; Pinto und de Carvalho 2013; Pinto et al. 2012b).

10.6.2 Zwerchfellstimulation

Die elektrische Zwerchfellstimulation ist kontraindiziert, wenn bereits ein hyperkapnisches Atemversagen vorliegt. Zwei kontrollierte Studien wurden vorzeitig abgebrochen, da sich in der Verumgruppe jeweils eine deutlich erhöhte Mortalität ergab (Gonzalez-Bermejo et al. 2016; McDermott et al. 2016).

10.6.3 Nicht-invasive Heimbeatmung (NIV)

Die NIV ist der therapeutische Goldstandard zur Behandlung der schlafbezogenen Hypoventilation und des hyperkapnischen Atemversagens bei ALS. Die Einleitung einer NIV bei Personen mit einer neuromuskulären Erkrankung ist indiziert, wenn Symptome einer Hypoventilation bestehen und mindestens eines der folgenden Kriterien erfüllt ist (Windisch et al. 2017):

- p_aCO_2 tagsüber $\geq$ 45 mmHg/6,0 kPa
- p_aCO_2 nachts $\geq$ 45 mmHg/6,0 kPa
- $p_{tc}CO_2$ nachts $\geq$ 50 mmHg/6,7 kPa
- Anstieg des nächtlichen $p_{tc}CO_2$ um $\geq$ 10 mmHg/1,3 kPa über den Ausgangswert am Tag
- rasche Abnahme der VC um mehr als 10 % innerhalb von drei Monaten

Bezüglich der trankutanen Kapnometrie fordert die nationale Leitlinie den Nachweis einer nächtlichen Hyperkapnie von kumulativ mindestens 30 Minuten Dauer (Windisch et al. 2017). Hierfür gibt es keine hinreichende Evidenz, und insbesondere bei Patienten mit ALS hat dieser Schwellenwert wahrscheinlich keine klinische Bedeutung (Engel et al. 2021). Aufgrund der Progredienz der Erkrankung und der o. g. Behandlungseffekte insbesondere bei frühem Therapiebeginn sollte die NIV-Indikation großzügig gestellt werden. Kontraindikationen umfassen eine hochgradige Enge des oberen Atemwegs, eine unkontrollierbare bronchiale Hypersekretion, eine schwerste Dysphagie mit großer Aspirationsgefahr und die primäre Notwendigkeit einer 24-h-Beatmung. Im letzteren Fall sollte bei entsprechendem Patientenwunsch der invasiven Beatmung der Vorzug gegeben werden. Die NIV sollte grundsätzlich stationär unter poly(somno)grafischer und kapnografischer Kontrolle über mehrere Nächte eingeleitet werden. Patienten und Angehörige müssen ausführlich in die Therapie eingewiesen werden. Beatmungsmodus der Wahl ist eine druckkontrollierte, zeit- und volumengesteuerte BiLevel-Therapie. Die Geräteeinstellungen sind so zu titrieren, dass unter NIV eine dauerhafte Normokapnie, Normoxämie und Normalisierung des AHI gegeben sind. Das Erreichen dieser Ziele ist prognoserelevant (Georges et al. 2016; Gonzalez-Bermejo et al. 2013; Ogna et al. 2016a). Eine Sauerstoffvorlage ist nicht indiziert, sofern keine schwere pulmonale Begleiterkrankung vorliegt. Ein zweites Beatmungsgerät muss verordnet werden, wenn die tägliche Beatmungsdauer 16 Stunden übersteigt. Geeignete Beatmungsgeräte müssen für die lebenserhaltende Therapie zugelassen sein (GKV-Hilfsmittel-Nr. 14.24.12.x).

10.6.4 Invasive Heimbeatmung

Die Entscheidung für oder gegen die Tracheotomie sollte in einer Patientenverfügung vorweggenommen sein und richtet sich im Einzelfall nach medizinischen und individuellen Gesichtspunkten, die den klinischen Zustand, die Lebenssituation sowie die persönlichen Einstellungen und Wüncshe Betroffener berücksichtigen. Medizinisch ist die invasive Beatmung angezeigt, wenn die Hypoventilation trotz maximal ausgereizter NIV nicht mehr suffizient korrigiert werden kann, die NIV nicht mehr toleriert wird oder generell kontraindiziert ist, oder wenn das nicht-invasive Sekretmanagement versagt. Auch ein gescheiterter NIV-Versuch nach passagerer Tubusbeatmung kann eine Tracheotomie erforderlich machen. Die operative Tracheotomie ist der Bougierung vorzuziehen. Die Beatmung über ein Tracheostoma macht eine intensivierte Luftbefeuchtung und ein invasives Sekretmanagement erforderlich. Für sprechfähige Patienten kommen spezielle Kanülen zum Einsatz. Pflegende Angehörige müssen geschult werden; eine professionelle 24-h-Beatmungspflege zuhause oder in einer speziellen Wohneinrichtung ist anzuraten. Die Versorgung mit zwei Beatmungsgeräten ist obligat. Routinemäßige Kontrolluntersuchungen der NIV oder IV sollten mittels Poly(somno)grafie und nächtlichen CO_2-Monitorings 2–4x jährlich erfolgen, um die Geräteeinstellungen bedarfsgerecht anpassen zu können.

10.6.5 Sekretmanagement

Die im Verlauf unvermeidbare Husteninsuffizienz ist durch die Atemmuskelschwäche und bei bulbärer ALS zusätzlich durch einen unvollständigen Glottisschluss bedingt. Insbesondere in Kombination mit einer Schluckstörung bzw. Aspirationsneigung ist sie mit einem hohen Risiko für einen Sekretverhalt, pulmonale Infekte und Bolusereignisse verbunden. Therapeutische Maßnahmen umfassen eine Anpassung der Nahrungskonsistenz, ggf. die Anlage einer PEG-Sonde, die Behandlung einer Sialorrhoe, die Verordnung einer mobilen Absaugung und die Gewährleistung einer hinreichenden Sekretexpektoration durch manuell assistiertes Husten oder mechanische Hustenhilfen. *Manuelle Hustenassistenz* ist erforderlich, wenn der PCF 270 l/min unterschreitet (Windisch et al. 2010). Sie umfasst posturale Drainage, externe Bauchpresse und das sogenannte Air Stacking durch geschulte Physio- und Atemtherapeuten oder Angehörige. *Technische Hustenhilfen* sind indiziert, wenn manuelle Methoden nicht effektiv sind oder der PCF 160 l/min unterschreitet. Geräte zur Insufflation/Exsufflation unterstützen den exspiratorischen Flow und verringern signifikant das Risiko pulmonaler Infekte sowie die Hospitalisierungsrate (Bach et al. 1997; Tzeng und Bach 2000). Die Geräteeinstellungen müssen je nach Verträglichkeit individuell titriert werden (Beginn z. B. mit jeweils 30 cmH_2O Druck und Sog). Bei Sekretverhalt in den unteren Atemwegen kann die Kombination mit einem Gerät zur hochfrequenten Brustwandoszillation oder intrapulmonalen perkussiven Ventilation sinnvoll sein.

10.6.6 Infektprophylaxe

Patienten mit Atemmuskelschwäche sollten gegen Pneumokokken und die saisonale Influenza gemäß den Empfehlungen der STIKO geimpft werden. Eine Impfung gegen SARS-CoV-2 sollte mit hoher Priorität erfolgen. Respiratorische Infekte sollten niederschwellig antibiotisch und mittels eines intensivierten Sekretmanagements behandelt werden.

10.7 Heimbeatmung und Palliativmedizin

Bei den meisten Patienten mit ALS ist es vor allem die mechanische Beatmung, welche die Überlebenszeit substanziell verlängert und spätere Krankheitsstadien überhaupt erst erlebbar macht, sodass der persönliche Wille und die Entscheidungsautonomie Betroffener in den Vordergrund rücken. Die frühzeitige Entscheidung für eine Heimbeatmung bietet die realistische Chance längeren Überlebens und besserer Lebensqualität für einen variabel langen, aber unzweifelhaft begrenzten Zeitraum. Sie ist allerdings nicht gleichbedeutend mit einem langfristigen Autonomieverlust hinsichtlich der bei fortgeschrittener Erkrankung aufkommenden Frage, ob und wie lange ein bestimmter Zustand als individuell noch tragbar und erlebenswert angesehen wird. Es ist daher ärztliche Aufgabe, Betroffene so zu beraten, dass sie zu autonomen Entscheidungen hinsichtlich ihres Lebensendes kommen können (▶ Kap. 13). Besonders relevant ist die Frage, ob bei langfristig versagender NIV eine elektive Tracheotomie gewünscht wird. Zudem bedarf es einer Haltung dazu, ob bei akuter respiratorischer Verschlechterung eine stationäre Intensivtherapie mit orotrachealer Intubation und nachfolgend wahrscheinlich unvermeidbarer Tracheotomie befürwortet werden würde oder nicht. Schließlich sollte besprochen werden, dass es bei vitaler Beatmungsabhängigkeit möglich ist, unter palliativmedizinischer Therapie die Beatmung elektiv zu beenden und damit einen selbstbestimmten Tod herbeizuführen (Kettemann et al. 2017).

Literatur

American Thoracic Society/European Respiratory Society (2002) ATS/ERS Statement on respiratory muscle testing. Am J Respir Crit Care Med 166: 518–624.

Abdulla S, Vielhaber S, Kollewe K et al. (2014) The impact of physical impairment on emotional well-being in ALS. Amyotroph Lateral Scler Frontotemporal Degener 15: 392–397.

Aboussouan LS, Khan SU, Meeker DP et al. (1997) Effect of noninvasive positive-pressure ventilation on survival in amyotrophic lateral sclerosis. Ann Intern Med 127: 450–453.

Andersen PM, Abrahams S, Borasio GD et al. (2012) EFNS guidelines on the clinical management of amyotrophic lateral sclerosis (MALS) – revised report of an EFNS task force. Eur J Neurol 19: 360–375.

Andersen PM, Borasio GD, Dengler R et al. (2007) Good practice in the management of amyotrophic lateral sclerosis: clinical guidelines. An evidence-based review with good practice points. EALSC Working Group. Amyotroph Lateral Scler 8: 195–213.

Bach JR (2002) Amyotrophic lateral sclerosis: prolongation of life by noninvasive respiratory AIDS. Chest 122: 92–98.

Bach JR, Ishikawa Y, Kim H (1997) Prevention of pulmonary morbidity for patients with Duchenne muscular dystrophy. Chest 112: 1024–1028.

Baumann F, Henderson RD, Morrison SC et al. (2010) Use of respiratory function tests to predict survival in amyotrophic lateral sclerosis. Amyotroph Lateral Scler 11: 194–202.

Berger KI RDM, Ayappa I, Goldring R M (2014) Pathophysiology of hypoventilation during sleep. Sleep Med Clin 9: 289–300.

Berlowitz DJ, Howard ME, Fiore JF et al. (2016) Identifying who will benefit from non-invasive ventilation in amyotrophic lateral sclerosis/motor neurone disease in a clinical cohort. J Neurol Neurosurg Psychiatry 87: 280–286.

Boentert M (2020) Sleep and Sleep Disruption in Amyotrophic Lateral Sclerosis. Curr Neurol Neurosci Rep 20: 25.

Boentert M, Brenscheidt I, Glatz C et al. (2015) Effects of non-invasive ventilation on objective sleep and nocturnal respiration in patients with amyotrophic lateral sclerosis. J Neurol 262: 2073–2082.

Boentert M, Glatz C, Helmle C et al. (2017) Prevalence of sleep apnoea and capnographic detection of nocturnal hypoventilation in amyotrophic lateral sclerosis. J Neurol Neurosurg Psychiatry (Epub).

Boentert M, Young P (2016) Ventilatory Support and Management of Secretions in Amyotrophic Lateral Sclerosis. Fortschr Neurol Psychiatr 84: 640–650.

Bourke SC, Tomlinson M, Williams TL et al. (2006) Effects of non-invasive ventilation on survival and quality of life in patients with amyotrophic lateral sclerosis: a randomised controlled trial. Lancet Neurol 5: 140–147.

Britton D, Karam C, Schindler JS (2018) Swallowing and Secretion Management in Neuromuscular Disease. Clin Chest Med 39: 449–457.

Burkhardt C, Neuwirth C, Sommacal A et al. (2017) Is survival improved by the use of NIV and PEG in amyotrophic lateral sclerosis (ALS)? A post-mortem study of 80 ALS patients. PLoS One 12: e0177555.

Butz M, Wollinsky KH, Wiedemuth-Catrinescu U et al. (2003) Longitudinal effects of noninvasive positive-pressure ventilation in patients with amyotrophic lateral sclerosis. Am J Phys Med Rehabil 82: 597–604.

Carratu P, Cassano A, Gadaleta F et al. (2011) Association between low sniff nasal-inspiratory pressure (SNIP) and sleep disordered breathing in amyotrophic lateral sclerosis: Preliminary results. Amyotroph Lateral Scler 12: 458–463.

Carratu P, Dragonieri S, Resta O (2013) Sniff nasal pressure is a sensitive marker of poor outcome in amyotrophic lateral sclerosis. Respiration 86: 174.

Cheah BC, Boland RA, Brodaty NE et al. (2009) INSPIRATIonAL–INSPIRAtory muscle training in amyotrophic lateral sclerosis. Amyotroph Lateral Scler 10: 384–392.

Chiò A, Calvo A, Moglia C et al. (2012) Non-invasive ventilation in amyotrophic lateral sclerosis: a 10 year population based study. J Neurol Neurosurg Psychiatry 83: 377–381.

Criée CP et al. (2015) Leitlinie zur Spirometrie. Pneumologie 69: 147–164. (DOI http://dx.doi.org/10.1055/s-0034-1391345).

Czaplinski A, Yen AA, Appel SH (2006) Forced vital capacity (FVC) as an indicator of survival and disease progression in an ALS clinic population. J Neurol Neurosurg Psychiatry 77: 390–392.

de Carvalho M, Matias T, Coelho F et al. (1996) Motor neuron disease presenting with respiratory failure. J Neurol Sci 139 Suppl: 117–122.

Elamin EM, Wilson CS, Sriaroon C et al. (2019) Effects of early introduction of non-invasive positive pressure ventilation based on forced vital capacity rate of change: Variation across amyotrophic lateral sclerosis clinical phenotypes. Int J Clin Pract 73: e13257.

Engel M, Glatz C, Helmle C et al. (2021) Respiratory parameters on diagnostic sleep studies predict survival in patients with amyotrophic lateral sclerosis. J Neurol 268:4321–4331.

Evans JA, Whitelaw WA (2009) The assessment of maximal respiratory mouth pressures in adults. Respir Care 54: 1348–1359.

Gautier G, Verschueren A, Monnier A et al. (2010) ALS with respiratory onset: clinical features and effects of non-invasive ventilation on the prognosis. Amyotroph Lateral Scler 11: 379–382.

Georges M, Attali V, Golmard JL et al. (2016) Reduced survival in patients with ALS with upper airway obstructive events on non-invasive ventilation. J Neurol Neurosurg Psychiatry 87: 1045–1050.

Gil J, Funalot B, Verschueren A et al. (2008) Causes of death amongst French patients with amyotrophic lateral sclerosis: a prospective study. Eur J Neurol 15: 1245–1251.

Gonzalez-Bermejo J, Morelot-Panzini C, Arnol N et al. (2013) Prognostic value of efficiently correcting nocturnal desaturations after one month of non-invasive ventilation in amyotrophic lateral sclerosis: a retrospective monocentre observational cohort study. Amyotroph Lateral Scler Frontotemporal Degener 14: 373–379.

Gonzalez-Bermejo J, Morelot-Panzini C, Tanguy ML et al. (2016) Early diaphragm pacing in patients with amyotrophic lateral sclerosis (RespiStimALS): a randomised controlled triple-blind trial. Lancet Neurol 15: 1217–1227.

Gross D, Meiner Z (1993) The effect of ventilatory muscle training on respiratory function and capacity in ambulatory and bed-ridden patients with neuromuscular disease. Monaldi Arch Chest Dis 48: 322–326.

Gruis KL, Lechtzin N (2012) Respiratory therapies for amyotrophic lateral sclerosis: a primer. Muscle Nerve 46: 313–331.

Hardiman O (2011) Management of respiratory symptoms in ALS. J Neurol 258: 359–365.

Kabitz HJ, Walterspacher S, Mellies U et al. (2014) Recommendations for respiratory muscle testing. Pneumologie 68: 307–314.

Kettemann D, Funke A, Maier A et al. (2017) Clinical characteristics and course of dying in patients with amyotrophic lateral sclerosis withdrawing from long-term ventilation. Amyotroph Lateral Scler Frontotemporal Degener 18: 53–59.

Kleopa KA, Sherman M, Neal B et al. (1999) Bipap improves survival and rate of pulmonary function decline in patients with ALS. J Neurol Sci 164: 82–88.

Laveneziana P, Albuquerque A, Aliverti A et al. (2019) ERS statement on respiratory muscle testing at rest and during exercise. Eur Respir J 53 (6): 1801214.

Lechtzin N, Wiener CM, Shade DM et al. (2002) Spirometry in the supine position improves the detection of diaphragmatic weakness in patients with amyotrophic lateral sclerosis. Chest 121: 436–442.

Lyall RA, Donaldson N, Fleming T et al. (2001) A prospective study of quality of life in ALS patients treated with noninvasive ventilation. Neurology 57: 153–156.

McDermott CJ, Bradburn MJ, Maguire C et al. (2016) DiPALS: Diaphragm Pacing in patients with Amyotrophic Lateral Sclerosis - a randomised controlled trial. Health Technol Assess 20: 1–186.

Miller RG, Jackson CE, Kasarskis EJ et al. (2009) Practice parameter update: the care of the patient with amyotrophic lateral sclerosis: drug, nutritional, and respiratory therapies (an evidence-based review): report of the Quality Standards Subcommittee of the American Academy of Neurology. Neurology 73: 1218–1226.

Morelot-Panzini C, Perez T, Sedkaoui K et al. (2018) The multidimensional nature of dyspnoea in amyotrophic lateral sclerosis patients with chronic respiratory failure: Air hunger, anxiety and fear. Respir Med 145: 1–7.

Morgan RK, McNally S, Alexander M et al. (2005) Use of Sniff nasal-inspiratory force to predict survival in amyotrophic lateral sclerosis. Am J Respir Crit Care Med 171: 269–274.

Mustfa N, Walsh E, Bryant V et al. (2006) The effect of noninvasive ventilation on ALS patients and their caregivers. Neurology 66: 1211–1217.

Ogna A, Nardi J, Prigent H et al. (2016a) Prognostic Value of Initial Assessment of Residual Hypoventilation Using Nocturnal Capnography in Mechanically Ventilated Neuromuscular Patients: A 5-Year Follow-up Study. Front Med (Lausanne) 3: 40.

Ogna A, Quera Salva MA, Prigent H et al. (2016b) Nocturnal hypoventilation in neuromuscular disease: prevalence according to different definitions issued from the literature. Sleep Breath 20: 575–581.

Pinto AC, Evangelista T, Carvalho M et al. (1995) Respiratory assistance with a non-invasive ventilator (Bipap) in MND/ALS patients: survival rates in a controlled trial. J Neurol Sci 129 Suppl: 19–26.

Pinto S, de Carvalho M (2010) Symmetry of phrenic nerve motor response in amyotrophic lateral sclerosis. Muscle Nerve 42: 822–825.

Pinto S, de Carvalho M (2013) Can inspiratory muscle training increase survival in early-affected amyotrophic lateral sclerosis patients? Amyotroph Lateral Scler Frontotemporal Degener 14: 124–126.

Pinto S, Geraldes R, Vaz N et al. (2009a) Changes of the phrenic nerve motor response in amyotrophic lateral sclerosis: longitudinal study. Clin Neurophysiol 120: 2082–2085.

Pinto S, Pinto A, de Carvalho M (2012a) Phrenic nerve studies predict survival in amyotrophic lateral sclerosis. Clin Neurophysiol 123: 2454–2459.

Pinto S, Swash M, de Carvalho M (2012b) Respiratory exercise in amyotrophic lateral sclerosis. Amyotroph Lateral Scler 13: 33–43.

Pinto S, Turkman A, Pinto A et al. (2009b) Predicting respiratory insufficiency in amyotrophic lateral sclerosis: the role of phrenic nerve studies. Clin Neurophysiol 120: 941–946.

Quanjer PH, Stanojevic S, Cole TJ et al. (2012) Multi-ethnic reference values for spirometry for the 3-95-yr age range: the global lung function 2012 equations. Eur Respir J 40: 1324–1343.

Ragette R, Mellies U, Schwake C, et al. (2002) Patterns and predictors of sleep disordered breathing in primary myopathies. Thorax 57: 724–728.

Shoesmith CL, Findlater K, Rowe A et al. (2007) Prognosis of amyotrophic lateral sclerosis with respiratory onset. J Neurol Neurosurg Psychiatry 78: 629–631.

Sivori M, Rodriguez GE, Pascansky D et al. (2007) Outcome of sporadic amyotrophic lateral sclerosis treated with non-invasive ventilation and riluzole. Medicina (B Aires) 67: 326–330.

Spiesshoefer J, Herkenrath S, Henke C et al. (2020) Evaluation of Respiratory Muscle Strength and Diaphragm Ultrasound: Normative Values, Theoretical Considerations, and Practical Recommendations. Respiration 99: 369–381.

Tilanus TBM, Groothuis JT, TenBroek-Pastoor JMC et al. (2017) The predictive value of respiratory function tests for non-invasive ventilation in amyotrophic lateral sclerosis. Respir Res 18: 144.

Tripodoro VA, De Vito EL (2008) Management of dyspnea in advanced motor neuron diseases. Curr Opin Support Palliat Care 2: 173–179.

Tzeng AC, Bach JR (2000) Prevention of pulmonary morbidity for patients with neuromuscular disease. Chest 118: 1390–1396.

Vitacca M, Montini A, Lunetta C et al. (2018) Impact of an early respiratory care program with

NIV adaptation in patients with ALS. Eur J Neurol 25: 556–e33.

Vrijsen B, Buyse B, Belge C et al. (2015) Noninvasive ventilation improves sleep in amyotrophic lateral sclerosis: a prospective polysomnographic study. J Clin Sleep Med 11: 559–566.

Windisch W, Dreher M, Geiseler J et al. (2017) Guidelines for Non-Invasive and Invasive Home Mechanical Ventilation for Treatment of Chronic Respiratory Failure – Update 2017. Pneumologie 71: 722–795.

Windisch W, Walterspacher S, Siemon K et al. (2010) Guidelines for non-invasive and invasive mechanical ventilation for treatment of chronic respiratory failure. Published by the German Society for Pneumology (DGP). Pneumologie 64: 640–652.

IV Versorgung

11 Versorgungskonzepte und Hilfsmittelversorgung

Thomas Meyer

11.1 Domänen motorischer Funktionsdefizite bei der ALS

Die ALS ist durch fortschreitende motorische Funktionsstörungen gekennzeichnet. Bei der ALS kommt es zu funktionellen Defiziten in den folgenden motorischen Domänen: Mobilität, Kommunikation, Ernährung und Atmung (▶ Abb. 11.1). Die neuromuskulären Defizite von Mobilität und Kommunikation beeinträchtigen die Teilhabe und Lebensqualität der Betroffenen, während motorische Funktionsverluste in der Schluck- und Atmungsfunktion – neben den symptomatischen Auswirkungen von Malnutrition und respiratorischer Insuffizienz – mit einer Verkürzung der Lebenszeit verbunden sein können. Dieses Kapitel beschränkt sich auf die Versorgung mit Hilfsmitteln und Assistenztechnologie, die zur Symptomkontrolle und zum Defizitausgleich in den Domänen der Mobilität und Kommunikation beiträgt.

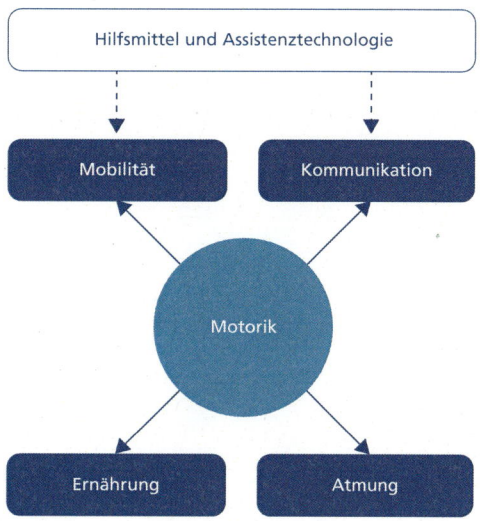

Abb. 11.1: Domänen motorischer Funktionsdefizite bei der ALS

11.2 Ziele der Versorgung mit Hilfsmitteln und Assistenztechnologie

Hilfsmittel sind Medizinprodukte, die dem funktionellen Defizitausgleich oder der Substitution spezifischer Körperfunktionen dienen (▶ Abb. 11.2). Bei der ALS kommen Hilfsmittel zum Einsatz, die Defizite des Sprechens und Schreibens (Kommunikationshilfen), der manuellen Funktion (Umfeldsteuerung und Assistenzroboter) und der Bewegung des gesamten Körpers (Transfer- und Mobilitätshilfen) ausgleichen sollen. Assistenztechnologie ist eine Kategorie spezieller Hilfsmittel, die Patienten »assistieren«, wenn sie (bedingt durch motorische Defizite) bestimmte Handlungen nicht selbst ausüben können. Durch die Einschränkung oder den Verlust von Armfunktionen (Hantieren, Schreiben, Greifen, Essen, Heben, Schließen, Tippen, Kratzen, Tragen, Heben, Winken, Wischen) entsteht die Notwendigkeit für die Assistenz durch Hilfsmittel. Assistenztechnik zum Defizitausgleich der Armfunktionen sind computerbasierte Schreibsysteme, angepasste Steuerungen von Computern (für Texterstellung oder Internetnutzung), die Umfeldsteuerung (»Fernsteuerung«) von Unterhaltungselektronik, Türen, Fenstern, Haushaltsgeräten, Jalousien sowie Assistenzroboter (Roboterarme und Mahlzeitenroboter). Bestimmte Elektrorollstühle mit Sonderfunktionen (Hub-, Liege- und Stehfunktion sowie Sitzkantelung) sind ebenfalls als Assistenztechnologie zu betrachten, da sie den Patienten unterstützen, eine optimale (und wechselnde) Körperposition einzunehmen, ohne die Hilfe einer anderen Person in Anspruch nehmen zu müssen.

Die Versorgung mit Hilfsmitteln dient drei grundsätzlichen Behandlungszielen: 1) Verbesserung oder Erhalt motorischer Funktionen, 2) Reduktion von belastenden Symptomen und 3) Erhöhung der sozialen Teilhabe. Eine Funktionsverbesserung kann durch therapeutische Bewegungsgeräte, Orthesen, Therapietische und die Stehfunktion von komplexen Elektrorollstühlen erreicht werden. Paradigmen für Hilfsmittel zur Symptomkontrolle (insbesondere von Kontrakturen, Lymphödemen, Lagerungsschmerzen und Druckläsionen) sind Redressions- und Lagerungsorthesen sowie Rollstühle mit Lagerungsoptionen (insbesondere mit Hub-, Reklinations- und Liegeoption). Die Teilhabe wird durch zahlreiche Mobilitäts-, Transfer- und Kommunikationshilfen unterstützt.

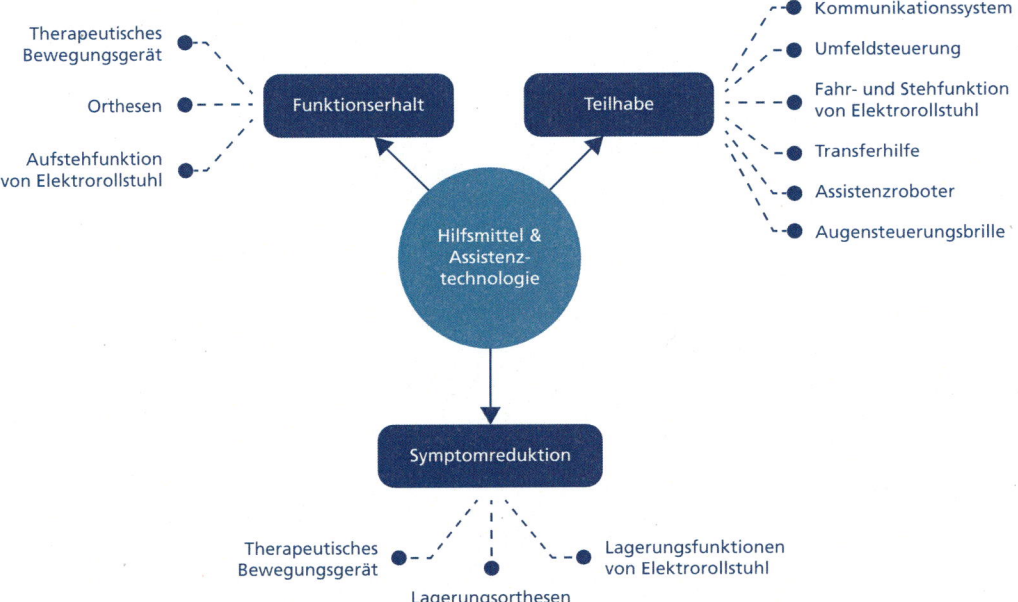

Abb. 11.2: Ziele und Optionen der Hilfsmittelversorgung bei der ALS

Die Versorgung mit Hilfsmitteln ist ein wesentliches Element der Versorgung von Menschen mit ALS. Der konkrete Hilfsmittelbedarf ist vom Krankheitsverlauf, den individuellen Versorgungszielen, der Offenheit gegenüber dem Technikeinsatz, den räumlichen

Gegebenheiten sowie dem sozialen Umfeld abhängig. Hilfsmittel sind zumeist zu Lasten der gesetzlichen Krankenversicherung verordnungsfähig. Bei Patienten mit einer privaten Krankenversicherung (PKV) bestehen erhebliche Unterschiede der Kostenerstattung, die sich aus den verschiedenen Verträgen und Tarifen der PKV ergeben. Der Entscheidungs- und Genehmigungsprozess bei der Hilfsmittelversorgung ist kompliziert und vom konkreten beantragten Hilfsmittel, der Krankenversicherung sowie der aktiven Mitwirkung des Patienten und seiner Angehörigen beim Genehmigungsvorgang abhängig. In einer systematischen Analyse der ALS-Hilfsmittelversorgung in Deutschland konnte gezeigt werden, dass lediglich 50 % aller verordneten Hilfsmittel tatsächlich den Patienten erreicht

haben (Funke et al. 2015). Der wesentliche Faktor für eine fehlende Versorgung mit Hilfsmitteln bestand in der Ablehnung durch Krankenversicherungen. Die höchste Ablehnung zeigte sich bei der PKV. Die Ablehnung von Hilfsmittelversorgung durch die Krankenversicherung stand in direkter Korrelation zu den Kosten des Hilfsmittels. Die Ablehnung bezog sich vor allem auf komplexe Elektrostühle, Bewegungstrainer und elektronische Kommunikationshilfen (Funke et al. 2015). Vor dem Hintergrund einer hohen Ablehnungswahrscheinlichkeit von Hilfsmitteln durch Krankenkassen ist die Beratung, Erprobung und Beantragung von Hilfsmitteln durch spezialisierte Versorger zu empfehlen, die wiederum über Versorgungsnetzwerke identifiziert und koordiniert werden.

11.3 Wichtige Hilfsmittel mit geringerer Komplexität

11.3.1 Orthesen

Bei der ALS können schlaffe Parese oder eine Spastik zu einer Instabilität der Füße, Beine, der Hände, des Halses und Rumpfes führen, die jeweils eine Unterstützung durch eine Orthese erfordern. Bei der ALS wird am häufigsten eine Fußheberorthese (Peronaeusorthese) eingesetzt, die dazu dient, die Schwäche der Fußhebermuskulatur auszugleichen. Weitere Orthesen dienen der Stabilisierung der Kopfposition, falls eine Schwäche der Kopfhaltemuskulatur entsteht (zervikaler Orthese; Halsorthese). Die Schwäche oder Spastik der Handmuskulatur kann zur Entwicklung von Handbeugerkontrakturen führen, die durch eine Lagerungsorthese des Unterarms und der Hände abgewendet wird. Bei einer Schwäche der Rückenmuskulatur kann eine Rumpfinstabilität resultieren, die wiederum zur Notwendigkeit einer Rumpforthese führt. Die Auswahl, Fertigung und

Anpassung von Orthesen (insbesondere bei Individualfertigungen) setzt ein hohes Maß an Erfahrung und Fertigkeit durch das versorgende Sanitätshaus voraus.

11.3.2 Transferhilfen

Bei einer hochgradigen Muskelschwäche oder Spastik ist der Positions- und Ortswechsel (Transfer) eines Patienten eingeschränkt oder nicht möglich. Weiterhin ist der Transfer mit hohen körperlichen Belastungen für die Pflegenden verbunden. Für den Transfer aus dem Bett in einen Rollstuhl oder vom Wohn- in den Sanitärbereich stehen unterschiedliche Transfer- und Liftersysteme zur Verfügung (Rutschbretter, Badewannenlifter, mobile Transferlifter, Deckenlifter, Treppenlifter, Rollstuhllifter). Die Planung, Auswahl und Montage wird von Hilfsmittelexperten in Zusammenarbeit mit Neurologen anderen

Ärzten sowie mit Physio- und Ergotherapeuten realisiert.

11.3.3 Schieberollstuhl

Ein Schieberollstuhl ist ein »konventioneller« faltbarer Rollstuhl, der mit Schiebegriffen an der Rückenlehne ausgestattet ist und dem passiven Transport eines Patienten dient. Der Faltrollstuhl ist (obwohl Haltegriffe an den Rädern oftmals vorhanden sind) nicht dafür konstruiert worden, dass der Patient selbst den Rollstuhl über größere Strecken bewegen kann.

11.3.4 Aktivrollstuhl

Zwischen Rollstühlen bestehen große Unterschiede, die im Wesentlichen durch die Zielstellung des Rollstuhls begründet sind. Ein Aktivrollstuhl setzt die eigene »Aktivität« des Patienten voraus, indem er selbst den Rollstuhl mit der Armkraft bewegen kann. Auch ist eine aktive Haltung des Rumpfes (Rumpfstabilität) des Patienten vorhanden, um einen Aktivrollstuhl zu nutzen. Es handelt sich um einen leichten und faltbaren Rollstuhl, der für die Fahrt mit eigener Muskelkraft (Armkraft) ausgerichtet ist. Aktivrollstühle sind erkennbar an der besonderen Ergonomie, der Verwendung gewichtssparender Materialien und Räderstellung, die für das Fahren aus eigener Kraft optimiert sind. Aktivrollstühle werden bei der ALS recht selten verwendet, da im Krankheitsverlauf mit Einschränkungen der Armfunktionen und einer Rumpfinstabilität zu rechnen ist und damit die längerfristige Nutzung nicht realistisch ist.

11.3.5 Bewegungstrainer

Bewegungstrainer sind therapeutische Bewegungsgeräte, die speziell für den Einsatz zuhause konzipiert sind und täglich zum Einsatz kommen können (▶ Abb. 11.3). Sie ermöglichen durch einen integrierten Elektromotor kreisförmige Bewegungen der Arme und der Beine (passive Bewegung). Bei erhaltener Muskelkraft kann ein Bewegungstraining mit eigener Muskelkraft (aktive Bewegung) der Beine und des Oberkörpers ermöglicht werden. Diese Hilfsmittel sind als Ergänzung zur Physiotherapie zu verstehen, da die Therapieeinheiten der Physio- und Ergotherapie zeitlich begrenzt sind. Mit Bewegungstrainern können die erhaltenen Muskelgruppen gestärkt, die Spastik reduziert, die Beweglichkeit der Gelenke erhalten, die Durchblutung gefördert sowie das Thrombose- und Arthroserisiko reduziert werden. Durch die Vermeidung von Kontrakturen, Arthrosen und Lymphödemen können Gelenk-, Kapsel- und Muskelschmerzen reduziert oder verhindert werden.

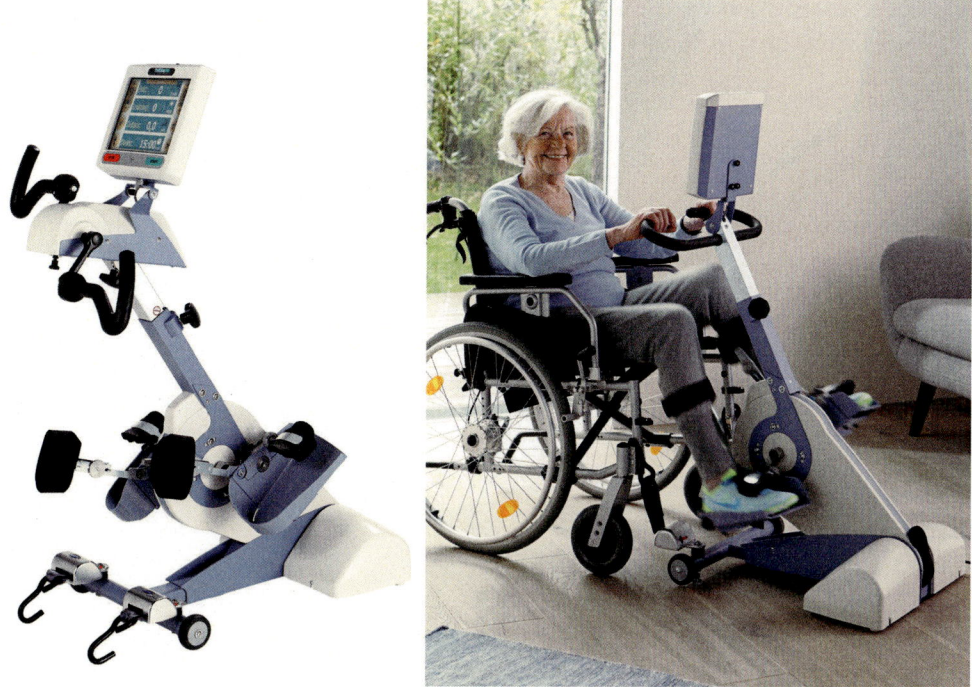

Abb. 11.3: Therapeutisches Bewegungsgerät zur Bewegung der Arme und Beine. Das Training der oberen Extremitäten erfolgt über Handgriffe, die kreisförmig bewegt werden (»Fahrrad für die Arme«). Die Bewegung der Beine wird durch Abstellen der Füße auf einer Halteplatte (gegebenenfalls mit Fixierung) und kreisförmigen Bewegungen unterstützt. Der Bewegungstrainer kann in variablen Abständen an einem Rollstuhl fixiert werden (Befestigungshaken am unteren linken Bild erkennbar), sodass das Bewegungstraining auch in sitzender Position im Rollstuhl realisiert werden kann (▸ rechte Abbildung) (© medica Medizintechnik).

11.4 Neue Entwicklungen und Perspektiven in der Hilfsmittelversorgung

Bestehende Hilfsmittel (z. B. Elektrorollstühle) haben eine erhebliche Weiterentwicklung durch die Integration neuer Technologien erfahren. Durch die Konvergenz von Elektrorollstühlen mit digitalen Steuerungsoptionen und Kommunikationssystemen sind integrierte Mobilitäts- und Kommunikationskonzepte entstanden. Hinzukommen neue Optionen die Assistenztechnologie, die insbesondere durch Assistenzroboter bestimmt werden. Bei Patienten mit einem weitgehenden Verlust der Willkürmotorik und erhaltenen kognitiven Funktionen kommen integrierte Versorgungen zur Anwendung, die komplexe Rollstühle mit Sonderfunktionen (z. B. mit Stehfunktion) sowie augengesteuerten Kommunikationssystemen und assistiven Roboterarmen zur Anwendung. Die Hilfsmittelversorgung erfolgt individualisiert, defizitbasiert und ressourcenorientiert.

11.4.1 Komplexe Elektrorollstühle

Elektrorollstühle mit Sonderfunktionen

Der Elektrorollstuhl ist ein wichtiges Hilfsmittel zur Bewahrung der Mobilität, wenn die Gehstrecke verkürzt oder ein Verlust des Gehens vorhanden ist (Davies et al. 2003; Hill und Phillips 2006). Bei hochgradigen Paresen ist – neben der Option des Fahrens – die eigenständige Lagerung oder »Positionierung«) des paretischen Körpers von Bedeutung. Bei der ALS kommen komplexe Elektrorollstühle zum Einsatz, die eine elektrische Verstellung der Rückenlehne, Kopfstütze, Armlehnen, Sitzhöhe und Beinposition ermöglichen. Bei bestimmten Elektrorollstühlen ist auch eine Hub- und Stehfunktion integriert (▶ Abb. 11.4). Damit kann die Höhe dieses Sitzens eigenständig verändert und ein wiederholtes Stehen auch bei hochgradiger Parese oder Plegie erreicht werden – mit allen damit verbundenen körperlichen und psychologischen Vorteilen. Die Versorgung mit einem komplexen Elektrorollstuhl ist ein Kernelement einer stufenweisen und angepassten Versorgung bei Menschen mit ALS, die fortschreitende Einschränkungen der Bein- und Rumpffunktionen aufweisen.

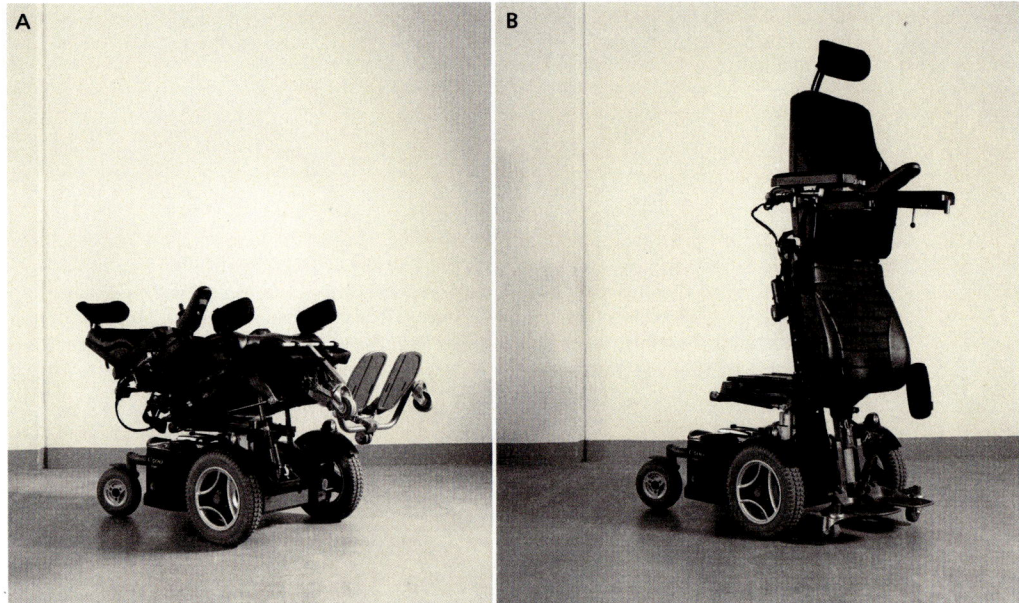

Abb. 11.4: Elektrorollstuhl mit Sonderfunktionen: Neben dem Fahren ermöglichen komplexe Elektrorollstühle weitere Funktionen, die als »Sonderfunktion« bezeichnet werden: Sitzkantelung (stufenlose Neigung der Rückenlehne bis zur Liegeposition) (A), Hubfunktion (elektrische Einstellung der Sitzhöhe) und Stehfunktion (hydraulische Herstellung der Stehposition) (B) (© Kai Bornhöft).

Indoor-Elektrorollstühle

»Indoor«-Rollstühle sind Elektrorollstühle, die für die Verwendung in Innenräumen optimiert wurden. Sie sind besonders kompakt und werden mit einer geringen Breite konfiguriert. Damit können die meisten Türen und Durchgänge passiert werden. Ein weiteres Merkmal ist die Wendigkeit des Rollstuhls (durch Konfiguration der Rädersteuerung), sodass ein Drehen auf der Stelle (z. B. in schmalen Küchen und anderen beengten Wohnräumen) möglich ist. Die Indoor-Elektrorollstühle sind trotz der geringen Maße und Wendigkeit mit einer Sitzkantelung, Hubfunktion und Stehfunktion ausgestattet und geeignet für ALS-Patienten, bei denen die Außenaktivität im Elektrorollstuhl nicht im Vordergrund steht. Zu betonen ist, dass auch Indoor-Rollstühle im Außenbereich fahren können. Die hauptsächliche Einschränkung bei Indoor-Rollstühlen im Außenbereich liegt in der reduzierten Batterieleistung und dem verringerten Aktionsradius. Auch bestimmte Fahreigenschaften im unebenen Gelände sind Grenzen für Indoor-Rollstühle.

11.4.2 Kommunikationssysteme

Kommunikationshilfen verringern Einschränkungen beim Sprechen, Schreiben und in der Tastaturnutzung, die aufgrund einer Sprechstörung oder Schwäche der Handmuskulatur auftreten. Einfache und nutzerfreundliche Tablet-Computer stehen zur Verfügung, um Worte und Sätze zu schreiben, die von der Kommunikationshilfe laut vorgelesen, angezeigt oder per E-Mail versendet werden können. Weitere Kommunikationshilfen können mit Minimalbewegungen der Arme oder Beine oder durch Kopf- und Augenbewegungen gesteuert sowie mit dem persönlichen Computer und dem Internet verbunden werden. Kommunikationshilfen in Verbindung mit Internetnutzung und E-Mail-Kommunikation tragen entscheidend zu einer verbesserten privaten, sozialen und teilweise beruflichen Teilhabe bei (Caligari et al. 2013; Linse et al. 2017; Londral et al. 2015). Sie werden durch hochspezialisierte Hilfsmittelexperten in Zusammenarbeit mit Ergotherapeuten und Neurologen erprobt, angepasst und versorgt.

11.4.3 Umfeld- und Sondersteuerungen

Umfeldsteuerung

Bei einer Muskelschwäche oder Spastik der Finger, Hände und Arme ist das eigenständige Greifen und Hantieren erschwert oder nicht mehr möglich. In dieser Situation können individuelle Lösungen der Umfeldsteuerung die Selbstständigkeit im Alltag unterstützen. Durch die Verknüpfung von Sondersteuerung mit bestimmten elektronischen Bauelementen an Alltagsgegenständen kann die Steuerung von Fernsehgeräten, Lichtschaltern, Fenstern, Türen, Lüftungen, Jalousien und anderen Gegenständen und Geräten erreicht werden.

Kinn- und Kopfsteuerungen

Bei einem Verlust der manuellen Steuerungsfähigkeit, aber erhaltenen Funktionen der Kopfstell- und Haltemuskulatur kommen Kinn- und Kopfsteuerungen zur Anwendung (▶ Abb. 11.5). Dabei werden Mikroschalter für Minimalbewegungen des Kinns sowie zur Drehung oder Neigung des Kopfes programmiert. So kann das Bedienen eines Elektrorollstuhls mittels Kinn- oder Kopfsteuerung erfolgen.

Bei Kommunikationssystemen kommen Brillen mit Reflektoren zur Anwendung, die gezielte Kopfbewegungen in definierte »Cursor«-Bewegungen oder Befehle in Kommunikationssysteme übersetzen können.

Augensteuerungen

Eine weitere Option besteht in der Augensteuerung von Hilfsmitteln, Geräten und Kommunikationssystemen (auch von »regulären« Computern oder Internetanwendungen). Bei dieser Steuerungsoption wird die Bulbus-Position durch einen Infrarotsensor erfasst und in die Bewegung eines Zeigers (»Cursor«) auf den Bildschirm übersetzt. Aus Perspektive des Betroffenen ist damit die Erstellung von Texten oder die Nutzung von Computern (einschließlich Internetnutzung) möglich, auch wenn keine sonstige Willkürmotorik vorhanden ist. Der Patient schaut auf den gewünschten Buchstaben auf dem Bildschirm. Durch den Verbleib des Blickes auf diesem Symbol (oder durch Augenschluss oder andere vorher programmierte Kriterien) wird die gewünschte Aktion auf dem Bildschirm ausgelöst. Mit der Augensteuerung wurden wesentliche Fortschritte erreicht, um die Kommunikationsfähigkeit von Menschen mit einem hochgradigen Verlust der Willkürmotorik zu erhalten. Die Entscheidung über eine geeignete Sondersteuerung (Kind-, Kopf- oder Augensteuerung) wird in enger Abstimmung zwischen dem Patienten und seinen Angehörigen sowie der ALS-Ambulanz und dem spezialisierten Sanitätshaus (Versorger für Kommunikationssysteme) getroffen.

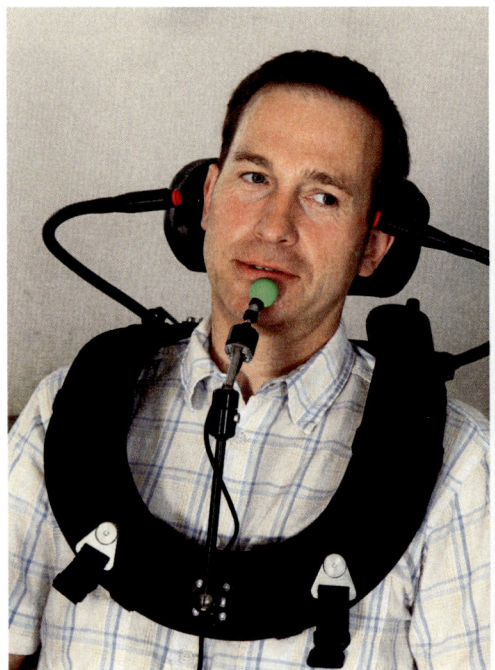 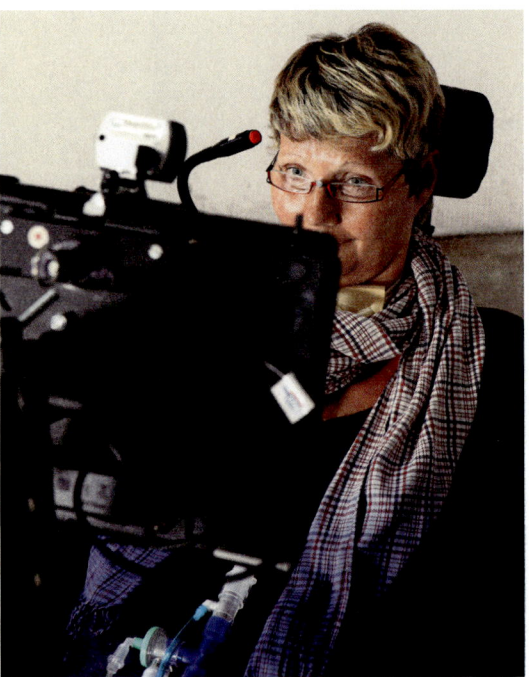

Abb. 11.5: Kinn- und Kopfsteuerung bei Verlust manueller Funktionen und erhaltenen Kinn- und Kopfbewegungen (© Kai Bornhöft).

Augensteuerungsbrillen

Eine aktuelle Entwicklung und Innovation im Segment der Augensteuerung besteht in der Verfügbarkeit von Augensteuerungsbrillen (▶ Abb. 11.6). Bisherige Augensteuerungssysteme beruhen auf einem Infrarotsignal, das vom Steuerungssystem versendet, vom Auge reflektiert und durch Sensoren des Kommunikationssystems zurückempfangen wird. Dieser Prozess ist störanfällig und bei Tageslicht nur eingeschränkt realisierbar. Augensteuerungsbrillen beruhen auf einem Echtzeit-Video, dass von einer Mikrokamera am Brillengestell vom

Bulbus produziert und in einer »Cursor«-Position umgerechnet wird. Das Videosignal ist auch im Tageslicht störungsfrei realisierbar, sodass Augensteuerungsbrillen unter verschiedenen Lichtverhältnissen und damit auch im Außenbereich anwendbar sind. Aufgrund der erheblichen Prozessorleistung erfordert die Augensteuerungsbrille einen leistungsfähigen Prozessor, zumeist in einem gesonderten Computer, der ebenfalls in der Umgebung des Patienten (z. B. am Rollstuhl) transportiert wird. Über die Augensteuerungsbrille ist die Steuerung von Rollstühlen aber auch von Assistenzrobotern möglich und vorgesehen.

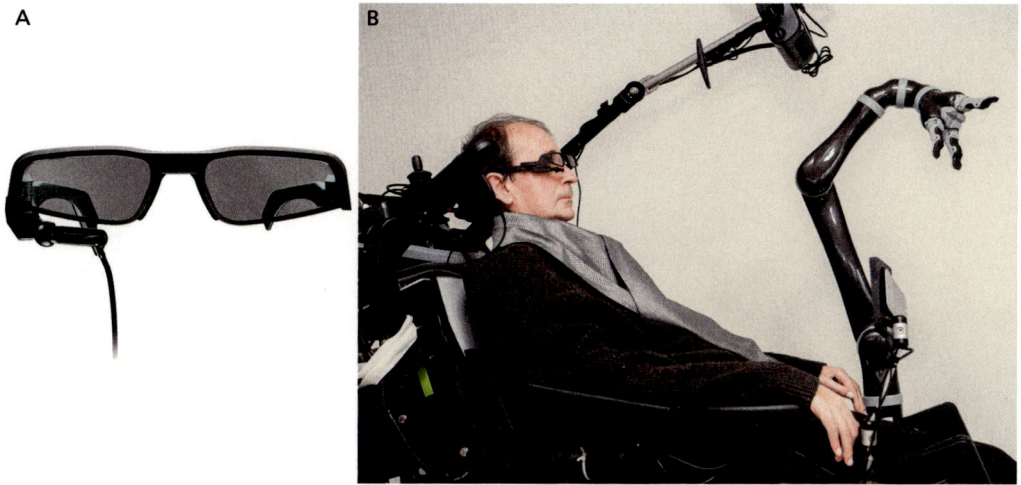

Abb. 11.6: Augensteuerungsbrille zur Steuerung von Rollstühlen und anderen Hilfsmitteln sowie zur Umfeldsteuerung. In der Detaildarstellung der Augensteuerungsbrille (A) befindet sich eine Mikrokamera, die ein Echtzeit-Video von den Augenbewegungen produziert und damit die Steuerung von Hilfsmitteln (hier: Rollstuhl und Roboterarm) (B) ermöglicht (© HomeBrace Germany).

11.4.4 Assistenzroboter

Armroboter

Infolge der ALS kann es zu einem Verlust der motorischen Hand- und Armfunktion kommen. In dieser Konstellation ist die Assistenz bei sämtlichen Alltagsverrichtungen durch Familienmitglieder, Pflegepersonal oder sonstige Assistenzpersonen erforderlich. Die Abhängigkeit von Dritten kann als Autonomieverlust erlebt werden. Seit 2017 stehen Armroboter zur Verfügung, die bestimmte Handlungen (anstelle des eigenen Arms) übernehmen können (▶ Abb. 11.6). Armroboter sind zugelassene Hilfsmittel der Assistenztechnologie, die auf Basis einer ärztlichen Entscheidung und nach Antrag auf Kostenübernahme durch die Krankenversicherung bereitgestellt werden können. Assistenzroboter sind Greifarme, die zumeist am Rollstuhl montiert und mit Greiffingern ausgestattet sind. Durch verschiedene Optionen kann der Betroffene den Roboterarm selbständig steuern. Die Art und Häufigkeit der Anwendung ist sehr individuell und auch im Krankheitsverlauf veränderbar. Typische Nutzungen sind das Anreichen von Getränken, das Öffnen von Türen, das Bewegen (im Sinne von »Umlagern«) der eigenen Arme, das Richten der Brille oder das Kratzen am Kopf.

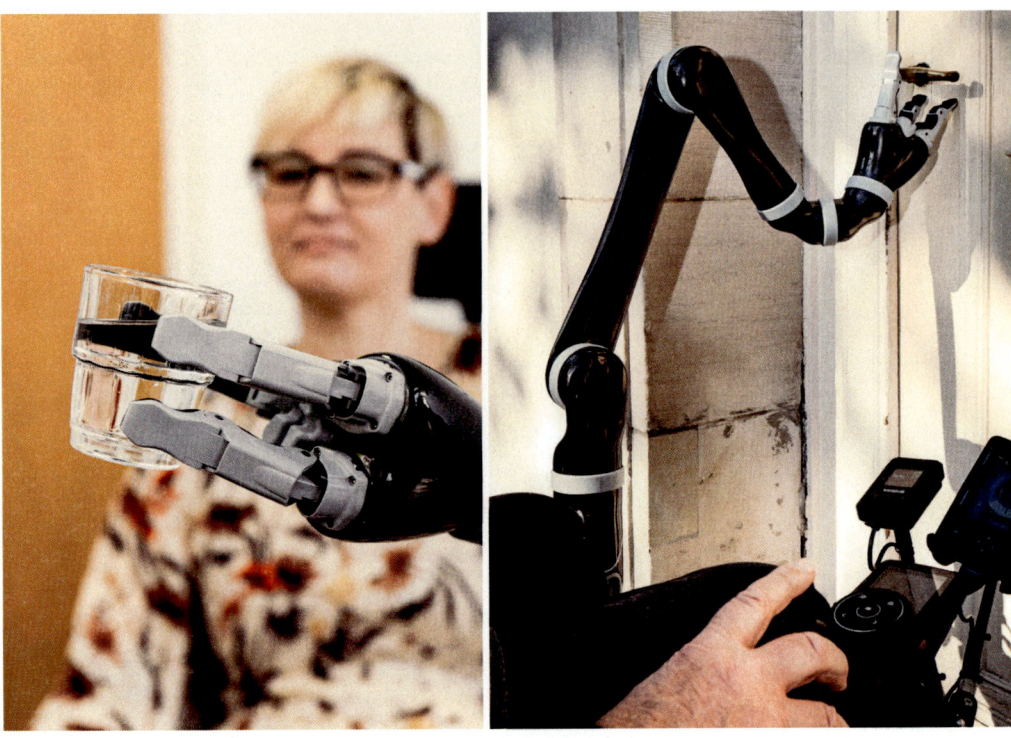

Abb. 11.7: Roboterarm mit Selbststeuerung durch den Patienten. Bei Verlust der manuellen Funktionen ist das Greifen und Hantieren mit einem Assistenzroboter in spezifischen Situationen und definierten Funktionen möglich (© Lars Hübner).

Essroboter

Ein Essroboter, auch Mahlzeitenroboter genannt, ist eine spezielle Form eines Assistenzroboters, der für die Unterstützung einer Mahlzeit optimiert wurde. Der Essroboter ist ein beweglicher Kunststoffarm, der durch »Weisung« des Betroffenen einen Löffel zwischen einem Teller und dem Mund des Patienten führt. Die Mahlzeit wird in einem speziellen Teller serviert. Dabei verfügt der Teller über mehrere Schalen, in denen die Mahlzeit portioniert wurde. Durch einen Mikroschalter kann der Betroffene den Roboterarm zu der gewünschten Schale des Tellers führen, die Nahrung auf den Löffel schieben und den Löffel zum Mund führen. Bestimmte Elemente der Bewegung (z. B. das Aufladen der Nahrung auf den Löffel) erfolgt »automatisch«. Der Mahlzeitenroboter hat eine hohe Akzeptanz erreicht und wird vor allem bei ALS-Patienten genutzt, die einerseits eine hochgradige Armschwäche aufweisen, aber andererseits über eine gute Schluckfunktion verfügen. Der Essroboter ist sehr leicht und kann auch bei Mahlzeiten außer Haus mitgeführt werden. Die Kostenübernahme durch die Krankenversicherung ist auf Basis einer ärztlichen Verordnung sowie einer Erprobung durch spezialisierte Versorger möglich.

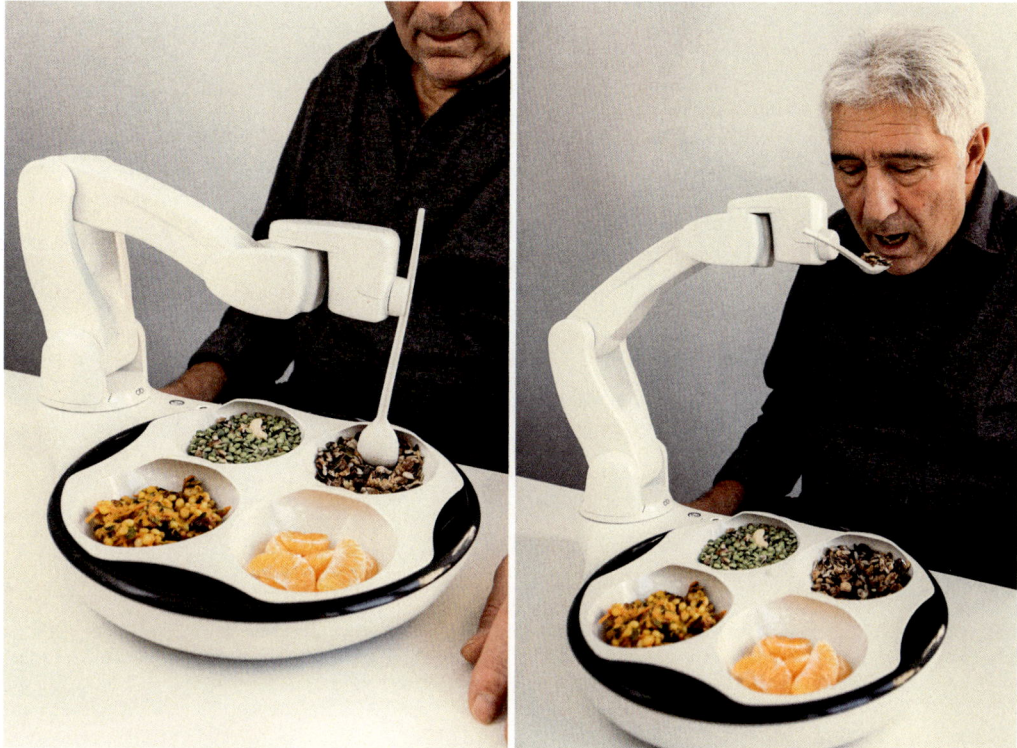

Abb. 11.8: Essroboter in der Anwendung (© Lars Hübner)

11.5 Versorgungsnetzwerke und Plattformen

Für eine optimale Behandlung ist eine Spezialisierung in der Hilfsmittelversorgung erforderlich. Patienten und Angehörige stehen vor der Herausforderung, Versorgungspartner zu finden, die über die notwendige Expertise, das Erfahrungswissen und Kapazitäten für eine spezialisierte Versorgung verfügen. In Deutschland haben sich einzelne Versorgungsnetzwerke entwickelt, die Patienten und Angehörige bei dieser Suche sowie der Bewältigung zahlreicher administrativer und organisatorischer Aufgaben im Versorgungsprozess unterstützen. Versorgungsnetzwerke und Fallmanagement-Organisationen sind von besonderer Bedeutung, wenn eine spezialisierte Hilfsmittelversorgung (Orthesen, Elektrorollstühle, Umfeldsteuerung, Kommunikationshilfen Assistenztechnologie) notwendig ist (Funke et al. 2015; Funke et. al. 2018).

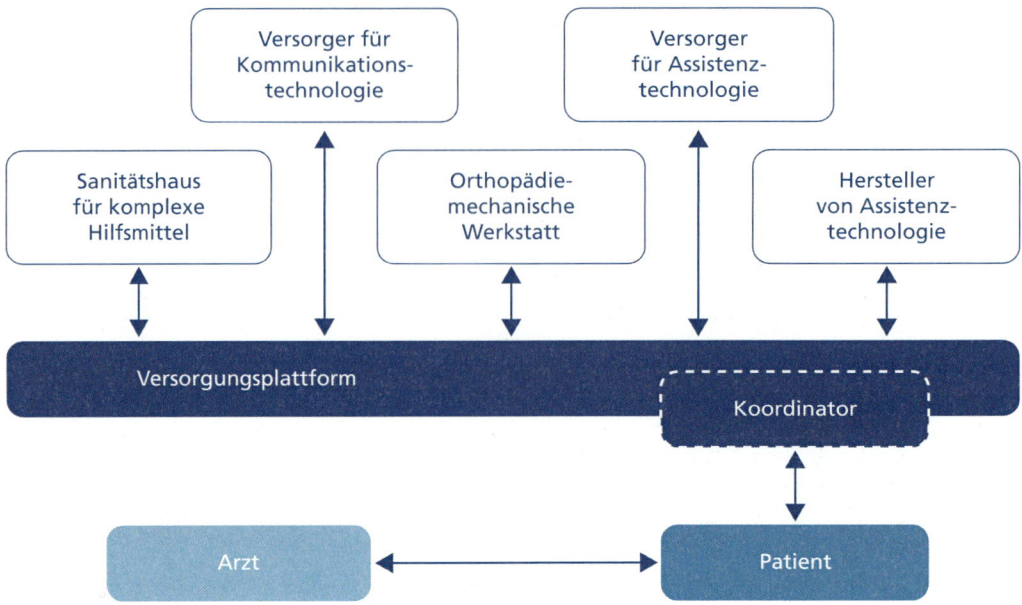

Abb. 11.9: Prinzip der Plattformmedizin. Über Versorgungsnetzwerke und digital-unterstützte Versorgungsplattformen können spezialisierte Versorger für Hilfsmittel und Assistenztechnologie gefunden, kontaktiert und untereinander koordiniert werden.

11.6 Zusammenfassung

Die ALS ist mit schwerwiegenden Einschränkungen in der Mobilität und Kommunikationsfähigkeit verbunden. Moderne Hilfsmittel und Assistenztechnologie sind ein wesentliches Element der neurologischen Behandlung, um motorische Funktionen zu erhalten, belastende Symptome zu kontrollieren sowie die soziale Teilhabe zu unterstützen. Durch den technologischen Fortschritt in mechanischen Systemen, Assistenztechnologien und der digitalen Kommunikation haben sich zahlreiche neue Versorgungsoptionen ergeben. Durch die Entwicklung von komplexen Rollstühlen (mit einer Verbindung zu Kommunikations- und Assistenzsystemen) sind verbesserte Teilhabeoptionen entstanden. Bei symptomorientierten Behandlungszielen stellen Indoor-Rollstühle eine wertvolle Option dar, um den Patienten eine eigenständige Körperlagerung zu ermöglichen. Bei Verlust der manuellen Handlungsfähigkeit (und Erhalt der bulbären Funktionen) sind Essroboter eine individuelle Option, um selbstbestimmte Mahlzeiten zu ermöglichen. Weitere individuelle Versorgungsmöglichkeiten umfassen Roboterarme und Augensteuerungsbrillen, die einen bemerkenswerten Fortschritt in der Gewährleistung von sozialer Teilhabe und Patientenautonomie darstellen. Die komplexe Hilfsmittelversorgung erfolgt bevorzugt an spezialisierten Zentren, in denen eine defizit-basierte, ressourcenorientierte und individuelle Indikationsstellung sowie eine qualifizierte Unterstützung des Versorgungsprozesses gewährleistet wird.

Literatur

Caligari M, Godi M, Guglielmetti S et al. (2013) Eye tracking communication devices in amyotrophic lateral sclerosis: impact on disability and quality of life. Amyotroph Lateral Scler Frontotemporal Degener 14: 546–52.

Davies A, de Souza LH, Frank AO (2003). Changes in the quality of life in severely disabled people following provision of powered indoor/outdoor chairs. Disabil Rehabil 25: 286–90.

Funke A, Grehl T, Großkreutz J et al. (2015) Analysis of 3 years case management in an internet-based supply network. Nervenarzt 86: 1007–1017.

Funke A, Spittel S, Grehl T et al. (2018) Provision of assistive technology devices among people with ALS in Germany: a platform-case management approach. Amyotroph Lateral Scler Frontotemporal Degener 19: 342–350.

Hill ME, Phillips MF (2006) Service provision for adults with long-term disability: a review of services for adults with chronic neuromuscular conditions in the United Kingdom. Neuromuscul Disord 16: 107–12.

Linse K, Rüger W, Joos M et al. (2017) Eye-tracking-based assessment suggests preserved well-being in locked-in patients. Ann Neurol 81:310–315.

Londral A, Pinto A, Pinto S et al. (2015) Quality of life in amyotrophic lateral sclerosis patients and caregivers: Impact of assistive communication from early stages. Muscle Nerve 52: 933–941.

12 Psychologische Aspekte der ALS

Elisa Aust und Katharina Linse

12.1 Lebensqualität und psychisches Befinden von Patienten und Angehörigen

12.1.1 Lebensqualität und psychische Gesundheit der Patienten

Die Symptome der ALS bedrohen zentrale Aspekte von Lebensqualität, denn der Verlust von Mobilität und Sprechfähigkeit resultiert in einem kaum vorstellbaren Autonomieverlust und beschränkt die soziale Interaktion und Teilhabe in allen Lebensbereichen. Der schnelle Progress und die fatale Prognose erschweren die Adaption an die Erkrankung und erhöhen die psychische Belastung. Da die ALS bis heute nicht heilbar ist, fokussiert die Behandlung auf den Erhalt von Lebensqualität und Wohlbefinden im gesamten Krankheitsverlauf (Bond et al. 2020).

Im Kontrast zu diesen objektiven Krankheitsfolgen berichtet die Mehrheit der Patienten überaschenderweise eine zufriedenstellende oder gute Lebensqualität (u. a. Larsson et al. 2017; Lulé et al. 2008; Young et al. 2019). Dies gilt auch für Patienten im Locked-in-Stadium (LIS), in dem nur noch Augenbewegungen möglich sind (Kuzma-Kozakiewicz et al. 2019; Linse et al. 2017). Tatsächlich scheint es keinen Zusammenhang zwischen dem Ausmaß körperlicher Funktionseinschränkung und der subjektiven Lebensqualität der Patienten zu geben (Gibbons et al. 2013), welche auch im Krankheitsverlauf stabil ist (u. a. Larsson et al. 2017).

Die Diagnostik und Therapie von Depressivität und Angst ist ein wichtiger, aber häufig vernachlässigter Bestandteil der Behandlung bei der ALS. Depressive Symptomatik ist mit einer geringeren Lebensqualität assoziiert und Prävalenzschätzungen für eine klinisch relevante Ausprägung bei Patienten variieren zwischen 10 und 50 % (Pagnini 2013). Obwohl Symptome wie Atemnot und Dysarthrie eine Angstsymptomatik nahelegen, sind die Prävalenzen behandlungswürdiger Angst relativ gering (rund 15 %) (Gibbons et al. 2013; Young et al. 2019). Depressivität und Angst betreffen demnach nicht die Mehrheit, aber einen beträchtlichen Anteil der Patienten. Auch diese Symptomatik ist längsschnittlich stabil (Creemers et al. 2016) oder nach dem initialen Schock der ALS-Diagnose sogar rückläufig (Demuru et al. 2019).

Diese Stabilität impliziert einen Adaptionsprozess (sogenannter »frame shift«), der es vielen Patienten trotz der progredienten Einschränkungen erlaubt, ihre Lebensqualität und eine gute psychische Gesundheit aufrechtzuerhalten: In Reaktion auf die Folgen der ALS verändern sich Einstellungen und Erwartungen, auf denen die Wahrnehmung der individuellen Lebensqualität beruht. Die persönlichen Maßstäbe für ein lebenswertes Leben werden verschoben. So sind viele Patienten – auch in weit fortgeschrittenen Stadien – dankbar für das, was ihnen noch möglich ist, anstatt ihre Lebensqualität an dem zu bemessen, was sie verloren haben. Lebensbereiche, die ALS-bedingt stark eingeschränkt sind (z. B. Beruf, Gesundheit) verlieren an subjektiver Bedeutung, während andere zu wertvollen Ressourcen werden (Pagnini 2013).

Auch wenn dieser adaptive Prozess individuell ist (Lulé et al. 2013), sind soziale Beziehungen und Aktivitäten die bedeutsamsten dieser Ressourcen. Fast alle Patienten benennen ihre Familie als am wichtigsten für ihre Lebensqualität und die meisten sind sehr zufrieden mit ihrem sozialen Netzwerk (Larsson et al. 2017; Lulé et al. 2008). Der Erhalt sozialer Unterstützung ist positiv mit subjektiver Lebensqualität assoziiert (Gibbons et al. 2013), sozialer Rückzug negativ (Bond et al. 2020), d. h. der Erhalt dieser Netzwerke sollte zentraler Bestandteil der Bemühungen sein.

Auch subjektives Kontrollerleben ist ein wichtiger Schutzfaktor für die Lebensqualität mit ALS (Weeks et al. 2019), bewahrt vor Hoffnungslosigkeit und kann trotz des körperlichen Autonomieverlusts bis ins LIS-Stadium aufrecht erhalten werden – vorausgesetzt, die Betroffenen können selbstbestimmt über die Umstände ihres eigenen Lebens und Sterbens entscheiden.

12.1.2 Einstellungen der Patienten zu lebensverlängernden Maßnahmen und Lebensbeendigung

Bislang fehlen längsschnittliche Untersuchungen zum Einfluss von Lebensqualität und psychischem Befinden auf die Entscheidungen über die Einleitung und Beendigung künstlicher Ernährung und Beatmung. In Deutschland lassen sich ca. 8 % der Patienten invasiv beatmen (Kettemann et al. 2017). In Bezug auf den Adaptionsprozess ist beachtenswert, dass sich die Mehrheit dieser Patienten zunächst *gegen* die invasive Beatmung (*invasive ventilation*, IV) aussprach und die Entscheidung später revidierte. Die Lebensqualität der Patienten mit IV unterscheidet sich nicht von der unbeatmeter (Rousseau et al. 2011) oder ist sogar höher (Lulé et al. 2008) und 80–90 % der Patienten würden sich auch ein zweites Mal für die IV entscheiden (Kuzma-Kozakiewicz et al. 2019).

Gleichzeitig berichten ca. 10–20 % der Patienten einen aktuellen Todeswunsch oder expliziten Wunsch nach Sterbehilfe (Stutzki et al. 2014). Während die Hälfte aller Patienten im Krankheitsverlauf suizidale Gedanken hat, liegt die Rate vollendeten Suizids bei nur 0,58 %, ist damit aber rund fünf Mal höher als für Menschen ohne neurologische Erkrankung (Erlangsen et al. 2020). Der Wunsch zu sterben ist assoziiert mit Einsamkeit und dem Verlust von Lebenssinn (Stutzki et al. 2014) – Faktoren die zumindest teilweise über Hilfsangebote bzw. -mittel verbessert werden können.

Die Familie stiftet auf der einen Seite Lebenssinn und -qualität und ist damit ein sehr wichtiger Beweggrund für lebensverlängernde Maßnahmen. Auf der anderen Seite sind die Patienten besorgt darüber, ihren Angehörigen zur Last zu fallen, was ihren Lebenswillen negativ beeinflussen kann (Ando et al. 2019; Pagnini 2013).

12.1.3 Belastungserleben und Lebensqualität der Angehörigen

Für die Angehörigen von Patienten ist die Erkrankung mit Sorgen, Verlusten und zeitlich, körperlich und emotional belastenden Aufgaben verbunden, die eine selbstbestimmte Lebensführung gravierend einschränken (de Wit et al. 2018). Entsprechend hoch ist der negative Einfluss von geleisteter Unterstützung auf ihr körperliches und psychisches Wohlbefinden (»Caregiver Burden«). Die subjektive Lebensqualität der Angehörigen ist vergleichbar mit der der Patienten (de Wit et al. 2019) oder sogar geringer (Gauthier et al.

2007; Linse et al. 2017). Mit zunehmender Schwere der ALS intensivieren sich Belastungserleben und depressive Symptomatik der Angehörigen und ihre Lebensqualität nimmt ab (de Wit et al. 2018, 2019). Dies weist auf ein ausgeprägtes Verlusterleben im Kontrast zum »frame shift« der Patienten hin. Soziale Unterstützung und zufriedenstellende Beziehungen wirken auch für die Angehörigen als wichtige Schutzfaktoren (Ozanne et al. 2015), viele erleben jedoch einen diesbezüglichen Mangel (Stutzki et al. 2014).

Hohe, kräftezehrende organisatorisch-bürokratische Hürden, v. a. bei der Hilfsmittelbeantragung werden von sehr vielen Angehörigen beschrieben. Auch eine instabile Pflegesituation und unzureichende Fachkompetenz der Pflegekräfte sind zentrale Belastungsfaktoren (Larsson et al. 2015). Hier besteht großer gesundheitspolitischer Handlungsbedarf und die Notwendigkeit moderner, integrierter Versorgungskonzepte.

Angehörige von ALS-Patienten sind schwer belastet, was sie zum Schutz der Patienten häufig versuchen zu verbergen. Gleichzeitig bilden sie die größte Ressource für Patienten und ziehen auch selbst Lebenssinn aus ihren Möglichkeiten zu helfen. Behandler sollten sich dieser schwierigen Doppelrolle (Andersen et al. 2012) bewusst sein. Sie macht es wichtig, die Angehörigen nicht nur fortlaufend einzubeziehen, sondern auch gesondert zu unterstützen.

12.1.4 Fehleinschätzung des Patienten-Wohlbefindens durch Angehörige und Ärzte

Angehörige von Erkrankten sind stark in medizinische Entscheidungen, u. a. über lebensverlängernde Maßnahmen, involviert (Lulé et al. 2013). Sie beeinflussen diese oder sind im Notfall sogar genötigt, sie stellvertretend für den Patienten zu treffen. Gleichzeitig aber wurde belegt, dass sowohl nahe Angehörige als auch behandelnde Ärzte die Lebensqualität und das psychische Befinden der Patienten unterschätzen (Linse et al. 2017; Lulé et al. 2013). Auch ihre Einstellungen zu lebensverlängernden Maßnahmen sind ablehnender als die der Patienten (Kuzma-Kozakiewicz et al. 2019).

Die Behandler nehmen ebenfalls wesentlichen Einfluss auf die Entscheidungen ihrer Patienten, u. a. in Form von Ratschlägen oder selektiven Informationen, die ihren eigenen Einstellungen entsprechen (Lulé et al. 2013). Neurologen mit geringer ALS-Erfahrung unterschätzen u. U. die subjektive Lebensqualität und psychische Gesundheit von Patienten mit IV erheblich. Dies untermauert die Bedeutsamkeit einer spezialisierten Behandlung, auch für die Patientensicherheit (Aho-Özhan et al. 2017).

12.1.5 Psychologische Unterstützung

Die Behandlung durch ein spezialisiertes, multiprofessionelles Team wird den Bedürfnissen der ALS-Betroffenen am besten gerecht, stärkt ihr Autonomieerleben und ihre Lebensqualität. Dies sollte psychologische Unterstützung der Patienten und Angehörigen einschließen (Esser et al. 2019), wie es auch die Behandlungs-Leitlinien der European Federation of the Neurological Societies empfehlen (Andersen et al. 2012). Psychologische Mitbetreuung kann u. a. die Akzeptanz der Erkrankung und Adaptionsprozesse fördern und die Behandlungsplanung unterstützen. Konkrete Anliegen der Patienten und Angehörigen umfassen auch den Umgang mit Verlusten, sozialem Rückzug und Emotionen wie Angst, Wut und Trauer (Pagnini et al. 2012). Selbstfürsorge ist ein zentrales Thema in der Unterstützung Angehöriger (Weeks et al. 2019).

Erste Evaluationen solcher Unterstützungsangebote bestätigen den Bedarf, die hohe Akzeptanz und Zufriedenheit der Patienten. Viele nutzen die Angebote bis in fortgeschrittene Stadien (Esser et al. 2019). Auch objektive positive Effekte auf die psychische Gesundheit wurden belegt (Watermeyer und Goldstein 2018).

In der Praxis werden diese Erkenntnisse aber bislang unzureichend umgesetzt. Anzustreben ist die Integration niedrigeschwelliger psychologischer Angebote in die spezialisierte ambulante ALS-Versorgung, wie in der onkologischen Palliativversorgung etabliert. Die Überweisung an niedergelassene Psychotherapeuten ist die derzeitig einzige und eine wichtige Option, aber stak begrenzt durch deren fehlende Spezialisierung und praktische Barrieren (v. a. aufgrund der Mobilitäts- und Kommunikationseinschränkungen).

12.2 Schlüsselfaktor Kommunikation

12.2.1 Einschränkungen der Kommunikationsfähigkeit und deren Auswirkungen

Im Verlauf der ALS kommt es zu zunehmenden Einschränkungen der kommunikativen Fertigkeiten. Bei 80–95% der Betroffenen macht Dysarthrie im Krankheitsverlauf die alltägliche verbale Kommunikation unmöglich (Tomik und Guiloff 2010). Durch den fortschreitenden Verlust der Handmotorik reduzieren sich zudem die schriftlichen Kommunikationsmöglichkeiten, im (inkompletten) LIS ist Kommunikation nur noch mittels Augenbewegungen möglich.

Der Verlust von Kommunikationsfähigkeiten ist für die Betroffenen hochproblematisch: Auf psychologischer Ebene ist er stark negativ mit der Lebensqualität der Patienten und Angehörigen assoziiert und führt zu Frustration, Traurigkeit und Isolation (McKelvey et al. 2012).

Auf medizinisch-praktischer Ebene ist Kommunikation ein zentraler Bestandteil der Behandlungsplanung (▶ Kap. 13): die Definition von Therapiezielen und Entscheidungen über lebensverlängernde Maßnahmen unter der Maßgabe der Wahrung des Patientenwillens und mit dem übergeordneten Ziel der Maximierung von subjektiver Lebensqualität (Lulé et al. 2019) ist bis zum Tod ein zyklischer und höchst individueller Prozess (Seeber et al. 2019) – welcher Kommunikationsfähigkeit voraussetzt. Insbesondere in der finalen Lebensphase ist die Aufrechterhaltung von Autonomie von höchster Wichtigkeit (Oliver et al. 2016) und Kommunikation der Schlüsselfaktor zur Wahrung von Hoffnung und Reduktion von Ängsten (Hawthorn 2015). Die Thematisierung von psychologischen, spirituellen und existenziellen Aspekten, z. B. Gespräche über Ängste und in Vorbereitung auf den Tod, führt zu einer stärkeren Entlastung der Betroffenen (Mc Veigh et al. 2019).

Die Angehörigen sollten einerseits in die Behandlungsplanung einbezogen werden, andererseits muss der autonome Patientenwille immer Leitfaden der Entscheidungsfindung bleiben, auch wenn Kommunikationsdefizite dessen Mitteilung erschweren. Im Wissen über mögliche Konflikte zwischen den Wünschen der Patienten und ihren Sorgen um die Belastung der Angehörigen sollten Behandler auch einzeln und in jedem Fall direkt mit den Patienten selbst kommunizieren. Die daraus resultierenden Entscheidungen sollten in Patientenverfügungen festgehalten werden. Auch im Fall kognitiv-behavioraler Defiziten sollte den Patienten nicht global ihre Urteilsfähigkeit abgesprochen werden, sondern eine angepasste Unterstützung bei der Entscheidungsfindung das Ziel sein (Khin Khin et al. 2015). Dies erfordert flexible, an den Progress der Defizite angepasste Kommunikationsstrategien und demnach die konsequente Ausschöpfung und Verordnung von entsprechenden Hilfsmitteln. Andernfalls besteht die Gefahr gravierender Einschränkungen der Patientenautonomie. Kommunikation sollte dabei als das gesehen werden, was sie ist – »the essence of human life« (Light 1997).

12.2.2 Unterstützung mittels Kommunikationstechnologien

Mit dem progredienten Verlust der natürlichen kommunikativen Fähigkeiten wächst die Bedeutung alternativer Strategien. Neben no- und low-tech-Strategien wie Mimik und Gestik, Handschrift, Buchstaben- und Bildertafeln kommen zunehmend high-tech-Kommunikationshilfen (HT-KH) wie Tablets und Augensteuerungscomputer (AC; ▶ Kap. 11), aber auch Apps für Smartphones oder Tablets zum Einsatz. Die Bedeutung dieser Technologien wird zunehmen. Zum einen, weil sich ein steigender Anteil der Patienten für IV entscheidet, zum anderen, weil sich infolge des digitalen Wandels die Möglichkeiten der sozialen und beruflichen Teilhabe erhöhen. AC sind von besonderer Bedeutung, da Augenbewegungen im fortgeschrittenen ALS-Stadium häufig die einzig verbliebenen willkürlichen Bewegungen sind. Die Kosten für HT-KH werden in Deutschland bei entsprechender Indikationsstellung durch die Krankenkassen getragen.

Zugewinn

Die Akzeptanz von HT-KH ist hoch und ihre positiven Effekte sind gut belegt (für eine Übersicht siehe Linse et al. 2018): Viele Patienten nutzen diese regelmäßig für viele Stunden am Tag und geben eine hohe Nutzerzufriedenheit und subjektive Unverzichtbarkeit an. Dabei werden sie für eine Vielzahl von Aktivitäten verwendet, u. a. face-to-face-Kommunikation, Internet und anderer Computerfunktionen sowie Umfeldsteuerung (z. B. Licht, Fernseher). Dies ermöglicht den Erhalt unabhängiger Kommunikation und damit auch sozialer Rollen und Netzwerke, intellektuelle Stimulation bis hin zur Berufsausübung und den Ausdruck von Persönlichkeit und komplexen Gedanken, z. B. auch im Zusammenhang mit Therapieentscheidungen – und damit die Aufrechterhaltung von Kontrolle und Selbstbestimmung bis ins LIS. Dies entlastet auch die Angehörigen davon, stellvertretend vitale Entscheidungen für ihre Liebsten treffen zu müssen.

Die Versorgung mit HT-KH wird als ein Kernfaktor für die Adaption an die Erkrankung und Wahrung von Lebensqualität bei ALS betrachtet (Rosa Silva et al. 2020), quer- und längsschnittliche Studien zeigen einen Zusammenhang von psychischem Wohlbefinden bzw. Lebensqualität mit der Nutzung von HT-KH und spezifisch von AC. Sie kann zudem das Belastungserleben und Ängste der Angehörigen reduzieren, deren Einsatz als »Sprecher für die Patienten« heutzutage obsolet sein sollte. Die im Vergleich mit ja-nein-Blinzelcodes etc. höhere Effektivität der Kommunikation führt zu größerer emotionaler Nähe und vermeidet Missverständnisse.

Die Erweiterung der Kommunikationsmöglichkeiten kann direkten Einfluss auf Therapieentscheidungen nehmen: die fortgesetzte Möglichkeit zur Teilhabe kann eine echte Perspektive bilden und die Einstellung der Patienten zu lebensverlängernden Maßnahmen ändern. Im Gegenzug wünscht ein Teil der beatmeten Patienten eine Beendigung der IV, sollten sie aufgrund kognitiver oder okulomotorischer Defizite nicht mehr kommunizieren können.

Das optimale Timing des Einsatzes von HT-KH steht im Spannungsfeld zwischen den

Vorteilen eines frühzeitigen Einsatzes, u. a. der Chance zu Üben und positiven Effekten auf Lebensqualität und Angehörigenbelastung (Maresca et al. 2019), den zu erwartenden Verzögerungen im Antragsverfahren (Funke et al. 2018) und dem Vermeidungsverhalten auf Seiten der Patienten, welche sich nicht mit zu erwartenden Defiziten konfrontieren mögen. Dies erfordert eine regelmäßige Evaluation der Kommunikationsfertigkeit des Patienten und die frühzeitige, sensible und ggf. wiederholte Vorstellung verschiedener Unterstützungsmöglichkeiten. Prinzipiell sollte eine Einstellung auf IV-Beatmung nicht vor der Versorgung mit einem AC erfolgen.

Grenzen und Konflikte

Leider können nicht alle Patienten ausreichend von HT-KH profitieren (Linse et al. 2018):

Aufseiten der *Patienten* können Vorbehalte gegenüber Technik und Erschöpfung bzw. Antriebsmangel im Weg stehen. Ophthalmologische Erkrankungen und Störungen der Okulomotorik können die AC-Nutzung einschränken. Bei langer Überlebensdauer besteht das Risiko einer Ophthalmoparese mit der Transition in ein vollständiges LIS ohne valide Möglichkeit der Kommunikation. Die Nutzbarkeit kann auch durch kognitiv-behaviorale Defizite limitiert werden. Diese sind mitunter kaum von den Folgen sozialer Isolation und geringer Stimulation infolge der Erkrankung unterscheidbar, wobei (AC-basierte) neuropsychologische Testverfahren diese Abgrenzung ermöglichen (Poletti et al. 2017). Insbesondere im vollständigen LIS sind kognitive und okulomotorische Defizite jedoch schwer differenzierbar und der »Geisteszustand«, geschweige denn Patientenwille nicht mehr valide eruierbar. Die Möglichkeit des vollständigen Verlustes aller Kommunikationsmöglichkeiten muss in der Behandlungsplanung bei Patienten mit IV daher in Betracht gezogen und der Patientenwille vorausschauend dokumentiert werden, solange dies noch möglich ist (Paynter et al. 2019). Die medizinische Indikation zur Weiterbehandlung ist in diesem Stadium zumindest diskussionswürdig.

Weiterhin können *externale Faktoren* die Nutzung von HT-KH einschränken: So müssen Behandler die Möglichkeiten kennen, an den Patienten herantragen, gewillt sein, sich beim MdK durchzusetzen, ihre Finanzierung muss von den Krankenkassen zeitnah genehmigt werden (Funke et al. 2018). Zudem müssen das oft zeitaufwendige Setup, die Anpassung an individuelle Besonderheiten und Training sowie rasche Hilfe bei Problemen gewährleistet sein – ein Mangel daran führt schnell zu Hilflosigkeit. Die Unterstützung der Angehörigen ist substanziell für die erfolgreiche Nutzung von HT-KH, weshalb auch sie Schritt-für-Schritt Anleitungen benötigen. Die Hilfsmittelversorger unterscheiden sich zum Teil gravierend in der Qualität der geleisteten Unterstützung, die Wahl eines guten Anbieters ist die Achillesferse der Versorgung. Ferner sollten fortgeschritten erkrankte Patienten immer an einem Zentrum behandelt werden, welches über Erfahrung mit HT-KH verfügt (▶ Kap. 11).

Auch Defizite der *Technik* selbst (z. B. geringe Genauigkeit, qualitativ schlechte Sprachausgabe) können ihre Nutzbarkeit einschränken, der Einsatz hochwertiger Geräte beugt Frustration bis hin zum Aufgeben infolge technischer Probleme vor. Die Software sollte intuitiv verständlich sein und die Nutzung unterschiedlichster individuell ausgewählter Features (z. B. Internetzugang, Umfeldsteuerung, Beschäftigungsmöglichkeiten) mit variabler Komplexität (z. B. Tastatureingabe mit Wortergänzung und symbolbasierte Kommunikation) erlauben, um sie im Krankheitsverlauf an eventuell auftretende Defizite der Motorik, Okulomotorik oder Kognition anpassen zu können. Auch an dieser Stelle ist fortlaufendes Monitoring notwendig, um die optimale Nutzbarkeit der Hilfsmittel zu gewährleisten.

Brain-Computer-Interfaces bieten theoretisch eine Kommunikationsmöglichkeit im vollständigen LIS, was jedoch bisher nicht empirisch bestätigt werden konnte. Die Berichterstattung zu deren Anwendbarkeit ist oft unangemessen optimistisch (McFarland 2020).

Literatur

Aho-Özhan HEA, Böhm S, Keller J et al. (2017) Experience matters: neurologists' perspectives on ALS patients' well-being. J Neurol 264: 639–646.

Andersen PM, Abrahams S, Borasio GD et al. (2012) EFNS guidelines on the Clinical Management of Amyotrophic Lateral Sclerosis (MALS) - revised report of an EFNS task force. Eur J Neurol 19: 360–375.

Ando H, Cousins R, Young CA (2019) Exploring and Addressing »Concerns« for Significant Others to Extend the Understanding of Quality of Life With Amyotrophic Lateral Sclerosis: A Qualitative Study. J Cent Nerv Syst Dis 11: 1–10.

Bond L, Bowen G, Mertens B et al. (2020) Associations of Patient Mood, Modulators of Quality of Life, and Pharmaceuticals with Amyotrophic Lateral Sclerosis Survival Duration. Behav Sci 10: 33.

Creemers H, de Morée S, Veldink JH et al. (2016) Factors related to caregiver strain in ALS: a longitudinal study. J Neurol Neurosurg Psychiatry 87: 775–781.

de Wit J, Bakker LA, van Groenestijn AC et al. (2018) Caregiver burden in amyotrophic lateral sclerosis: A systematic review. Palliat Med 32: 231–245.

de Wit J, Bakker LA, van Groenestijn AC et al. (2019) Psychological distress and coping styles of caregivers of patients with amyotrophic lateral sclerosis: a longitudinal study. Amyotroph Lateral Scler Front Degener 20: 235–241.

Demuru A, Longobardi C, Prino LE et al. (2019) Resilience, anxiety, and depression in amyotrophic lateral sclerosis patients. Psychiatr Psychol Klein 19: 365–369.

Erlangsen A, Stenager E, Conwell Y et al. (2020) Association Between Neurological Disorders and Death by Suicide in Denmark. JAMA 323: 444–454.

Esser P, Metelmann M, Hartung T et al. (2019) Psychosocial Care For Patients With Amyotrophic Lateral Sclerosis: A Narrative Review. Psychother Psychosom Med Psychol 69: 372–381.

Funke A, Spittel S, Grehl T et al. (2018) Provision of assistive technology devices among people with ALS in Germany: a platform-case management approach. Amyotroph Lateral Scler Front Degener. 19: 342–50.

Gauthier A, Vignola A, Calvo A et al. (2007) A longitudinal study on quality of life and depression in ALS patient–caregiver couples. Neurology 68: 923–926.

Gibbons C, Thornton E, Ealing J et al. (2013) The impact of fatigue and psychosocial variables on quality of life for patients with motor neuron disease. Amyotroph Lateral Scler Front Degener 14: 537–545.

Hawthorn M (2015) The importance of communication in sustaining hope at the end of life. Br J Nurs 24: 702–705.

Kettemann D, Funke A, Maier A et al. (2017) Clinical characteristics and course of dying in patients with amyotrophic lateral sclerosis withdrawing from long-term ventilation. Amyotroph Lateral Scler Front Degener 18: 53–59.

Khin Khin E, Minor D, Holloway A et al. (2015) Decisional Capacity in Amyotrophic Lateral Sclerosis. J Am Acad Psychiatry Law 43: 210–217.

Kuzma-Kozakiewicz M, Andersen PM, Ciecwierska K et al. (2019) An observational study on quality of life and preferences to sustain life in locked-in state. Neurology 93: e938–e945.

Larsson BJ, Fröjd C, Nordin K et al. (2015) Relatives of patients with amyotrophic lateral sclerosis: Their experience of care and support. Palliat Support Care 13: 1569–1577.

Larsson BJ, Ozanne AG, Nordin K et al. (2017) A prospective study of quality of life in amyotrophic lateral sclerosis patients. Acta Neurol Scand 136: 631–638.

Light J (1997) Communication is the essence of human life: reflections on communicative competence. Augmentative and Alternative Communication 13(2): 61–70.

Linse K, Aust E, Joos M et al. (2018) Communication Matters – Pitfalls and Promise of Hightech Communication Devices in Palliative Care of

Severely Physically Disabled Patients With Amyotrophic Lateral Sclerosis. Front Neurol 9: 603.

Linse K, Rüger W, Joos M et al. (2017) Eye-tracking – based assessment suggests preserved well-being in locked-in patients. Ann Neurol 81: 310–315.

Lulé D, Ehlich B, Lang D et al. (2013) Quality of life in fatal disease: the flawed judgement of the social environment. J Neurol 260: 2836–2843.

Lulé D, Häcker S, Ludolph A et al. (2008) Depression and Quality of Life in Patients With Amyotrophic Lateral Sclerosis. Dtsch Ärztebl Int 105: 397–403.

Lulé D, Kübler A, Ludolph AC (2019) Ethical Principles in Patient-Centered Medical Care to Support Quality of Life in Amyotrophic Lateral Sclerosis. Front Neurol 10: 259.

Maresca G, Pranio F, Naro A et al. (2019) Augmentative and alternative communication improves quality of life in the early stages of amyotrophic lateral sclerosis. Funct Neurol 34: 35–43.

Mc Veigh C, Donaghy C, Mc Laughlin B et al. (2019) Palliative care for patients with motor neuron disease and their bereaved carers: a qualitative study. BMC Palliat Care 18: 39.

McFarland DJ (2020) Brain-computer interfaces for amyotrophic lateral sclerosis. Muscle Nerve 61: 702–707.

McKelvey M, Evans DL, Kawai N et al. (2012) Communication Styles of Persons with ALS as Recounted by Surviving Partners. Augment Altern Commun 28: 232–242.

Oliver DJ, Borasio G., Caraceni A et al. (2016) A consensus review on the development of palliative care for patients with chronic and progressive neurological disease. Eur J Neurol 23: 30–38.

Ozanne AO, Graneheim UH, Strang S (2015) Struggling to find meaning in life among spouses of people with ALS. Palliat Support Care 13: 909–916.

Pagnini F (2013) Psychological wellbeing and quality of life in amyotrophic lateral sclerosis: a review. Int J Psychol 48: 194–205.

Pagnini F, Simmons Z, Corbo M et al. (2012) Amyotrophic lateral sclerosis: Time for research on psychological intervention? Amyotroph Lateral Scler 13: 416–417.

Paynter C, Cruice M, Mathers S et al. (2019) Communication and cognitive impairments and health care decision making in MND: A narrative review. J Eval Clin Pract 25: 1182–1192.

Poletti B, Carelli L, Solca F et al. (2017) An eye-tracker controlled cognitive battery: overcoming verbal-motor limitations in ALS. J Neurol 264: 1136–1145.

Rosa Silva JP, Santiago Júnior JB, dos Santos EL et al. (2020) Quality of life and functional independence in amyotrophic lateral sclerosis: A systemativ review. Neurosci Biobehav Rev 111: 1–11.

Rousseau M-C, Pietra S, Blaya J et al. (2011) Quality of life of ALS and LIS patients with and without invasive mechanical ventilation. J Neurol 258: 1801–1804.

Seeber AA, Pols AJ, Hijdra A et al. (2019) Advance care planning in progressive neurological diseases: lessons from ALS. BMC Palliat Care 18: 50.

Stutzki R, Weber M, Reiter-Theil S et al. (2014) Attitudes towards hastened death in ALS: a prospective study of patients and family caregivers. Amyotroph Lateral Scler Front Degener 15: 68–76.

Tomik B, Guiloff RJ (2010) Dysarthria in amyotrophic lateral sclerosis: A review. Amyotroph Lateral Scler 11: 4–15.

Watermeyer TJ, Goldstein LH (2018) Psychological Research in Amyotrophic Lateral Sclerosis: Past, present and future. In: Pagnini F, Simmons Z (Hrsg.) Amyotrophic Lateral Sclerosis: Understanding and Optimizing Quality of Life and Psychological Well-Being. Oxford: Oxford University Press. S. 1–15.

Weeks KR, Gould RL, Mcdermott C et al. (2019) Needs and preferences for psychological interventions of people with motor neuron disease. Amyotroph Lateral Scler Front Degener 20: 521–531.

Young CA, Ealing J, McDermott C et al. (2019) The relationships between symptoms, disability, perceived health and quality of life in amyotrophic lateral sclerosis/motor neuron disease. Amyotroph Lateral Scler Front Degener 20: 317–327.

13 Palliativmedizin

Torsten Grehl

13.1 Einleitung

Die Bedeutung der Palliativmedizin als einen multidisziplinären Behandlungsansatz ist auch außerhalb der Onkologie mittlerweile anerkannt, mit dem primären Therapieziel Lebensqualität von Patienten, aber auch von deren Angehörigen und zwar in sämtlichen Krankheitsstadien (Radbruch et al. 2020). Bei der ALS besteht Konsens, dass ein palliativmedizinischer Therapieansatz ab dem Zeitpunkt der Diagnosestellung erforderlich ist (Kristjanson et al. 2003), allerdings gibt es aufgrund großer struktureller Unterschiede und entsprechender Möglichkeiten, Patienten mit palliativmedizinischen Angeboten zu versorgen, große Unterschiede in der Umsetzung. Zudem besitzen noch zu wenige Neurologen eine palliativmedizinische Ausbildung, und Palliativmediziner nicht immer tiefgreifende Erfahrung in der Behandlung neuromuskulärer Patienten. Dennoch sollte es vorrangig Aufgabe des Neurologen sein, diese Patienten palliativmedizinisch zu behandeln (»advanced care planning«).

Dabei treten bei bestimmten Gruppen von ALS-Patienten (phänotypische Varianten) häufig sehr ähnliche und größtenteils vorhersehbare Probleme auf. Bei der Ausgestaltung der spezifischen Behandlung, sollte immer die Zusammenarbeit mit dem Patienten im Vordergrund stehen (shared decision making, bzw. Patienten-zentrierte Behandlung PCC) (Hogden et al. 2020).

13.2 Aufklärung – Early Integration

Eine der wichtigsten Voraussetzungen für eine Palliativtherapie im Sinne des Patienten ist somit die rechtzeitige Planung einer Behandlung (»early integration« bzw. »advanced care planning«), bei der der Wille des Patienten, im Einklang mit der aktuellen medizinischen Lehrmeinung, berücksichtigt wird (»shared desicion making«). Dazu ist es notwendig, den Patienten früh und umfassend aufzuklären, wovor viele angesichts der Prognose der Erkrankung zurückschrecken. Die Übermittlung der Diagnose einer ALS stellt, ähnlich der Diagnoseübermittlung anderer rasch progredient und tödlich verlaufender Erkrankungen, eine Herausforderung für jeden Arzt dar. Untersuchungen aus der Onkologie zeigen, dass allein die Art und Weise, wie eine Diagnose übermittelt wird, Einfluss auf die spätere Entwicklung psychischer Störungen der Patienten haben kann (Fallowfield et al. 1990). Es gibt hingegen keine Hinweise darauf, dass Patienten, die früh mit den Konsequenzen einer Diagnose konfrontiert werden, eine schlechtere Lebensqualität oder sogar eine schlechtere Prognose aufweisen. Im Gegenteil, Patienten und deren Angehörige bewerten die Diagnosestellung positiv (Johnston et al. 1996) und begrüßen die Möglichkeit, frühzeitig planen zu können. Das »planing for the worst« kann die Lebensqualität sogar wesentlich verbessern (Levi et al. 2017). Die Diagnoseübermittlung sollte daher die Tragweite der Erkrankung sowie die zu erwartende Behinderung und Hilfebedürftigkeit beinhalten. Allerdings sollte auch Platz für Hoffnung bleiben (Chio und Borasio 2004), über verschiedene Verlaufsformen und unterschiedliche Prognosen aufgeklärt werden sowie verfügbare Palliativmaßnahmen und symptomatische Therapieansätze skizziert werden (Miller et al. 2009).

Umso wichtiger ist es, dass schon diese initialen Gespräche durch erfahrene Ärzte geführt werden, die vielleicht sogar über eine entsprechende Weiterbildung in der Gesprächsführung verfügen, insbesondere aber den Verlauf der Erkrankung und die möglicherweise im Verlauf auftretenden Komplikationen kennen. Die Diagnosestellung trifft den Patienten häufig völlig unvorbereitet, da die Ergebnisse der durchgeführten Zusatzdiagnostik im Sinne einer Ausschlussdiagnostik nämlich in der Regel unauffällig ausfallen, was vom Patienten fälschlicherweise als positiv wahrgenommen wird. Evtl. hat sich der Patient aber auch schon außerhalb des ärztlichen Gespräches informiert, und seine Ahnung wird nun bestätigt (Abdulla et al. 2014).

Entscheidend bleibt, sich viel Zeit zur Informationsübermittlung zu nehmen, die Botschaft in einem geschützten Rahmen, optimalerweise im Beisein von Angehörigen oder engen Vertrauten des Patienten, zu überbringen (Brewin 1991) und auch Platz für Fragen zu lassen.

Auch die Aufklärung über die Terminalphase der Erkrankung sollte früh erfolgen, da auch hierdurch Ängste und Sorgen genommen werden können, wenn es zum Beispiel um die Aussicht geht, dass Patienten mit einer ALS »friedvoll« im Rahmen der neuromuskulären Hypoventilation in der CO_2-Narkose versterben und nicht ersticken werden.

Den Patienten sollte aktiv angeboten werden, sich eine zweite Meinung zur Diagnose und zur Prognose einzuholen, die Frage nach alternativen Behandlungsmethoden sollte ernst genommen werden, und auch Selbsthilfegruppen sollten thematisiert werden. Die Palliativtherapie sollte laut Definition im Einklang mit dem aufgeklärten Patienten optimalerweise nicht nur die körperlichen Symptome, sondern auch psychosoziale und vielleicht sogar spirituelle Aspekte behandeln (z. B.: http://www.who.int/cancer/palliative/definition/de/). Im klinischen Alltag ist dies außerhalb spezialisierter Strukturen jedoch häufig schwierig umzusetzen.

Schließlich sollte eine kontinuierliche, neurologische Betreuung über den gesamten Krankheitsverlauf angeboten werden. Wenn das nicht in der eigenen Betreuung möglich sein sollte, sollten Patienten über andere Versorgungsformen, insbesondere über Spezialambulanzen für Patienten mit einer ALS aufmerksam gemacht werden. Hierfür ist es perspektivisch wichtig, Neurologen mit entsprechender Fachweiterbildung die Abrechnungsmöglichkeit palliativmedizinischer Maßnahmen/Beratung zu ermöglichen.

13.3 Patientenverfügung

Die Notwendigkeit eine Patientenverfügung zu verfassen sollte früh im Krankheitsverlauf und dann wiederholt und intensiv thematisiert werden. Eine fehlende spezifische

Patientenverfügung

Für Patienten mit einer Amyotrophen Lateralsklerose (ALS)

Name, Vorname _____

geboren am _____ in _____
               Tag / Monat / Jahr

Ich bin seit _____
              Monat / Jahr

an einer Amyotrophen Lateralsklerose erkrankt und treffe nachfolgende Bestimmungen, insbesondere für den Fall, dass ich meinen Willen nicht mehr bilden oder verständlich äußern kann. Über meine Erkrankung und deren Verlauf bin ich umfassend informiert.

Ich bin auch darüber informiert, dass ich im Verlauf der Erkrankung Therapieoptionen, wie den Beginn einer Beatmungstherapie oder die Anlage einer Magensonde (PEG) selbst mit den behandelnden Ärzten besprechen kann, und dass ich auch sämtliche Entscheidungen jederzeit widerrufen kann, solange ich frei meinen Willen bilden und äußern kann. Ich bin über die unterschiedlichen Therapieansätze „die Lebensqualität verbessernd" und „lebenserhaltend" umfassend aufgeklärt.

1. Bestimmungen zur ärztlichen Behandlung in einer Situation, in der ich meinen freien Willen noch bilden und äußern kann.

1.1 Beatmungsversorgung (die Lebensqualität verbessernd, nicht lebenserhaltend)

☐ Ich wünsche, wenn meine Lebensqualität durch eine Atemstörung auf Grund meiner Erkrankung eingeschränkt ist, prinzipiell eine die Lebensqualität verbessernde Atemhilfe.

    ☐ nicht-invasiv (Maskenbeatmung)

    ☐ mittels invasiver Maßnahmen (Luftröhrenschnitt und intermittierende Anlage einer Trachealkanüle)

Ich bin mir dabei bewusst, dass diese Form der Beatmung bei fortschreitender Erkrankung auch zu einer lebenserhaltenden Therapie werden kann, dann gelten die Aussagen unter Punkt 2.

1.2 Ernährungstherapie (die Lebensqualität verbessernd, nicht lebenserhaltend)

☐ Ich wünsche, wenn meine Lebensqualität durch eine Schluckstörung auf Grund meiner Erkrankung eingeschränkt ist, prinzipiell eine die Lebensqualität verbessernde Ernährungstherapie.

    ☐ hochkalorische Zusatzernährung

    ☐ Ernährung über eine Magensonde (PEG)

Ich bin darüber aufgeklärt, dass diese Therapie nicht das Ziel verfolgt, mein Leben zu verlängern, sondern meine Lebensqualität verbessern soll, indem es mir, unabhängig von der erforderlichen Ernährung, möglich bleibt, mit Genuß auf normalem Wege zu essen oder indem Komplikationen und auch ein Verhungern vermieden werden.

13 Palliativmedizin

2. **Bestimmungen zur ärztlichen Behandlung in einer Situation, in der ich evtl. keinen freien Willen mehr bilden kann, bzw. diesen nicht mehr äußern kann.**

2.1 Beatmungsversorgung (lebenserhaltend)

☐ Ich wünsche, wenn die medizinische Notwendigkeit besteht, prinzipiell eine lebenserhaltende Atemhilfe.

    ☐ nicht-invasiv (Maskenbeatmung)

    ☐ mittels invasiver Maßnahmen (Intubation, dann Luftröhrenschnitt mit Anlage einer Trachealkanüle)

☐ Ich wünsche, wenn die medizinische Notwendigkeit besteht, eine lebenserhaltende Atemhilfe, wenn diese voraussichtlich nur vorübergehend stattfindet.

    ☐ nicht-invasiv (Maskenbeatmung)

    ☐ mittels invasiver Maßnahmen (Intubation, dann Luftröhrenschnitt mit Anlage einer Trachealkanüle)

Wenn ich dennoch einen Zustand, in dem ich meinen freien Willen äußern kann, nicht wieder erreichen sollte, gilt, was ich unter Punkt 2.2 bzw 2.3 bestimme.

☐ Ich wünsche, wenn die medizinische Notwendigkeit besteht, eine lebenserhaltende Atemhilfe, wenn es wahrscheinlich ist, dass ich durch diese Therapie in einen Zustand versetzt werde, in dem ich meine Situation dann kritisch überblicken und einen freien Willen über das weitere Prozedere bilden kann, und in dem ich dann diesen Willen auch äußern kann.

    ☐ nicht-invasiv (Maskenbeatmung)

    ☐ mittels invasiver Maßnahmen (Intubation, dann Luftröhrenschnitt mit Anlage einer Trachealkanüle)

☐ Ich wünsche, den Beginn einer lebenserhaltenden Atemhilfe

    ☐ nicht-invasiv (Maskenbeatmung)

    ☐ mittels invasiver Maßnahmen (Intubation, dann Luftröhrenschnitt mit Anlage einer Trachealkanüle)

unter folgenden Bedingungen: _____

_____

☐ Ich lehne prinzipiell eine lebenserhaltende Atemhilfe ab, egal ob diese invasiv oder nicht-invasiv erfolgen soll, auch wenn das bedeutet, dass ich sterben werde.

2.2 Einstellung einer Beatmungstherapie

Ich wünsche die Einstellung einer schon eingeleiteten lebenserhaltenden Beatmungstherapie (invasiv oder nicht-invasiv)

☐ wenn ich auf Grund der ALS auch mit Hilfsmitteln dauerhaft nicht mehr kommunizieren und somit meinen freien Willen nicht mehr äußern kann

☐ wenn im Krankheitsverlauf eine Demenz entsteht und ich daher nicht mehr kommunizieren kann bzw. nicht in der Lage bin, einen freien Willen zu bilden oder aber auszudrücken

☐ _____

auch wenn das bedeutet, dass ich sterben werde.

IV Versorgung

2.3 Fortführung einer Beatmungstherapie

☐ ich wünsche ausdrücklich die Fortführung einer schon eingeleiteten lebenserhaltenden Beatmungstherapie (invasiv oder nicht-invasiv), auch wenn ich nicht mehr kommunizieren kann. Über die Konsequenzen (u.a. vollständige Lähmung, funktionelle Erblindung) bin ich ausreichend aufgeklärt. Ich bin mir insbesondere bewusst, dass ich diese Entscheidung dann im weiteren Krankheitsverlauf nicht mehr ändern kann, sobald ich die Kommunikationsfähigkeit verloren habe.

☐ wenn im Krankheitsverlauf eine Demenz entsteht und ich daher nicht mehr kommunizieren kann bzw. nicht in der Lage bin, einen freien Willen zu bilden oder aber auszudrücken

☐ _____

auch wenn das bedeutet, dass ich sterben werde.

3. Bestimmungen zu Maßnahmen der Wiederbelebung

☐ Mit der Durchführung von Wiederbelebungsmaßnahmen bin ich einverstanden, wenn ein Kreislaufstillstand oder Atemversagen unerwartet (z.B. im Rahmen medizinischer Maßnahmen) eintritt.

☐ Mit der Durchführung von Wiederbelebungsmaßnahmen bin ich einverstanden, wenn

_____

_____

☐ Ich lehne die Wiederbelebungsmaßnahmen grundsätzlich ab.

3.1 Palliative Medikamentenbehandlung

☐ Ich wünsche, wenn die medizinische Notwendigkeit besteht, die Behandlung mit Medikamenten zur Linderung von belastenden Symptomen (z.B. Atemanstrengung; Schmerzen; Angst; Unruhe). Die Möglichkeit einer Bewusstseinsdämpfung oder einer Verkürzung meiner Lebenszeit durch die Medikamentenbehandlung wird von mir akzeptiert.

3.2 Bestimmungen zum Ort des Sterbens

☐ Ich möchte, wenn möglich, zu Hause bzw. in vertrauter Umgebung sterben.

☐ Ich möchte, wenn möglich, in einem Hospiz sterben.

☐ Ich möchte zum Sterben in ein Krankenhaus aufgenommen werden.

3.3 Bestimmungen zum Beistand

Ich wünsche Beistand durch folgende Person/en

_____

Ich wünsche Beistand durch einen Vertreter (m/w/d) folgender Kirche oder Weltanschauungsgemeinschaft

_____

13 Palliativmedizin

4. Bestimmungen zur Gewebespende

☐ Ich stimme einer Entnahme von Gewebeproben meines Körpers nach dem Tod zu.

Die Gewebespende dient der Erforschung von Krankheitsmechanismen und der Entwicklung zukünftiger Therapien und wird in spezialisierten Kliniken für Neuropathologie in Kooperation mit der ALS-Ambulanz des Alfried Krupp Krankenhauses in Essen durchgeführt.

☐ Ich lehne die Entnahme von Gewebeproben meines Körpers nach dem Tod ab.

Ort, Datum _____ Unterschrift _____

5. Ärztliche Aufklärung/Bestätigung der Einwilligungsfähigkeit

Name, Vorname _____
wurde von mir bezüglich der möglichen Folgen dieser Patientenverfügung aufgeklärt.
Sie/Er war in vollem Umfang einwilligungsfähig.

Datum _____ Unterschrift _____
     Tag / Monat / Jahr   Stempel / Unterschrift Arzt (m/w)

Hinweis: Die Einwilligungsfähigkeit kann auch durch einen Notar bestätigt werden.

6. Schlussbemerkungen

☐ Mir ist die Möglichkeit einer Änderung und des Widerrufes der Patientenverfügung bekannt.

☐ Ich bin mir des Inhaltes und der Konsequenzen meiner getroffenen Entscheidungen bewußt.

☐ Ich habe die Patientenverfügung in eigener Verantwortung und ohne äußeren Druck erstellt.

☐ Ich bin im Vollbesitz meiner geistigen Kräfte.

☐ Die Patientenverfügung gilt solange, bis ich sie widerrufe.

Ort, Datum _____ Unterschrift _____

7. Vorsorgevollmacht

Ich habe zusätzlich zur Patientenverfügung eine Vorsorgevollmacht u.a. für die Gesundheitsangelegenheiten erteilt und den Inhalt dieser Patientenverfügung mit der von mir bevollmächtigten Person besprochen

Name, Vorname _____ Telefonnummer _____

8. Ich wünsche folgende Änderung in meiner Patientenverfügung:

_____
_____
_____
_____

Ort, Datum _____ Unterschrift _____

Dieses Muster der Patientenverfügung ist auf die Entscheidungssituationen für Menschen mit Amyotropher Lateralsklerose (ALS) ausgerichtet. Das Dokument basiert auf der Patientenverfügung, die von der Ambulanz für ALS und andere Motoneuronenerkrankungen an der Charité – Universitätsmedizin Berlin erarbeitet und bereitgestellt wurde.
Patientenverfügung ALS-Ambulanz Essen, Alfried Krupp Krankenhaus - Version 3.0

Beschreibung der Umstände, die am Lebensende eintreten, führt häufig zu einer Unsicherheit, den letzten Willen des Patienten genau zu erfassen und effektiv umzusetzen und erlaubt Interpretationsspielraum, der so vom Patienten häufig nicht gewünscht war (Benditt et al. 2001). Selbst wenn ALS-Patienten formell in der Regel dank Hilfsmittelversorgung lange kommunikationsfähig bleiben, und kognitive Defizite, wenn nicht anfangs schon ausgeprägt vorhanden, selten zu einer Unfähigkeit der Kommunikation bzw. der Willensäußerung führen, dient die Erstellung der Patientenverfügung ganz gezielt der konkreten Auseinandersetzung mit eben dieser Fragestellung.

Die Todesursache der meisten Patienten stellt die fortschreitende neuromuskuläre Atemschwäche dar. Deswegen sollten konkrete Angaben zu lebensverlängernden Maßnahmen und davon insbesondere der lebenserhaltenden Beatmung inkl. deren (elektiver) Beendigung eine zentrale Rolle in der Patientenverfügung zukommen.

Genauso sollte für Notfallsituationen vorgesorgt werden, der Patient sollte daher in der Patientenverfügung auch dazu Stellung beziehen, wann und in welchem Maße bzw. auch in welcher Variante eine Beatmungstherapie evtl. auch nur vorübergehend (z. B. im Falle einer Pneumonie) eingeleitet werden soll, aber auch ob in einer Notfallsituation eine Reanimation, oder eine Antibiotikatherapie oder z. B. eine Hydrierung etc. erfolgen sollen oder ab wann eben nicht mehr (Anneser 2014).

Insbesondere die Entscheidung über eine Magensonde (PEG), spielt bei einer spezifischen Patientenverfügung für Patienten mit einer ALS meistens keine große Rolle, da diese Entscheidung bereits viel früher durch den aufgeklärten Patienten eigenständig im Rahmen einer Willensäußerung erfolgt. Die Entscheidung über die Beendigung einer Ernährungstherapie bei einem ALS-Patienten spielt in der Praxis nur eine Rolle, falls keine lebenserhaltende Beatmung gewünscht wird.

Es sollte möglich sein, den Patienten sowohl das Angebot zu machen, eine gewünschte Therapie (NIV, Tracheotomie, IV, Anlage einer PEG) durchführen zu lassen, als auch eine bereits eingeleitete Therapie und hier insbesondere die eingeleitete Beatmung wieder zu beenden. Die Aufklärung über Möglichkeiten und Grenzen einer modernen Palliativmedizin (u. a. palliative Sedierung) sollten ausführlich besprochen werden

Wir bieten unseren Patienten die überarbeitete Vorlage einer Patientenverfügung (▶ Abb. 13.1) an, die initial in der Spezialambulanz für ALS und andere Motoneuronerkrankungen der Charité in Berlin entwickelt wurde (verfügbar unter: https://www.krupp-krankenhaus.de/fileadmin/pdfs/patienteninfo/5831-als-patientenverfu__gung-2021.pdf).

13.4 Spezifische palliativmedizinische Themen

13.4.1 Beatmung

Die respiratorische Insuffizienz im Sinne einer Hypoventilation ist die Beschwerdesymptomatik, die bei Patienten mit einer ALS in der Regel zum Tode führt. ALS-Patienten leiden jedoch nicht an einer Lungenerkrankung, somit ist die Sauerstoffaufnahme in der Regel nicht beeinträchtigt (▶ Kap. 10). Aus palliativmedizinischer Sicht muss die Wertigkeit der NIV Beatmung vor allem bezüglich der Verbesserung der Lebensqualität der Patienten hervorgehoben werden und deswegen auch im fortgeschrittenen Stadium (insbesondere bei Ablehnung einer IV Beatmung) dennoch diskutiert werden. Dies betrifft auch Patienten mit bulbärer ALS. Vor Einleitung einer Beatmungstherapie sollte eine exakt formulierte Patientenverfügung vorliegen/erarbeitet sein.

Der Aspekt der Beendigung einer lebenserhaltenden Beatmungstherapie gewinnt zunehmend an Bedeutung, da durch die Verfügbarkeit von Nahkommunikationshilfen mit Sondersteuerung (insbesondere Augensteuerungen (▶ Kap. 11 und ▶ Kap. 12), aber auch durch weitere technische Entwicklungen auf diesem Gebiet, die Akzeptanz einer Langzeitbeatmung bei ALS-Patienten insgesamt weiter zunehmen wird.

13.4.2 Nicht invasive Maskenbeatmung (NIV)

Aus palliativmedizinischer Sicht kann die Einleitung, teilweise abweichend von anderen Empfehlungen (▶ Kap. 10, Bradley et al. 2002), bereits dann empfohlen werden, wenn die Patienten subjektiv eine Einschränkung der Lebensqualität verspüren. Über das konkrete Vorgehen herrscht allerdings bis heute keine Einigkeit (Gruis und Lechtzin 2012).

Prinzipiell kann es durch die Einleitung einer NIV zuerst zu einer Verschlechterung der unmittelbaren Situation für den Patienten kommen. Die Versorgung mit einer Maske kann auf Grund anatomischer Gegebenheiten Probleme bereiten, zu Druckstellen oder Engegefühl führen, die Beatmung ist nicht geräuschlos, kann zu einer Austrocknung der Schleimhäute führen, die gesamte Situation führt zu einer Veränderung der Schlafroutine, evtl. auch zu einer negativen Beeinflussung des Partners und evtl. ist sogar eine kontinuierliche pflegerische Begleitung der Beatmung durch einen Pflegedienst erforderlich, wenn der Patient z. B. die Maske nicht selbst vom Kopf entfernen oder aber anlegen kann. Die Compliance des Patienten erscheint daher nur realistisch, wenn ein Therapieerfolg erzielt werden kann, der für den Patienten relevant ist. Dies ist der Fall, wenn durch die Einleitung einer NIV eine spürbare Verbesserung der Lebensqualität zu erreichen ist, wenn also Schlafstörungen, Dyspnoe, Tagesmüdigkeit und/oder kognitive Leistungseinbußen durch die Therapie rückläufig sind.

Auch wenn bei Patienten mit einem schweren Bulbärsyndrom kontrovers diskutiert, sollte die NIV Therapie im Einzelfall, z. B. durch die Verwendung spezieller Maskentypen, versucht werden. Patienten mit einer maximal mittelschwer eingeschränkten Bulbärfunktion profitieren ebenfalls (Radunovic et al. 2013). Zweifelsfrei notwendig dagegen ist ein optimiertes Sekretmanagement (Gruis et al. 2005). Daher sollte immer die kombinierte Versorgung z. B. auch mit einer mechanischen Hustenhilfe angestrebt werden (▶ Kap. 10).

Im Verlauf der Erkrankung kann eine NIV dann auch als lebensverlängernde Therapie angesehen werden. Bei zunehmender ventilatorischer Insuffizienz, führt die Notwendigkeit der Ausweitung der täglichen Ventilationszeit jedoch zu einer Verminderung der Patientenautonomie und einer Zunahme der körperlichen Belastung wie z. B. Schädigung fazialer Hautäste durch die Maske oder eine zunehmende Aerophagie (Meyer et al. 2008). In seltenen Fällen erfolgt ab einem bestimmten Zeitpunkt eine nahezu kontinuierliche nicht-invasive Maskenbeatmung (Bach 2002), die zwar weniger effektiv ist als eine invasive Beatmung, aber dennoch von manchen Patienten bevorzugt wird, vielleicht auch aufgrund eines geringeren Pflegeaufwandes (Cazzolli und Oppenheimer 1996) und einer geringeren Belastung.

Insgesamt hängt der optimale Zeitpunkt des Beginns einer nicht-invasiven Maskenbeatmung von verschiedenen Faktoren ab, die nicht alleine durch eine pneumologische Diagnostik erfasst werden können, der Einfluss auf die Lebensqualität sollte bei der Entscheidung daher im Vordergrund stehen.

13.4.3 Invasive Beatmung

Die Entscheidungsfindung für eine invasive Beatmung (IV) ist in der Regel vor dem Hintergrund medizinischer und sozialer Argumente und Faktoren sehr komplex (Schonhofer et al. 2006), erfolgt aber dennoch häufig aufgrund der rein medizinischen Situation in Übereinstimmung mit den geltenden klinischen Handlungsempfehlungen (Andersen et al. 2018) (▶ Kap. 10).

Ungünstig ist eine notfallmäßige Intubation aufgrund einer akuten Notsituation mit oder ohne bereits zuvor bestehender NIV ohne Kenntnis des aktuellen Patientenwillens. Auch das Überleben der Patienten stellt sich in diesen Fällen häufig ungünstig dar (Bradley et al. 2002).

Bei Patienten, die aus verschiedenen Gründen eine NIV nicht tolerieren, kann eine Tracheotomie und invasive Beatmung, evtl. auch über einen nicht-geblockten Tubus und auch im Sinne einer intermittierenden und nicht unbedingt lebenserhaltenden Beatmung, durchgeführt werden.

Eine lebenserhaltende IV kann für die Patienten und die pflegenden Angehörigen einen weiteren Eingriff in das soziale Umfeld und die Privatsphäre bedeuten, da der Pflegeaufwand deutlich größer (Moss et al. 1993) und in der Regel ab diesem Zeitpunkt eine 24-Stunden-Beatmungspflege erforderlich ist, was zu komplexen psychosozialen Interaktionen mit dem Pflegepersonal führen kann (Moss et al. 1996).

Eine umfassende und rechtzeitige Aufklärung der Patienten auch über alternative Therapieoptionen z. B. zur palliativmedizinischen Linderung einer schweren Dyspnoe und auch über die Möglichkeit der Beendigung der eingeleiteten Beatmungstherapie ist unbedingt erforderlich, wobei zu berücksichtigen ist, dass die soziale Interaktion der Patienten bei der Entscheidungsfindung und auch die Haltung des aufklärenden Arztes eine große Rolle spielen (Anneser 2014). Auch ist zu beachten, dass Angehörige und weniger erfahrene Ärzte die doch häufig gute Lebensqualität der Patienten unterschätzen. Es ist somit essenziell, den Willen des Patienten direkt zu erheben (▶ Kap. 12).

In Deutschland ist die Rate der eingeleiteten invasiven Beatmung niedrig, in anderen Kulturkreisen hingegen deutlich höher. Ältere Untersuchungen zeigen, dass die überwiegende Mehrzahl der Patienten im Nachhinein zufrieden mit der getroffenen Entscheidung für eine IV gewesen ist (MacIntyre et al. 2016).

13.4.4 Dysphagie

Im Krankheitsverlauf, aber durchaus in unterschiedlichen Krankheitsstadien, entwickeln viele Patienten eine relevante Schluckstörung, die auch eine mögliche Todesursache bei der ALS darstellen kann (O'Brien et al. 1992). Angaben zur generellen Prävalenz unterscheiden sich jedoch sehr (Britton et al. 2018). Der Schluckakt selbst stellt einen sehr komplexen, gut koordinierten Prozess dar (Labeit et al. 2019), entsprechend unterschiedlich kann die klinische Symptomatik in der Folge der Schädigung sein. So klagen Patienten über Schwierigkeiten Flüssigkeiten zu schlucken, oder beschreiben Probleme eher mit festeren Speisen. Als Ausdruck der Schluckstörung kommt es zu einer Sialorrhoe, in Kombination mit einer Verminderung des Hustenstoßes besteht dann eine erhöhte Gefahr einer Aspiration. Dennoch sollte sich aus palliativmedizinischer Sicht die Behandlung der Schluckstörung eher nach der Einschränkung der Lebensqualität des Patienten richten und ein Verbot einer oralen Nahrungsaufnahme aufgrund von Ergebnissen der Zusatzdiagnostik sehr kritisch hinterfragt werden. Ziel der Behandlung wie das Erlernen von Kompensationstechniken, eine Anpassung der Essgewohnheiten, eine zusätzliche hochkalorische Zusatzernährung oder aber auch die frühzeitige Anlage einer Magensonde (PEG) oder äquivalenter Verfahren muss es sein, das Genussessen der Patienten solange wie möglich zu erhalten.

Die PEG (so früh wie nötig, und nicht so spät wie möglich) stellt dabei in mehrerer Hinsicht eine wichtige Therapieoption gerade im palliativmedizinischen Konzept dar. So kann die Nahrungs- und Flüssigkeitsaufnahme ohne PEG immer mehr Zeit in Anspruch nehmen, Komplikationen wie Mangelernährung, Dehydratation, verschlechterter Allgemeinzustand, Infektanfälligkeit, ein weiterer Krankenhausaufenthalt usw. können vermieden werden, und einem Gewichtsverlust, der die Dynamik des neurodegenerativen Prozesses negativ beeinflussen kann (Ludolph et al. 2020), kann vorgebeugt werden. Die PEG Anlage ermöglicht eine Umstellung auf reines Genussessen und erhöht die Lebensqualität in diesen Fällen oft erheblich. Eine VC < 50 % erhöht jedoch das Risiko einer intra-interventionellen Komplikation bei der Anlage einer PEG, ein zusätzliches Argument für eine frühere PEG Anlage (Kasarskis et al. 1999).

Eine frühe Aufklärung ist jedoch unbedingt erforderlich, da Patienten der Anlage einer PEG, auch aufgrund einer zum Teil falschen Vorstellung was die Therapie für den Krankheitsverlauf bedeutet, häufig sehr kritisch gegenüberstehen, bei ausreichender Aufklärung im Nachhinein mit dem Verfahren jedoch zufrieden sind und davon profitieren (Korner et al. 2013). Zu einer Lebensverlängerung kommt es durch die PEG in erster Linie durch das verminderte Auftreten von Komplikationen im Rahmen der Dysphagie, also durch eine verbesserte Lebensqualität.

13.4.5 Dysarthrie

Kommunikation ist ein wesentlicher Aspekt des menschlichen Lebens (Light 1997) und entscheidend für den Erhalt der Selbstständigkeit und der sozialen und emotionalen Interaktion, die Einschränkung der Kommunikationsfähigkeit führt hingegen zu einer maßgeblichen Einschränkung der Lebensqualität (Felgoise et al. 2016) (▶ Kap. 12). Eine verlässliche Kommunikation ist die Grundvoraussetzung für die Willensäußerung des ALS-Patienten gerade bezüglich palliativmedizinischer Fragestellung und einer adäquaten Betreuung in jeder Phase der Erkrankung. Die Tatsache, ob und wie lange eine Kommunikation ausreichend möglich sein wird, ist mitentscheidend auch im Hinblick auf lebenserhaltende Maßnahmen, wie z. B. der Einleitung einer Beatmung (Meyer et al. 2008). Für den Fall des Verlustes der Kommunikationsfähigkeit (Verlust der okulomotorischen Funktion, starke kognitive Einschränkungen) sollten hingegen frühzeitig relevante Absprachen auch im Hinblick auf einen möglichen Therapieabbruch getroffen worden sein (▶ Kap. 12).

Ausgeprägte kognitive Defizite und Verhaltensauffälligkeiten im Sinne einer Demenz entwickeln im Krankheitsverlauf in der Regel ausschließlich die Patienten, die früh diesbezüglich auffällig sind (Elamin et al. 2013) und dann häufig einen dramatisch schnellen Verlauf bieten (Elamin et al. 2011). Diesen sollten lebensverlängernde Maßnahmen wie eine invasive Beatmung nicht angeboten werden (fehlende medizinische Indikation).

13.4.6 Elektive Beendigung einer lebenserhaltenden Beatmung

Trotz einer optimalen pflegerischen und medizintechnischen Versorgung, entweder zuhause oder in spezialisierten Pflegeeinrichtungen, strebt ein wesentlicher Teil langzeitbeatmeter Patienten die Beendigung einer lebenserhaltenden, also in der Regel der invasiven Beatmung an (Meyer et al. 2008) in dem Wissen, in der Folge zu versterben. Bei dieser elektiven Termination der Beatmungstherapie (in terminale Sedierung) handelt es sich mittlerweile um eine akzeptierte Therapieoption und rechtliche Bedenken bzw. Wissensdefizite zur geltenden Rechtsprechung, wie noch vor einigen Jahren diskutiert (Schonhofer et al. 2006), dürfen nicht mehr bestehen. Vielmehr müssen die Patienten vor Beginn einer lebenserhaltenden Beatmungstherapie über die Möglichkeit aufgeklärt werden, diese auf eigenen Wunsch beenden bzw. den Zeitpunkt der Beendigung für den Fall des Verlustes der Kommunikationsfähigkeit selbst festlegen zu können. Optimalerweise sollte innerhalb der palliativmedizinischen Versorgungsstruktur diese Beendigung der Therapie angeboten werden. Dabei muss im Rahmen der Diskonnektion vom Beatmungsgerät eine palliativmedizinische Symptomkontrolle erfolgen (Meyer et al. 2008), verschiedene Verfahrensbeispiele zur terminalen Sedierung wurden mittlerweile veröffentlicht.

13.4.7 Hospiz- und Palliativversorgung in Deutschland

Palliativmedizinische Angebote werden auf unterschiedliche Weise, dezentral, sowohl ambulant als auch stationär angeboten. So unterscheidet man Palliativbetten in spezialisierten Einrichtungen, Palliativstationen, stationäre Hospize, Palliativdienste im Krankenhaus, Palliativmedizinische Konsiliardienste, Ambulante Hospizdienste, allgemeine ambulante Palliativversorgung (AAPV) der Hausärzte, spezialisierte ambulante Palliativversorgung (SAPV)-Teams, Palliativpflegedienste und Palliativmediziner im hausärztlichen aber auch im fachärztlichen Bereich. Ca. 15 % der Krankenhäuser in Deutschland verfügen mittlerweile über zusammengenommen etwa 350 Palliativstationen. Behandlungsziel in diesen spezialisierten Einrichtungen ist eine weitestgehende Linderung von der die Lebensqualität der Patienten einschränkenden Symptomen, wenn erforderlich erfolgt eine Sterbebegleitung. Genauso beschäftigen sie sich aber mit der vorausschauenden (Therapie-)Planung (»advanced care planning«) mit allen bisher erwähnten Inhalten. Viele dieser Inhalte werden jedoch schon häufig von den behandelnden Hausärzten und Neurologen besprochen, dass sich aktuell die klassische Palliativversorgung in spezialisierten Strukturen im Wesentlichen auf Krisensituationen und die terminale Begleitung fokussiert. Seit 2007 besteht ein Rechtsanspruch auf eine spezialisierte ambulante Palliativversorgung (SAPV) durch ein multidisziplinäres Team 24/7. Ambulante Hospizdienste ermöglichen den Patienten die letzte Zeit ihres Lebens zuhause zu verbringen, Palliativdienste im Krankenhaus ermöglichen eine Palliativbetreuung außerhalb einer Palliativstation.

Literatur

Abdulla S, Vielhaber S, Machts J et al. (2014) Information needs and information-seeking preferences of ALS patients and their carers. Amyotroph Lateral Scler Frontotemporal Degener 15: 505–512.

Andersen PM, Kuzma-Kozakiewicz M, Keller J et al. (2018) Therapeutic decisions in ALS patients: cross-cultural differences and clinical implications. J Neurol 265: 1600–1606.

Anneser J BD, Johnston W, Oliver D, Winkler AS (Hrsg.) (2014) Palliative Care in Amyotrophic Lateral Sclerosis: From Diagnosis to Bereavement. Stuttgart: Kohlhammer.

Bach JR (2002) Amyotrophic lateral sclerosis: prolongation of life by noninvasive respiratory AIDS. Chest 122: 92–98.

Benditt JO, Smith TS, und Tonelli MR (2001) Empowering the individual with ALS at the end-of-life: disease-specific advance care planning. Muscle Nerve 24: 1706–1709.

Bradley MD, Orrell RW, Clarke J et al. (2002) Outcome of ventilatory support for acute respi-

ratory failure in motor neurone disease. J Neurol Neurosurg Psychiatry 72: 752–756.
Brewin TB (1991) Three ways of giving bad news. Lancet 337: 1207–1209.
Britton D, Karam C, Schindler JS (2018) Swallowing and Secretion Management in Neuromuscular Disease. Clin Chest Med 39: 449–457.
Cazzolli PA, Oppenheimer EA (1996) Home mechanical ventilation for amyotrophic lateral sclerosis: nasal compared to tracheostomy-intermittent positive pressure ventilation. J Neurol Sci 139 Suppl: 123–128.
Chio A, Borasio GD (2004) Breaking the news in amyotrophic lateral sclerosis. Amyotroph Lateral Scler Other Motor Neuron Disord 5: 195–201.
Elamin M, Bede P, Byrne S et al. (2013) Cognitive changes predict functional decline in ALS: a population-based longitudinal study. Neurology 80: 1590–1597.
Elamin M, Phukan J, Bede P et al. (2011) Executive dysfunction is a negative prognostic indicator in patients with ALS without dementia. Neurology 76: 1263–1269.
Fallowfield LJ, Hall A, Maguire GP et al. (1990) Psychological outcomes of different treatment policies in women with early breast cancer outside a clinical trial. BMJ 301: 575–580.
Felgoise SH, Zaccheo V, Duff J et al. (2016) Verbal communication impacts quality of life in patients with amyotrophic lateral sclerosis. Amyotroph Lateral Scler Frontotemporal Degener 17: 179–183.
Gruis KL, Brown DL, Schoennemann A et al. (2005) Predictors of noninvasive ventilation tolerance in patients with amyotrophic lateral sclerosis. Muscle Nerve 32: 808–811.
Gruis KL, Lechtzin N (2012) Respiratory therapies for amyotrophic lateral sclerosis: a primer. Muscle Nerve 46: 313–331.
Hogden A, Paynter C, Hutchinson K (2020) How can we improve patient-centered care of motor neuron disease? Neurodegener Dis Manag 10: 95–101.
Johnston M, Earll L, Mitchell E et al. (1996) Communicating the diagnosis of motor neurone disease. Palliat Med 10: 23–34.
Kasarskis EJ, Scarlata D, Hill R et al. (1999) A retrospective study of percutaneous endoscopic gastrostomy in ALS patients during the BDNF and CNTF trials. J Neurol Sci 169: 118–125.
Korner S, Hendricks M, Kollewe K et al. (2013) Weight loss, dysphagia and supplement intake in patients with amyotrophic lateral sclerosis (ALS): impact on quality of life and therapeutic options. BMC Neurol 13: 84.
Kristjanson LJ, Toye C, Dawson S (2003) New dimensions in palliative care: a palliative approach to neurodegenerative diseases and final illness in older people. Med J Aust 179: S41–43.
Labeit B, Muhle P, Warnecke T et al. (2019) Moderne Diagnostik und Therapie von Schluckstörungen - Dysphagiemanagement verbessert Lebensqualität und senkt Mortalität. InFo Neurologie und Psychiatrie 21: 36–45.
Levi BH, Simmons Z, Hanna C et al. (2017) Advance care planning for patients with amyotrophic lateral sclerosis. Amyotroph Lateral Scler Frontotemporal Degener 18: 388–396.
Light J (1997) Communication is the essence of human life: Reflections on communicative competence. AAC Augmentative and Alternative Commuication 13: 61–70.
Ludolph AC, Dorst J, Dreyhaupt J et al. (2020) Effect of High-Caloric Nutrition on Survival in Amyotrophic Lateral Sclerosis. Ann Neurol 87: 206–216.
MacIntyre EJ, Asadi L, McKim DA et al. (2016) Clinical Outcomes Associated with Home Mechanical Ventilation: A Systematic Review. Can Respir J 2016: 6547180.
Meyer T, Dullinger JS, Munch C et al. (2008) [Elective termination of respiratory therapy in amyotrophic lateral sclerosis]. Nervenarzt 79: 684–690.
Miller RG, Jackson CE, Kasarskis EJ et al. (2009) Practice parameter update: the care of the patient with amyotrophic lateral sclerosis: multidisciplinary care, symptom management, and cognitive/behavioral impairment (an evidence-based review): report of the Quality Standards Subcommittee of the American Academy of Neurology. Neurology 73: 1227–1233.
Moss AH, Casey P, Stocking CB et al. (1993) Home ventilation for amyotrophic lateral sclerosis patients: outcomes, costs, and patient, family, and physician attitudes. Neurology 43: 438–443.
Moss AH, Oppenheimer EA, Casey P et al. (1996) Patients with amyotrophic lateral sclerosis receiving long-term mechanical ventilation. Advance care planning and outcomes. Chest 110: 249–255.
O'Brien T, Kelly M, Saunders C (1992) Motor neurone disease: a hospice perspective. BMJ 304: 471–473.
Radbruch L, De Lima L, Knaul F et al. (2020) Redefining Palliative Care – a New Consensus-based Definition. Journal of Pain and Symptom Management 60(4): P754–764. (doi: https://doi.org/10.1016/j.jpainsymman.2020.04.027).
Radunovic A, Annane D, Rafiq MK et al. (2013) Mechanical ventilation for amyotrophic lateral sclerosis/motor neuron disease. Mar. The Cochrane Database of Systematic Reviews 3: CD004427.
Schonhofer B, Kohler D, Kutzer K (2006) [Ethics of mechanical ventilation in end of life]. Pneumologie 60: 408–416.

Stichwortverzeichnis

A

Ablagerungen 27
Adaption 134–135
Adrenomyeloleukodystrophie 45
Advanced care planning 142, 152
Aggregate 24, 32
Aggregation 31
ALSbi 55–56
ALS-bvFTD 56
ALSci 56
ALS-frontotemporalen Spektrumerkrankungen 52
ALSFRS-R 79, 81
ALS-FTSD 52, 57–58
ALS-Gen 15
ALSni 56
ALS-Stadien 77
Amyotrophic Lateral Sclerosis Functional Rating Scale revised 81
Angehörige 135, 137–138
Angst 134
Anticholinergika 96
Anti-degenerative Therapie 100
Antikörperbehandlung 32
Antioxidans 100
Antisense-Oligonukleotid (ASO) 17, 32, 65, 102
Armroboter 129
Aspiration 96, 113
Assistenztechnologie 121
Astroglia 101
Astrozyt 25
Ataxie 42
Ataxin-2 102
Atemmuskelschwäche 108–109, 113
Atemmuskeltraining 112
Atemversagen, hyperkapnisches 112
Atmung, paradoxe 109
ATXN2 19
Augensteuerung 127
Autonomie 135, 137
Autophagie 32
Awaji-Kriterien 38, 75
Axon 30
Axonaler Transport 30

B

Beatmung, invasiv 112–113, 135, 150
Beatmung, nicht invasiv 108, 112–114, 149
Beendigung Beatmung 151
Beendigung einer lebenserhaltender Therapie 149
Behandlungsplanung 137, 139
Betz'schen Riesenzellen 25
Bewegungsgerät
– Bewegungstrainer 122, 124–125
Biomarker 68
Bodyplethysmografie 109
Botulinumtoxin-injektion 96
Brait-Fahn-Schwartz Syndrom oder ALS-Parkinsonkomplex 41
Bulbärparese 73
Bunina Körperchen 24
bvFTD 52

C

C9ORF72 16, 19, 52, 102
Cannabinoide 97
Chaperone 32
Charcot-Marie-Tooth (CMT)-Erkrankung 46
Chininsulfate 97
CHOP-INTEND-Score 68
Chronisch inflammatorische demyelinisierende Polyneuropathie 43

D

Denervierung 75
Depression 55, 95, 134, 136
Diagnosekriterien 37
Diagnosestellung 79
Diagnoseübermittlung 142
Dipeptid Repeat Proteine 17, 27, 32
Dying back 27, 31
Dysarthrie 96
Dysphagie 96, 150
Dyspnoe 150

E

Early integration 142
ECAS 56–57
Edaravone 100
Einschlusskörpermyositis 44
El Escorial-Kriterien 38, 75
Elektromyografie 74–75
Elektroneurografie 74
Elektrorollstuhl 126–127
ENCALS Prognosemodell 86
Ernährung 97
Ernährungstherapie 148
Essroboter 130–131
Evrysdi 64
Exzitotoxizität 99

F

Familiäre ALS, FALS 15
Fast skeletal muscle troponin activators 65
Fasudil 101
Faszikulationen 72, 75, 77
Faszikulations-Crampus-Syndrom 45
FDG-PET 78
FEWDON-Syndrom 41
Flail-Arm-Syndrom 39
Flail-Leg-Syndrom 39
Floppy infant 63
Frontotemporale Demenz (FTD) 15, 52
Frontotemporale Dysfunktion 52
– Sprachvariante 52
– Verhaltensvariante 52
Frontotemporalen Lobärdegeneration 24
FrSBe 56
FTLD 24
FUS 17, 19

G

Genetische Risikofaktoren 19
Genmutationen 102
Gentherapie 74, 102
Gewichtsverlust 73
Gliazellen 102
Gold-Coast-Kriterien 38
Guillain-Barré-Syndrom 43

H

Heimbeatmung 106, 108–109, 114
Hereditäre spastische Spinalparalyse 45

Hexosaminidase A-/B-Mangel 45
HFMSE 65
Hilfsmittel 121–126, 132
Hilfsmittelversorgung 121–123, 125, 132
Hitzeschockproteine 32
Hochkalorische Zusatznahrung 96–97
Husten, manuell assistiertes 113
Hustenassistenz 109
Hustenhilfen, mechanische 113
Husteninsuffizienz 107, 113
Hustenspitzenstoß 109
Hyperkapnie 107, 109
Hypoventilation 107, 111
Hypoventilation, schlafbezogene 107–109, 112
Hypoxämie 107

I

Infektprophylaxe 106
Insuffizienz, respiratorische 106, 108
Intrathekal 102
IV 150

J

Juvenile ALS 22

K

Kachexie 73
Kapnografie, transkutane 110
Kennedy-Syndrom 44
King's College Klassifikation 87
Klassische ALS
– Charcot-ALS 39
Klinische Diagnose 72
Kognitive Störung 52, 78
Kommunikationseinschränkungen 137
Kommunikationshilfen 121–123, 127, 131, 138–139
Krankheitsaggressivität 86
Krankheitsmodifizierende Therapie 98
Krankheitsstadien 86

L

Lateralsklerose 24
Lebensqualität 96, 134–135, 142, 151
– Angehörige 135, 137
– Patienten 137–138
Lebensverlängernde Maßnahmen 55, 135–136, 138

Lifter 123
Logopädie 96
Low complexity domains 31
Lower Motor Neuron (LMN) 37

M

Magnet-evozierte Potenziale 74
Magnetresonanztomografie 77
Mahlzeitenroboter 122, 130
Malnutrition 96
Masitinib 101
Mesenchymalen Stammzellen 102
Mikroglia 25, 101
Milano-Torino (MiToS) Einteilung 86
Mills-Variante 41
Modifier 19
Molekularpathologie 25, 29
Monoaminoxidase-B-Hemmer 101
Monogen 15
Monomelische Muskelatropie 46
Motoneurone, alpha 25
Motor cognition 57
Motorische Reserve 79
Multifokal motorische Neuropathie 43
Multiple Sklerose 45
Multisystemerkrankung 29, 52, 64
Mundtrockenheit 96
Mundverschlussdruck, maximaler inspiratorischer 109
Muskelatrophie 72
Muskelkrämpfe 97
Myasthenie 45
Myatrophie 24
Myostatin-Inhibitoren 65

N

Neugeborenenscreening 68–69
Neurofilamente 69, 74, 86
Neuroinflammation 25
Neuromuskuläre Einheit 31
Neuropathologie 24
Neuroprotektiv 101
Next generation sequencing, NGS 15
NIV 108, 112, 149
Nukleus Onuf 25, 31
Nukleus-zytoplasmatisches Shuttling 32
Nusinersen 64

O

Oberes Motoneuron 37

Okulomotorische Motoneuronen 25, 31
Okulopharyngeale Muskeldystrophie 44
Oligodendrozyt 25
Oligogen 15
Onasemnogen abeparvovec 64, 67
Orthesen 123
Orthopnoe 107
Oxidativer Stress 31

P

Palliative Sedierung 148
Palliativmedizin 142
Paraneoplastische ALS 73
Patientenverfügung 143
PCF, peak cough flow (Hustenspitzenstoß) 113
PEG 97, 113, 148, 151
Polygrafie, kardiorespiratorische 110
Polysomnografie 110, 113
Positronen-Emissions-Tomografie 78
Primäre Lateralsklerose 40
Prionenartige Ausbreitung 27
Prionendomäne 31
Prognose 86
Prognosefaktoren 58
Progressionsrate 85
Progressive Bulbärparalyse 40
Progressive Muskelatrophie 40
Proteinhomöostase 32
Proteinmetabolismus 30
Pseudobulbärer Affekt 37, 73
Pseudobulbärhirnsyndrom 55
Pseudobulbärparese 72, 77
Pseudo-Hypersalivation 96
Psychologische Unterstützung 135–136
Pyridostigmin 96

R

Reaktive Sauerstoffspezies 31
Reinnervierung 75
REM-Schlaf 106
Respiratorische Insuffizienz 64
Riluzol 99
Risdiplam 64, 67
RNA foci 17
RNA Metabolismus 30–31
RULM 65

S

SAPV 152
Schlafapnoe, obstruktive 107

Schlaflabor 110
Schlafstörung 95
Schluckstörung 96
Sekretclearance 109
Sekretmanagement 106, 113
Selektive Vulnerabilität 29, 31
Sialorrhoe 96, 113
SMA 62
SMN1 63
SMN2 63
Sniff nasal inspiratory pressure 109
SOD1 17, 19, 102
Sondersteuerung 127
Soziale Kognition 54
Spastik 72, 97
Spezialisierte ambulante Palliativversorgung 152
Spinale Muskelatrophie 44, 62
Spinobulbäre Muskelatrophie 44
Spinraza 64
Split-Hand-Syndrom 73
Sprache 96
Stadieneinteilung 87
Stammzelltherapie 101
Statine 97
Suizidalität 135
Symptomatische Therapie 93
Symptombeginn 79

T

TARDBP 18, 20
TBK1 18
TDP-43 17–18, 24, 52, 55, 102
Terminale Sedierung 151–152
Terminalphase 143
Therapieabbruch 151
Tofersen 102
Toxic-gain-of-function 102

Trachealkanüle 96
Tracheotomie 113–114
Transferhilfen 123
Transkallosale Inhibition 75
Transkranielle Magnetstimulation 75
TUDCA 101

U

Ubiquitin 17
Ultraschall 77
Umfeldsteuerung 121–122, 127, 129, 131
Unteres Motoneuron 37
Upper Motor Neuron (UMN) 37

V

Varianten unklarer Signifikanz, VUS 15
Verhaltensstörung 52, 78
Verlauf 79
Versorgungsnetzwerk 123, 131–132
Vitalkapazität 108–109
Vorderhornzellen 25, 63

Z

Zell-zu-Zell Transmission 32
Zolgensma 64
Zusatzdiagnostik 73
Zwerchfell 106
Zwerchfellstimulation 112
Zwerchfellultraschall 110
Zytoplasmatische Einschlüsse 25